全国高等学校中药资源与开发、中草药栽培与鉴定、中药制药等专业
国家卫生健康委员会"十三五"规划教材

中药资源经济学

主　编　申俊龙　马云桐
副主编　胡正东　黄金宇　黎万奎

编　者（以姓氏笔画为序）

马云桐（成都中医药大学）　　　　季有莉（北京中医药大学）

王　洋（黑龙江中医药大学）　　　胡正东（湖南中医药大学）

申俊龙（南京中医药大学）　　　　莫颖宁（山东中医药大学）

朱玉洁（南京市中医院）　　　　　高继海（成都中医药大学）

李　洁（南京中医药大学）　　　　黄金宇（辽宁中医药大学）

李小军（中南民族大学）　　　　　黎万奎（上海中医药大学）

张　杨（广西壮族自治区药用植物园）颜永刚（陕西中医药大学）

人民卫生出版社
·北京·

图书在版编目（CIP）数据

中药资源经济学 / 申俊龙，马云桐主编 . —北京：
人民卫生出版社，2021.8
ISBN 978-7-117-31823-5

Ⅰ. ①中… Ⅱ. ①申…②马… Ⅲ. ①中药资源 —资
源经济学 —高等学校 —教材 Ⅳ. ①R282

中国版本图书馆 CIP 数据核字（2021）第 144347 号

人卫智网	www.ipmph.com	医学教育、学术、考试、健康，
		购书智慧智能综合服务平台
人卫官网	www.pmph.com	人卫官方资讯发布平台

中药资源经济学
Zhongyao Ziyuan Jingjixue

主　　编：申俊龙　马云桐
出版发行：人民卫生出版社（中继线 010-59780011）
地　　址：北京市朝阳区潘家园南里 19 号
邮　　编：100021
E - mail：pmph @ pmph.com
购书热线：010-59787592　010-59787584　010-65264830
印　　刷：三河市潮河印业有限公司
经　　销：新华书店
开　　本：850×1168　1/16　　印张：14
字　　数：340 千字
版　　次：2021 年 8 月第 1 版
印　　次：2021 年 9 月第 1 次印刷
标准书号：ISBN 978-7-117-31823-5
定　　价：60.00 元

打击盗版举报电话：010-59787491　E-mail：WQ @ pmph.com
质量问题联系电话：010-59787234　E-mail：zhiliang @ pmph.com

出版说明

高等教育发展水平是一个国家发展水平和发展潜力的重要标志。办好高等教育,事关国家发展,事关民族未来。党的十九大报告明确提出,要"加快一流大学和一流学科建设,实现高等教育内涵式发展",这是党和国家在中国特色社会主义进入新时代的关键时期对高等教育提出的新要求。近年来,《关于加快建设高水平本科教育全面提高人才培养能力的意见》《普通高等学校本科专业类教学质量国家标准》《关于高等学校加快"双一流"建设的指导意见》等一系列重要指导性文件相继出台,明确了我国高等教育应深入坚持"以本为本",推进"四个回归",建设中国特色、世界水平的一流本科教育的发展方向。中医药高等教育在党和政府的高度重视和正确指导下,已经完成了从传统教育方式向现代教育方式的转变,中药学类专业从当初的一个专业分化为中药学专业、中药资源与开发专业、中草药栽培与鉴定专业、中药制药专业等多个专业,这些专业共同成为我国高等教育体系的重要组成部分。

随着经济全球化发展,国际医药市场竞争日趋激烈,中医药产业发展迅速,社会对中药学类专业人才的需求与日俱增。《中华人民共和国中医药法》的颁布,"健康中国 2030"战略中"坚持中西医并重,传承发展中医药事业"的布局,以及《中医药发展战略规划纲要(2016—2030 年)》《中医药健康服务发展规划(2015—2020 年)》《中药材保护和发展规划(2015—2020 年)》等系列文件的出台,都系统地筹划并推进了中医药的发展。

为全面贯彻国家教育方针,跟上行业发展的步伐,实施人才强国战略,引导学生求真学问、练真本领,培养高质量、高素质、创新型人才,将现代高等教育发展理念融入教材建设全过程,人民卫生出版社组建了全国高等学校中药资源与开发、中草药栽培与鉴定、中药制药专业规划教材建设指导委员会。在指导委员会的直接指导下,经过广泛调研论证,我们全面启动了全国高等学校中药资源与开发、中草药栽培与鉴定、中药制药等专业国家卫生健康委员会"十三五"规划教材的编写出版工作。本套规划教材是"十三五"时期人民卫生出版社的重点教材建设项目,教材编写将秉承"夯实基础理论、强化专业知识、深化中医药思维、锻炼实践能力、坚定文化自信、树立创新意识"的教学理念,结合国内中药学类专业教育教学的发展趋势,紧跟行业发展的方向与需求,并充分融合新媒体技术,重点突出如下特点:

1. 适应发展需求,体现专业特色 本套教材定位于中药资源与开发专业、中草药栽培与鉴定专业、中药制药专业，教材的顶层设计在坚持中医药理论、保持和发挥中医药特色优势的前提下，重视现代科学技术、方法论的融入，以促进中医药理论和实践的整体发展，满足培养特色中医药人才的需求。同时，我们充分考虑中医药人才的成长规律，在教材定位、体系建设、内容设计上，注重理论学习、生产实践及学术研究之间的平衡。

2. **深化中医药思维，坚定文化自信**　中医药学根植于中国博大精深的传统文化，其学科具有文化和科学双重属性，这就决定了中药学类专业知识的学习，要在对中医药学深厚的人文内涵的发掘中去理解、去还原，而非简单套用照搬今天其他学科的概念内涵。本套教材在编写的相关内容中注重中医药思维的培养，尽量使学生具备用传统中医药理论和方法进行学习和研究的能力。

3. **理论联系实际，提升实践技能**　本套教材遵循"三基、五性、三特定"教材建设的总体要求，做到理论知识深入浅出，难度适宜，确保学生掌握基本理论、基本知识和基本技能，满足教学的要求，同时注重理论与实践的结合，使学生在获取知识的过程中能与未来的职业实践相结合，帮助学生培养创新能力，引导学生独立思考，理清理论知识与实际工作之间的关系，并帮助学生逐渐建立分析问题、解决问题的能力，提高实践技能。

4. **优化编写形式，拓宽学生视野**　本套教材在内容设计上，突出中药学类相关专业的特色，在保证学生对学习脉络系统把握的同时，针对学有余力的学生设置"学术前沿""产业聚焦"等体现专业特色的栏目，重点提示学生的科研思路，引导学生思考学科关键问题，拓宽学生的知识面，了解所学知识与行业、产业之间的关系。书后列出供查阅的相关参考书籍，兼顾学生课外拓展需求。

5. **推进纸数融合，提升学习兴趣**　为了适应新教学模式的需要，本套教材同步建设了以纸质教材内容为核心的多样化的数字教学资源，从广度、深度上拓展了纸质教材的内容。通过在纸质教材中增加二维码的方式"无缝隙"地链接视频、动画、图片、PPT、音频、文档等富媒体资源，丰富纸质教材的表现形式，补充拓展性的知识内容，为多元化的人才培养提供更多的信息知识支撑，提升学生的学习兴趣。

本套教材在编写过程中，众多学术水平一流和教学经验丰富的专家教授以高度负责、严谨认真的态度为教材的编写付出了诸多心血，各参编院校对编写工作的顺利开展给予了大力支持，在此对相关单位和各位专家表示诚挚的感谢！教材出版后，各位教师、学生在使用过程中，如发现问题请反馈给我们（renweiyaoxue@163.com），以便及时更正和修订完善。

人民卫生出版社

2019 年 2 月

教材书目

序号	教材名称	主编	单位
1	无机化学	闫 静 张师愚	黑龙江中医药大学 天津中医药大学
2	物理化学	孙 波 魏泽英	长春中医药大学 云南中医药大学
3	有机化学	刘 华 杨武德	江西中医药大学 贵州中医药大学
4	生物化学与分子生物学	李 荷	广东药科大学
5	分析化学	池玉梅 范卓文	南京中医药大学 黑龙江中医药大学
6	中药拉丁语	刘 勇	北京中医药大学
7	中医学基础	战丽彬	南京中医药大学
8	中药学	崔 瑛 张一昕	河南中医药大学 河北中医学院
9	中药资源学概论	黄璐琦 段金廒	中国中医科学院中药资源中心 南京中医药大学
10	药用植物学	董诚明 马 琳	河南中医药大学 天津中医药大学
11	药用菌物学	王淑敏 郭顺星	长春中医药大学 中国医学科学院药用植物研究所
12	药用动物学	张 辉 李 峰	长春中医药大学 辽宁中医药大学
13	中药生物技术	贾景明 余伯阳	沈阳药科大学 中国药科大学
14	中药药理学	陆 茵 戴 敏	南京中医药大学 安徽中医药大学
15	中药分析学	李 萍 张振秋	中国药科大学 辽宁中医药大学
16	中药化学	孔令义 冯卫生	中国药科大学 河南中医药大学
17	波谱解析	邱 峰 冯 锋	天津中医药大学 中国药科大学

序号	教材名称	主编	单位
18	制药设备与工艺设计	周长征 王宝华	山东中医药大学 北京中医药大学
19	中药制药工艺学	杜守颖 唐志书	北京中医药大学 陕西中医药大学
20	中药新产品开发概论	甄汉深 孟宪生	广西中医药大学 辽宁中医药大学
21	现代中药创制关键技术与方法	李范珠	浙江中医药大学
22	中药资源化学	唐于平 宿树兰	陕西中医药大学 南京中医药大学
23	中药制剂分析	刘 斌 刘丽芳	北京中医药大学 中国药科大学
24	土壤与肥料学	王光志	成都中医药大学
25	中药资源生态学	郭兰萍 谷 巍	中国中医科学院中药资源中心 南京中医药大学
26	中药材加工与养护	陈随清 李向日	河南中医药大学 北京中医药大学
27	药用植物保护学	孙海峰	黑龙江中医药大学
28	药用植物栽培学	巢建国 张永清	南京中医药大学 山东中医药大学
29	药用植物遗传育种学	俞年军 魏建和	安徽中医药大学 中国医学科学院药用植物研究所
30	中药鉴定学	吴啟南 张丽娟	南京中医药大学 天津中医药大学
31	中药药剂学	傅超美 刘 文	成都中医药大学 贵州中医药大学
32	中药材商品学	周小江 郑玉光	湖南中医药大学 河北中医学院
33	中药炮制学	李 飞 陆兔林	北京中医药大学 南京中医药大学
34	中药资源开发与利用	段金廒 曾建国	南京中医药大学 湖南农业大学
35	药事管理与法规	谢 明 田 侃	辽宁中医药大学 南京中医药大学
36	中药资源经济学	申俊龙 马云桐	南京中医药大学 成都中医药大学
37	药用植物保育学	缪剑华 黄璐琦	广西壮族自治区药用植物园 中国中医科学院中药资源中心
38	分子生药学	袁 媛 刘春生	中国中医科学院中药资源中心 北京中医药大学

全国高等学校中药资源与开发、中草药栽培与鉴定、中药制药专业规划教材建设指导委员会

成员名单

主任委员 黄璐琦　中国中医科学院中药资源中心
段金廒　南京中医药大学

副主任委员（以姓氏笔画为序）

王喜军　黑龙江中医药大学
牛　阳　宁夏医科大学
孔令义　中国药科大学
石　岩　辽宁中医药大学
史正刚　甘肃中医药大学
冯卫生　河南中医药大学
毕开顺　沈阳药科大学
乔延江　北京中医药大学
刘　文　贵州中医药大学
刘红宁　江西中医药大学
杨　明　江西中医药大学
吴啟南　南京中医药大学
邱　勇　云南中医药大学
何清湖　湖南中医药大学
谷晓红　北京中医药大学
张陆勇　广东药科大学
张俊清　海南医学院
陈　勃　江西中医药大学
林文雄　福建农林大学
罗伟生　广西中医药大学
庞宇舟　广西中医药大学
宫　平　沈阳药科大学
高树中　山东中医药大学
郭兰萍　中国中医科学院中药资源中心

唐志书　陕西中医药大学
黄必胜　湖北中医药大学
梁沛华　广州中医药大学
彭　成　成都中医药大学
彭代银　安徽中医药大学
简　晖　江西中医药大学

委　　员（以姓氏笔画为序）

马　琳	马云桐	王文全	王光志	王宝华	王振月	王淑敏
申俊龙	田　侃	冯　锋	刘　华	刘　勇	刘　斌	刘合刚
刘丽芳	刘春生	闫　静	池玉梅	孙　波	孙海峰	严玉平
杜守颖	李　飞	李　荷	李　峰	李　萍	李向日	李范珠
杨武德	吴　卫	邱　峰	余伯阳	谷　巍	张　辉	张一昕
张永清	张师愚	张丽娟	张振秋	陆　茵	陆兔林	陈随清
范卓文	林　励	罗光明	周小江	周日宝	周长征	郑玉光
孟宪生	战丽彬	钟国跃	俞年军	秦民坚	袁　媛	贾景明
郭顺星	唐于平	崔　瑛	宿树兰	巢建国	董诚明	傅超美
曾建国	谢　明	甄汉深	裴妙荣	缪剑华	魏泽英	魏建和

秘 书 长　吴啟南　郭兰萍

秘　　书　宿树兰　李有白

前　言

21世纪以来,随着各国工业化和城市化加速及经济全球化发展,人类对自然资源的需求越来越多,社会面临的资源稀缺问题更为突出,资源过度开发、资源危机与环境危机对人类的生存形成严峻挑战,资源问题已成为世界各国关注的焦点问题之一。联合国和世界各国都在研究解决人类如何适度合理开发利用自然资源的问题。2015年9月25日,联合国可持续发展峰会通过了193个成员国共同签署的成果文件《变革我们的世界:2030年可持续发展议程》(以下简称《发展议程》),要求各国采取实际行动,确保可持续发展。我国经过40多年的改革开放,在经济领域取得了举世瞩目的成就的同时,面临着两个"发展大局",即国内需要转型升级,国际需要全球化的"共生"发展。

中药资源产业同样面临着转型升级和国际化问题,这两个问题的聚焦点是发展中药资源循环经济。中药资源的本质就是绿色资源,中药资源产业链长,如果能实现科学规划发展,就是对环境最友好的产业。但长期以来,我国对中药资源尚缺乏有力的保护措施,导致中药资源的过度开发和利用。同时,多数企业缺乏对中药资源加工生产中所产生废弃物的再利用,导致中药资源更为稀缺,还带来了环境污染和生态破坏的问题。因此,改变中药资源产业发展模式是中药资源经济的必然选择。

中药资源循环经济的发展可以有效缓解人们日益增长的健康需求与中药资源稀缺性之间的矛盾,有利于实现中药资源的优化配置和可持续发展,更好地满足人们对中医药和生命健康的需求,本书正是针对这种社会需求组织全国相关高校专家编写而成的。

近年来,中药资源经济学研究的不断深入,对中药资源的评估、开发、利用、保护、流通和相关政策法规制定,对稀缺中药资源的优化配置和可持续发展起到了越来越重要的指导作用,并形成了独特的理论方法体系。中药资源经济学是中药资源与开发、中草药栽培与鉴定等相关专业的专业基础课。本教材的体系结构由申俊龙、马云桐两位教授共同策划,全书共14章,分四个部分。第一部分包括前七章。第一章绪论阐述了中药资源经济学的概念、形成与发展历史、相关理论和研究方法,使学生对本学科的整体概念、核心内容有初步了解。第二章至第七章运用经济学原理对中药资源的需求与供给,中药资源的生产与集群化发展,中药资源核算与评估,中药资源的生态、环境与经济,中药可再生资源的优化配置以及中药不可再生资源的优化配置进行了系统介绍。第二部分包括两章,从可持续发展视角出发,详细介绍了中药资源的保护与开发利用、中药资源副产品的循环利用,使学生树立中药资源可持续发展的理念,理解中药资源可持续发展的理论与实践发展。第三部分包括三章,详细介绍了中药资源产业的区域化与国际化、中药资源互联网经济与共享经济,以及中药资源的国际贸易,让学生从开放经济和国际化视角理解中药资源的生产与流通问题。第四部分包括两章,介绍了中药资源伦理经济与社会责任、中药资源与环境经济的政策及法律,让学生从伦理和政策法律角度理解中药资源经济问题与实践。总体上,本教材力求运用经济学的理论框架与研究方法研究中药资源问题,并将最新理论与实践成果融入其中,体现了理论与实际的有机结合。

本教材可供全国高等学校中药资源与开发、中草药栽培与鉴定等专业的本科生使用,同时亦可供相关领域的研究人员和科技工作者参考。

本教材由中医药高校和科研院所从事中药资源经济学教学、研究的人员参与编写,由申俊龙、马云桐主编。各章节编写分工为:第一章由申俊龙编写,第二章由张杨编写,第三章由黄金宇编写,第四章由朱玉洁编写,第五章由李小军编写,第六章由胡正东编写,第七章由颜永刚编写,第八章由高继海编写,第九章由李洁编写,第十章由黎万奎编写,第十一章由莫颖宁编写,第十二章由季有莉编写,第十三章由马云桐编写,第十四章由王洋编写。全书由申俊龙和马云桐统一审改定稿。本教材的主要编写人员在其相关领域具有较好的代表性,从而确保了各章节的先进性和科学性。

本教材的编写得到了人民卫生出版社,全国高等学校中药资源与开发专业、中草药栽培与鉴定专业、中药制药专业规划教材建设指导委员会各专家学者,以及编委所在单位的大力支持。在教材编写过程中,黄璐琦院士和段金廒教授对教材的结构和内容提出了宝贵的意见。同时,主编单位的葛燕飞等在审稿、统稿和校对方面付出了辛勤的劳动,在此一并感谢。由于中药资源经济学是一门新兴的学科,尚处于创建阶段,且涉及内容广泛,发展迅速,本教材中的有些内容还不成熟,缺点和错误在所难免,恳请广大读者和专家提出宝贵意见,以利于本教材的修订和完善。本教材所吸收和利用的研究成果已加注或列入书后参考书目,如有疏漏,敬请原谅并指出。

《中药资源经济学》编委会

2021 年 2 月

目　录

第一章　绪论 1

■ **第一节　概述** 1

一、基本概念 1

二、中药资源经济学及其产生与发展 3

■ **第二节　中药资源经济学的理论与方法** 7

一、中药资源经济学的相关理论 7

二、中药资源经济学的分析方法 8

三、中药资源经济学与其他学科的比较 10

■ **第三节　中药资源经济学的学习内容与学习方法** 11

一、学习中药资源经济学的重要意义 11

二、中药资源经济学的学习方法 12

第二章　中药资源的需求与供给 14

■ **第一节　中药资源的需求** 14

一、效用与中药资源需求的概念 14

二、中药资源的需求法则 15

三、中药资源的需求特点与趋势 16

四、中药资源的需求弹性及其影响因素 17

■ **第二节　中药资源的供给** 18

一、中药资源供给的概念 18

二、中药资源的供给法则和改革 19

三、中药资源的供给特点 21

四、中药资源的供给弹性及其影响因素 22

■ **第三节　中药资源市场的定价** 23

一、中药资源价格的形成 23

二、中药资源市场中的价格歧视 23

■ **第四节　中药资源市场价格的波动与蛛网模型** 25

一、蛛网模型 25

二、中药资源市场的价格波动 26

第三章　中药资源的生产与集群化发展 29

第一节　中药资源的生产函数 29
一、中药资源生产函数及性质 30
二、一种可变生产要素的生产函数与短期生产三阶段 31
三、两种可变生产要素的生产函数与生产者均衡 34

第二节　中药资源生产的规模经济与范围经济 37
一、中药资源生产的规模经济 37
二、中药资源生产的范围经济 38

第三节　中药资源生产的技术创新与技术扩散 40
一、中药资源生产的技术创新 40
二、中药资源生产的技术扩散 41

第四节　中药资源生产的集群化 43
一、中药资源生产的组织形式 43
二、中药资源生产的集群化发展 45

第四章　中药资源核算与评估 50

第一节　中药资源核算体系 50
一、国民经济核算体系 50
二、资源环境经济核算体系 51
三、中药资源核算的理论基础 53
四、中药资源核算的意义 55

第二节　中药资源核算的内容和框架 56
一、中药资源核算的内容 56
二、中药资源核算的框架 57

第三节　中药资源核算方法 58
一、中药资源实物量核算方法 58
二、中药资源价值量核算 60

第四节　中药资源评估 65
一、中药资源评估的意义 65
二、中药资源评估的原则 66
三、中药资源评估的内容和方法 66

第五章　中药资源的生态、环境与经济 69

第一节　中药资源的生态、环境与经济价值 69
一、中药资源生态经济与环境经济 69
二、中药资源的生态、环境价值 71

■第二节　中药资源生态环境的经济价值评估 …………………………………… 74
　　一、中药资源环境经济价值评估的意义 …………………………………… 74
　　二、中药资源环境经济价值评估的内容 …………………………………… 75
　　三、中药资源环境经济价值评估的方法 …………………………………… 76

第六章　中药可再生资源的优化配置 ……………………………………… 80
■第一节　中药可再生资源的基本特征与分布状况 ……………………………… 80
　　一、中药可再生资源的概念 ………………………………………………… 80
　　二、中药可再生资源的基本特征 …………………………………………… 81
　　三、我国道地药材可再生资源的分布状况 ………………………………… 83
■第二节　中药可再生资源配置概念及特征 ……………………………………… 85
　　一、资源配置与配置效率 …………………………………………………… 85
　　二、中药可再生资源配置方式 ……………………………………………… 87
　　三、中药可再生资源配置特征 ……………………………………………… 88
■第三节　中药可再生资源的优化配置 …………………………………………… 89
　　一、中药可再生资源的最大生物可持续产量 ……………………………… 89
　　二、中药可再生资源的有效可持续产量 …………………………………… 90
　　三、中药可再生资源的可持续发展措施 …………………………………… 93

第七章　中药不可再生资源的优化配置 …………………………………… 95
■第一节　中药不可再生资源的概念及特征 ……………………………………… 95
　　一、中药不可再生资源的概念 ……………………………………………… 95
　　二、中药不可再生资源的基本特征 ………………………………………… 96
　　三、中药不可再生资源稀缺性的度量 ……………………………………… 96
■第二节　中药不可再生资源代际分配理论与方法 ……………………………… 98
　　一、中药不可再生资源代际最优分配原则 ………………………………… 98
　　二、中药不可再生资源代际最优分配模型 ………………………………… 99
　　三、中药企业最优配置的基本条件 ………………………………………… 102
　　四、中药不可再生资源勘探与挖掘决策 …………………………………… 103
■第三节　中药不可再生资源的市场利用与储备制度的构建 …………………… 103
　　一、中药不可再生资源的不确定性 ………………………………………… 103
　　二、中药不可再生资源储备的类型及特点 ………………………………… 103
　　三、中药不可再生资源储备制度的构建 …………………………………… 104

第八章　中药资源的保护与开发利用 ……………………………………… 107
■第一节　中药资源保护与开发利用的历史与现状 ……………………………… 107
　　一、中药资源保护与开发利用的历史 ……………………………………… 107

二、中药资源保护与开发利用的成就与问题 ································· 109

三、中药资源保护与开发利用的策略 ································· 111

■第二节　中药资源保护与开发利用的经济模式 ································· 112

一、新时代健康产业经济对中药资源开发利用的影响 ································· 113

二、新时代健康产业经济下中药资源开发利用模式 ································· 114

三、不同类型中药资源保护和开发利用方式的选择 ································· 117

■第三节　中药资源保护与开发利用中的措施 ································· 118

一、中药资源开发与保护并重的必要性 ································· 118

二、中药资源保护与开发利用的措施 ································· 119

第九章　中药资源副产品的循环利用 ································· **124**

■第一节　中药资源副产品及其传统处理方式 ································· 124

一、中药资源副产品相关概念 ································· 124

二、中药资源副产品的分类 ································· 125

三、中药资源副产品的传统处理方式及其演变 ································· 127

■第二节　中药资源副产品循环利用的理论基础 ································· 127

一、中药资源副产品的外部影响 ································· 128

二、公共政策理论 ································· 128

三、循环经济理论 ································· 129

■第三节　中药资源副产品循环利用模式与选择依据 ································· 129

一、中药资源副产品循环利用模式 ································· 130

二、中药资源副产品循环利用模式的选择 ································· 131

■第四节　促进中药资源副产品循环利用的政策 ································· 132

一、中药资源副产品循环利用的目标 ································· 132

二、促进中药资源副产品循环利用的政策设计与保障措施 ································· 133

第十章　中药资源产业的区域化与国际化 ································· **136**

■第一节　中药资源产业的形成及特点 ································· 136

一、中药资源产业的特点 ································· 136

二、中药资源产业的形成和发展 ································· 137

■第二节　中药资源产业的区域化 ································· 138

一、中药资源的地域性分布 ································· 138

二、中药资源产业的区域化发展 ································· 140

■第三节　中药资源产业的国际化 ································· 142

一、中药资源产业的国际化概况 ································· 142

二、中药资源产业的国际化策略 ································· 144

第十一章　中药资源互联网经济与共享经济　147

■第一节　互联网经济的概述　147
一、互联网经济的产生与发展　147
二、互联网经济的基本特征与竞争原则　148
三、互联网经济中经济理论的变化　149

■第二节　中药资源互联网经济　150
一、中药资源互联网经济的产生与发展　150
二、影响中药资源互联网经济发展的主要因素　150

■第三节　共享经济概述　151
一、共享经济的产生及发展　151
二、共享经济的前提和基本条件　152

■第四节　中药资源共享　153
一、中药共享资源的基本特征　153
二、中药共享资源利用的社会学分析　154
三、中药共享资源培育开发技术的经济机制　154
四、中药共享资源社会利用的政策　156

■第五节　野生中药共享资源最优利用的经济学分析　159
一、野生中药共享资源利用问题的博弈模型　159
二、野生中药共享资源利用问题的政策　160

第十二章　中药资源的国际贸易　164

■第一节　中药资源国际贸易的发展　164
一、中药资源国际贸易的历史演进　165
二、近现代中药资源国际贸易　167
三、我国中药资源国际贸易的发展现状　168

■第二节　中药资源国际贸易理论　170
一、古典贸易理论与中药资源贸易　171
二、新古典国际贸易——资源禀赋贸易模型　172
三、当代贸易理论与中药资源贸易　173

■第三节　中药资源国际贸易中的绿色贸易壁垒　176
一、绿色贸易壁垒的含义及形式　176
二、绿色贸易壁垒对我国中药国际贸易的影响　177
三、促进我国中药国际贸易发展的策略　179

第十三章　中药资源伦理经济与社会责任　182

■第一节　中药资源经济中的伦理问题　182
一、中药资源经济中的代际伦理问题　182

二、社会伦理和经济发展的关系 ·· 184

三、中药资源伦理观的培养 ·· 185

■第二节　中药资源经济中的伦理认知与实践 ·· 186

一、中药资源伦理经济认知的模式 ·· 186

二、中药资源伦理经济认知的方法 ·· 188

三、中药资源伦理经济的发展模式 ·· 188

■第三节　中药资源经济中利益相关者的社会责任 ······································ 189

一、政府、企业、消费者的社会责任 ·· 189

二、中药资源的伦理目标、规范、原则 ·· 191

三、中药资源核心价值与社会道德价值 ·· 192

第十四章　中药资源与环境经济的政策及法律 ······································ 195

■第一节　中药资源产业化的废弃物与可交易排污许可制度 ······························ 195

一、排污权交易制度 ·· 195

二、中药资源产业化实施排污权交易制度的可行性 ······························ 196

三、中药废弃物排污权交易制度的建立与创新 ·································· 197

■第二节　中药资源环境经济的税收政策 ·· 199

一、庇古税的理论依据 ·· 199

二、庇古税的困境 ·· 199

■第三节　中药产业生态管理中的政府补贴与押金制度 ·································· 200

一、政府补贴及其困境 ·· 200

二、中药资源采收加工押金返还制度 ·· 201

参考文献 ·· 203

第一章　绪论

01章 课件

[学习目的]

　　通过本章的学习,掌握中药资源经济学的界定和主要内容;熟悉中药资源经济学的相关理论和研究方法;了解中药资源经济学的产生与发展演变过程及未来发展趋势。

[学习要点]

　　中药资源的概念,中药资源经济学的定义、研究内容及研究任务。

第一节　概述

一、基本概念

(一) 中药资源

　　中药资源是自然资源中一类特殊的资源,内涵丰富,它既具有自然资源的属性,又具有重要的社会经济价值的作用;是中药产业发展的重要物质基础,是社会经济的组成要素。

　　1. 资源　资源分为自然资源和社会资源两大类,联合国环境规划署(United Nations Environment Programme, UNEP)对自然资源的解释是:资源(resources)"指一定时间条件下,能够产生经济价值以提高人类当代和未来福利的自然环境因素的总和",这表明了自然资源主要的经济属性。按照《中国资源科学百科全书》的定义,社会资源(social resources)是指在一定时空条件下,人类通过自身劳动在开发利用自然资源过程中所提供的物质和精神财富的总称。

　　2. 中药资源　中药资源是人类在认识和利用自然资源的过程中形成的一类特殊的产物。中药资源(Chinese medicine resources)是指在一定地区或者范围内分布的各种药用植物、药用动物、药用矿物及化石的种类及蕴藏量的总和。广义的中药资源还包括人工栽培养殖和利用生物技术繁殖的药用植物和药用动物及其产生的有效物质。

　　中药资源的来源极为广博,从自然属性来讲,分属于药用植物、药用动物和药用矿物三大类。

第四次全国中药资源普查结果显示,我国有近 1.4 万种药用资源,500 多种栽培药材,1 600 多种市场流通药材。发现 79 个新物种,其中 60% 具有潜在的药用价值。

(二) 中药资源的特征

1. 对生态的依从性　中药资源是自然的产物,其主要构成为野生资源,生态环境对中药资源的数量与质量有着极其重要的影响,其生长发育须依从于特定的生态系统。同时,许多药用动植物是生态系统的重要组成部分,而药用矿物更是地球形成的产物。

2. 区域分布不均性　我国南北跨纬度近 50°,直线距离 5 500km,是世界上跨度最大的国家之一,得天独厚的地理、气候条件为各种中药资源的生长和繁殖提供了适宜的环境。从整体来看,中药资源具有较强的地域性,资源分布呈现了明显的区域特征,如东北的人参、五味子、刺五加、党参、鹿茸等;华南的广藿香、广金钱草、广佛手、新会陈皮等;华东的白术、白芍、浙贝母、杭白菊、延胡索、浙玄参、浙麦冬、温郁金等;中原的怀地黄、怀山药、怀菊花、怀牛膝等。从局部来看,野生中药资源又有广泛的散生性,很少有集中成片的大面积分布。矿物类中药资源虽然不是再生资源,但是由于地壳演变,在特定地区和岩层内生成了矿石和化石,其分布也有一定的地域性。

3. 效用的多用性　中药资源效用的多用性主要表现为:①药用功能主治的多功效,如麻黄具有发汗、解表、利水消肿、宣肺平喘等功效,同时又可以用于其他医疗用途,如作为麻黄碱的重要原料,在西医中广泛应用。②中药资源的多用途,如药食同源的大枣、枸杞子、山楂等。③具有多效益的特点。一方面,中药资源具有药用功能,可以用于治疗和预防疾病,保障人们的生命健康;另一方面,中药资源又是生态系统的重要组成部分,具有重要的生态价值,并且能够在为自然与人类提供福利的过程中产生经济价值。

4. 稀缺性和解体性　由于人类发展阶段性知识、技术局限性因素的限制,人类在每个时期开发利用资源的能力是有限的。同时,随着人口的剧增、人民生活水平的提高和健康意识的增强、信息的传播便利高效、中医药健康知识的普及,中药资源的需求与消耗量不断增加,中药资源的有限性、稀缺性特征表现得更为明显。一些制药企业和私人组织为了短期经济利益对中药资源进行过度开发利用,致使野生中药资源迅速减少甚至面临枯竭的危险。

从遗传学的角度来看,每种来源于生物的中药都有其本身的遗传特征,不同的遗传特征体现为不同的种质资源,种质存在于来源生物的中药生物种群中;如果人们不顾这些中药资源的再生能力进行过度开发利用,将导致某些再生性中药资源种类有解体枯竭的危险。因此,中药资源具有解体性特征。

5. 可再生性和有限性　中药资源有自然更新和可人为引种扩大繁殖能力的特性,药用动植物均有这种可再生性,即通过繁殖使其数量和质量恢复到原有的状态。但是资源的再生和增殖有一定限制,不能无限制地增长下去。如果管理不当,破坏了生物资源生长发育的基础,或者利用强度超过了其可更新能力,药用动植物资源就会减少,其更新能力就会受损,质量越来越差,会导致药用动植物资源退化,甚至濒临灭绝。因此,利用中药资源要合理适度,要保护好资源的更新能力。中药资源的开发利用必须与中药资源的再生、繁殖、换代、补偿能力相适应。

6. 国际性　中药的国际贸易有数千年历史,东亚地区从秦汉时期开始就进行着中医药知识的转移和中药贸易的发展。公元前 2 世纪,中医学传入韩国,而韩国以中医药学为主要基础形成的传统医药学先称东医,1980 年政府正式颁布法令统称为韩医;在公元 5 世纪,日本就已传入中医药学,并称之为汉方医学,目前汉方药(中药)制剂在国际市场的覆盖率达到 80%,公众对汉方医药持信任态度的占大多数;在东南亚地区由于华侨的大量增加,带动了中医药走向一些国家和地区。在古代,我们从西域、中亚、西亚等地区引入了许多药物,被中医用于临床防治疾病;也学习了回医的许多知识和方法,丰富了我国的中医药资源。古印度佛教和医学都深刻影响了我国的古代中医药。中医药道地药材的使用早在古代就已有了国际化趋势,在邻近我国的不同国家和地区的特色药材交易中形成了互通有无、交流合作的局面,我国临床用药种类丰富,中药材分布地区广泛,遍及同一气候带和不同气候带的不同国家和地区。自古以来,我国同许多国家和地区都有着医学交流和医药贸易往来。我国每年向日本、朝鲜等东南亚国家出口大量中药材,同时也进口许多国外药材,形成了中医药交流学习、互补互惠、共同发展的传统。

二、中药资源经济学及其产生与发展

中药资源经济学是以经济学理论为基础,通过经济分析来研究中药资源的供给、需求、合理配置、分配、保护与最优使用,探究其与人口、环境的协调和可持续发展等中药资源经济问题的学科。中药资源经济学的内容主要是由三大主题和四个方面构成:三大主题是指效率、最优和可持续性;四个方面是指生产、分配、利用和保护与管理。

(一) 资源问题的产生与发展

资源发展与利用问题伴随人类文明发展的全过程。在古代人类就面临过资源危机,如古巴比伦时期,由于遭受战争的破坏和不科学地开发水力资源,两河之间的美索不达米亚地区的灌溉系统出现问题以致土壤盐渍化,这一后果至今未能根本改善,当地谷物产量只是正常产量水平的1/10;美洲玛雅文明时期,由于过度发展农业,耗竭了本身就瘠薄的热带土壤资源,给本已高度发展的玛雅文化带来了毁灭性灾难。在近代欧洲也曾发生资源危机,如从 14 世纪起,无烟的鲸油成为室内照明的珍贵燃料,到了 17 世纪,渔业的迅速发展和过度捕鲸导致鲸鱼的数量锐减,出现了鲸油危机,直到人们发现了煤气和天然气,鲸油危机才得以解决。

资源问题在 20 世纪以来已演变成了全球性问题。进入 20 世纪以后,尤其是第二次世界大战以后,在技术进步的推动下,经济发展速度越来越快,经济规模空前扩张,致使资源投入的数量骤增,资源存量以惊人的速度锐减。一方面,资源基础日趋薄弱;另一方面,人口爆炸、环境污染越加严重,两者对人类社会的未来生存构成了严重威胁。这些资源问题在当代主要表现为四个方面:①资源的供应能力同人类需求之间的矛盾越来越尖锐;②全球正面临着能源短缺、资源枯竭的严重危机;③资源的大量开采、不适当的利用方式和过度消耗,也造成了日益严重的环境破坏、污染和生态平衡;滥伐森林、过度开采地下水、过度放牧等,导致水土流失,土地沙漠化面积正在加快,导致生态环境恶化;④人类不适当开发利用资源引发自然灾害频繁发生,极端恶劣天气越来越多。

21 世纪以来,随着发展中国家工业化进程的加快,资源稀缺问题更为突出,联合国、世界各国都在研究解决人类如何适度合理开发利用自然资源:①如何平衡资源稀缺与社会经济发展需求;

②如何开发可替代能源来缓解当前资源稀缺问题;③地球有限的资源如何才能得到更经济、更有效的利用;④如何平衡资源的代际公平利用问题;⑤当前资源利用与管理政策会对未来产生怎样的影响,如何优化资源利用制度等成为经济学家需要重点解决的现实紧迫问题。

(二) 中药资源问题的产生与发展

1. 野生名贵中药材面临资源危机

(1)自然蕴藏量锐减:中药资源是中药产业赖以生存与发展的物资基础,常用的 600 多味中药完全取材于野生的就有 400 多种。我国是世界中药原料的第一产出和消费大国,但在中药产业空前繁荣的背后,我国也付出了巨大的资源、生态和环境代价。在野生资源集中地区虽然也采取封山育药、分片采挖、围栏保护等措施,但野生药用动植物乱捕滥猎、乱采滥挖的行为屡禁不止,野生药用资源日渐枯竭。道地药材产量有限、人工种养药材质量参差不齐等因素,使得部分药材原料供给量不断收缩,供给不足与需求膨胀间的矛盾持续加深,自然蕴藏量普遍下降。如人参、三七、石斛等一些名贵药材已很难见到野生资源,一些中药资源甚至还未达到生长年限就被采挖。冬虫夏草、七叶一枝花、白及、鸡血藤、锁阳等野生药用植物蕴藏量骤减,以往野外分布广泛的肉苁蓉、灵芝、甘草等药材已难觅踪迹。而野生动物药用资源形势更为严峻,国家重点保护的 162 种药用野生动物名录中的林麝、黑熊、蛤蚧、穿山甲、刺猬和玳瑁等 40 种动物的野外种群数量锐减;新疆和内蒙古的羚羊在 20 世纪 70 年代已全无踪迹;虎骨和犀角(1993 年已经禁止入药)濒临灭绝。资源过度消耗必将造成无药可用的资源危机。

(2)多部门共管,市场监管难:中药资源产业链很长,中药市场监管直接涉及药监、卫生、中医药管理局、工商、质监、农业、林业、矿业及海洋等多个监管部门,但多部门共管的格局易造成"九龙治水",中药市场监管部门职能不够聚焦,对相关违法活动打击力度和强度有待提高。例如,用锁阳代替肉苁蓉以次充好,在冬虫夏草中放进铅丝或灌入金属粉,往青黛里掺进孔雀石绿染色增重等违法行为屡禁不止。一些商贩利用自然灾害等因素导致一些中药资源供给减少,囤积居奇,抬高物价。一些不法分子为了获取高额利润铤而走险,偷猎、偷运、偷卖国家保护的珍稀药材和动物。针对这些违法现象,还有待相关部门加强监管与惩治。从 2013 年 1 月到 2018 年 5 月,河北省安国市共查处各类涉药违法案件 645 起,查处刑事案件 51 起,抓获犯罪嫌疑人 42 人,对 32 家生产经营企业予以停产停业整顿并处罚,有力维护了市场秩序,提高了中药材质量安全保障水平。

2. 中药资源的可持续发展问题

(1)中药资源的生态地理及道地药材的形成机制:"道地药材"不仅指特定区域的药材商品,还泛指以道地药材为载体所承载的各种信息。它是经创造性劳动获得,且具有原创性、标志性的信息,表现出群体创造性的集体传承性、相对公开性与公有性、知识延续性与多样性、地域性与开放性、载体有形性与信息无形性等知识产权法律特征。由于生产集中、栽培技术优良、采收加工规范等,道地药材较其他地区的同种药材品质佳、疗效好。道地药材占常用中药的 80% 左右。对道地药材进行生态地理学及形成机制的研究,不仅可以揭示道地药材的分布规律和道地性形成的科学内涵,而且可以从生态地理视角揭示中药资源与环境和与其他生物的生态关系。不少学者利用统计学、现代数学和空间信息技术等手段对道地药材的生态学机制进行研究,确定生态因子与药材主要成分的相关性,揭示道地药材的适宜生长条件及抗逆性物质产生的变异效应,为其他中药资源的科学种植提供依据。学者贾光林等对人参皂苷进行生态适宜性区划,确定了人参皂苷成分积累的最佳区域;郭兰萍结合道地药材空间分析数据库,确立了黄芩的适生区和潜在的道地产区。

(2)中药材新品种培育及珍稀濒危中药材替代品的研究

1)药用植物:在健康中国建设和人人享有中医药服务的国家战略规划下,中医药资源的需求将会越来越大,单纯依靠野生中药材供给已不能满足市场对中药材的需求。近年来,大多数中药材品种出现不同程度的涨价,许多中药材原料价格已超过成药价格。为此,必须采取积极引种栽培,选育、培育新品种,寻找珍稀濒危中药资源替代品等方式来缓解中药野生药源不足。

2000年以来,国家大力扶持中药材品种选育工作,在选育的中药材数量和质量、选育的技术水平和人才队伍建设等方面成绩显著。"十一五"国家科技支撑计划中,为支持中药材新品种选育,开展了"中药资源可持续利用及产业共性技术研究"和"中药产业区域发展及特色产品开发"两个研究项目。其中,后者主攻地黄、三七、人参、菊花、金银花、附子和牛膝等中药材优良品种选育研究,目前已经收集近3 000份种质资源,建成2 000余亩(1亩 ≈ 667m²)种子种苗繁育基地、20余万亩中药材规范化种植基地,建立和完善了40多种中药材规范化种植、养殖及生产规范化操作规程,同时还建立了DNA指纹图谱等药材种质资源鉴定的新方法。通过采用多种育种方式选育出桔梗杂交品种,北柴胡二代、罗汉果、丹参、荆芥、青蒿、薏苡、枸杞新品种,同时还获得了地黄抗病毒及黄芪高含量的转基因材料。"十二五"国家中医药管理局中医药行业科研专项"荆芥等9种常用大宗药材优良种质挖掘与利用研究"等项目,以及支持各中药资源产业和种植基地的国家科技支撑计划也相继展开了研究。目前,黄连、党参、金银花等200多种中药材已经可以人工种植。此外,选育优良品种正是中药材种子种苗标准化的关键。例如,中国中医科学院院长黄璐琦院士团队研究的"人参种子种苗国际标准"作为首个ISO中药国际标准正式颁布,填补了此前种质资源评价体系的空白。但是,由于中药资源的种植受自然生态环境、生长养护情况、野生资源驯化种植难度等多种因素影响,且有些中药药用活性成分结构复杂、性质不稳定等因素也给中药资源可持续发展利用带来了困难。

2)药用动物:目前动物药资源短缺问题也十分突出,加之国家对珍稀濒危物种保护力度的不断加强,使用功效相似的品种替代已成为缓解珍稀濒危中药资源压力的重要途径之一。我国中药研究学者在该领域展开了积极的研究,在现代生物、农业技术的人工合成和培育等方面取得了较好的研究成果,如人工麝香、人工牛黄等的研制成功。药理研究显示,人工麝香在神经内分泌系统、心血管系统、抗炎免疫系统的19种动物模型、29种药理指标上具有与天然麝香相似的药理作用。此外,科学工作者们针对某些濒危物种展开的性状研究、化学成分研究及药理效应研究等,也为中药替代品的科学性、有效性和安全性提供了有利依据。

(三)中药资源经济学的产生与发展

1. **第一阶段　孕育阶段**(17世纪60年代至20世纪20年代)。

这个阶段包括西方经济学发展的两大阶段:古典经济学和新古典经济学,构成资源经济学的许多思想、内容,就包含在这两个阶段的许多经济学大师的论著中。

第一次工业革命为资本主义带来了经济的迅速增长,但同时也消耗了大量自然资源(尤其是矿物燃料和原料)。这促使古典经济学家们开始关注两个问题:一个是提高资源利用效率问题,另一个是经济增长的长期发展前景问题。由于古典主义侧重关注的是资源供给对财富生产和经济增长的制约作用，故"代价决定论"（包括劳动价值论）成为这个阶段占主导地位的价值理论。"代价决定论"是指财物的价值由生产财物必须付出的代价（生产费用、成本或劳动等）决定。新古典主义对中药资源经济学的贡献主要在四个方面：①边际效用价值论；②边际分析法和均衡分析法；③均衡价格理论；④资源优化配置理论和外部性理论。

在资源经济学的孕育阶段，经济学已为资源经济学的产生作好了必要的基础理论和分析工具准备。

2. 第二阶段　产生阶段（20世纪20—50年代）。

第二次工业革命开辟了人类电气化的新纪元，使全球的生产力得到更加高速的发展，致使人们大规模地开发利用偏远地区的自然资源。尤其是地下矿产资源的开采和利用，大大促进了资源产业的形成和发展，但同时也导致资源短缺、环境污染和生态破坏等问题进一步加剧。于是从发展资源经济和解决世界性的资源及环境问题两个方面，提出了对建立资源经济学的需要，资源经济学也于20世纪20—30年代应运而生。

1924年美国经济学家伊利和莫尔豪斯合著的《土地经济学原理》出版，1931年哈罗德·霍特林发表了《可耗尽资源的经济学》，这被认为是资源经济学产生的标志。在中国，第一本土地经济学研究专著——《土地经济学》（章植著）于1930年问世；随后相继出版了张丕介的《土地经济学导论》朱剑农的《土地经济学原理》等著作。显然，这个阶段国内外建立的资源经济学还主要限于单种资源（如土地）和单门类资源（如可耗竭性资源）的经济学，为资源经济学独立发展提供了借鉴。

3. 第三阶段　发展阶段（20世纪50年代至今）。

20世纪50年代至80年代初，全球经济和社会发展呈现出"五高"的特点：人口高增长；经济高增长；高消耗且"用后即弃"的生产方式；高消费且"用后即弃"的生活方式；高城市化进程。"五高"导致形成威胁人类生存的"十大环境祸害"：土壤遭到破坏、气候变化和能源浪费、生物多样性降低、森林面积减少、淡水资源受到威胁、化学污染、混乱的城市化、海洋过度开发和沿海地带被污染、空气污染、极地臭氧层空洞。如此严酷的现实迫使人们开始对这种盲目追求经济增长的发展观进行反思。如20世纪50年代，美国一些科学家首次提出"资源科学"的概念；20世纪60年代末，美国鲍丁提出宇宙飞船经济理论；英国戈德史密斯从自然资源需求出发提出建立"平衡稳定社会"等。

可持续发展问题的提出是在20世纪80年代。由于可持续发展的四大问题：人口、资源、环境和发展，都与自然资源及其开发利用密切相关，从而导致社会实践对资源经济理论的迫切需要与已有资源经济理论的供给短缺产生尖锐的矛盾。正是这种矛盾促进从事资源经济研究的机构在世界各国像雨后春笋般地涌现，进而使资源经济学得到了前所未有的蓬勃发展。这期间，世界各国先后出版了一大批资源经济学和环境经济学论著。不少国家的大学纷纷增设资源经济学学科，增开资源经济学课程。到1993年美国就有13所大学，英国、德国、加拿大、日本、巴西等二十几个国家共有几十所大学相继设置资源经济学专业。到2019年中国有成都中医药大学、南京中医药大学、黑龙江中医药大学、中国药科大学等22所大学相继设置中药资源与开发专业。

为了适应国民经济发展的需要，各个部门都开展了大规模的资源调查、评价、区划和开发利用规划及资源保证程度分析等研究工作。这些基础性工作所取得的大量成果，为我国资源经济学的研究、产生和发展奠定了坚实的基础。改革开放以来,尤其是 1992 年里约热内卢世界环境与发展大会后,我国的资源经济研究和资源经济学科的发展取得了前所未有的进展。许多高等院校竞相建立了"资源环境学院(系)",资源经济或资源与环境经济研究机构陆续出现。一大批资源经济和生态、环境经济方面的论著相继出版,如王永炎院士、王诺、杨光的著作《中药资源经济学研究》,申俊龙、熊季霞的《中药资源与环境经济学》等。中药资源经济学正式成为了中药资源科学的重要分支,而且独立形成了一门学科。

第二节　中药资源经济学的理论与方法

一、中药资源经济学的相关理论

中药资源经济学是中药学、资源科学和经济科学交叉的边缘学科。中药资源经济学的基础理论既包括自然科学理论,又包括社会科学理论。属于自然科学理论的有物质平衡理论、再循环理论、热力学定律、环境污染理论、资源(环境)承载力理论、多种数学理论和计算机应用理论等。属于社会科学的主要有伦理学、微观经济学、宏观经济学、制度经济学(含产权经济学)、货币与金融学等学科中的一系列理论。其中循环经济理论、价值理论等是中药资源经济学重要的理论基础。

(一) 循环经济理论

循环经济是指依据生态规律对自然资源进行规划、开发和利用,融资源开发、清洁生产和废弃物综合利用为一体的经济活动。20 世纪 60 年代,美国经济学家波尔丁提出了循环经济理论的概念,它是在系统论和生态学的基础上,以自然生态系统来支撑社会、经济和环境三个子系统的协调发展。循环经济理论以"3R"(减量化 reduce、再使用 reuse、再循环 recycle)及资源效用最大化为基本准则,把人类生产生活与自然循环融为一体,将环境保护与经济发展并重,以最大限度降低经济活动对环境的负面影响为目标,最终实现资源的可持续利用和资源效用的最优配置,以及人与生态的和谐发展和良性循环。

(二) 效用理论

早期西方学者认为效用(utility)即指人们渴望做那些能够带来效用最大化的事情,并将能够给个体带来乐趣的效用界定为积极效用,而能够给个体带来痛苦的称为消极效用。现在效用一般用以表明个人的满足程度。从经济学角度来说,效用是指商品满足人的欲望和需要能力的主观感受和评价。关于效用理论的研究主要有两个方面,一是可以对效用准确衡量的基数效用论;二是序数效用理论,即指决策者可以根据自己的偏好对所消费或即将消费的物品进行比较和排序,能够体现决策者主观偏好,且该效用理论只能相互比较,不能进行计算。运用效用理论探究问题时主要存在两个基本的视角,一是运用该理论进行决策分析;二是利用效用理论解释个体从实践中所获得的满足感。效用价值论本质上反映的是人与自然的关系,注重对人类福利和商品效用关系的分析,易得出环境资源具有价值,适合研究环境问题。

(三) 价值理论

价值理论是经济理论的基础与核心，是理解整个经济运行过程的枢纽。当今经济学界存在三大理论体系，即马克思的劳动价值理论体系、新古典经济学的均衡价值理论体系和斯拉法的价值理论体系。

马克思的劳动价值理论体系是在批判继承英国古典经济学，特别是李嘉图的劳动价值理论的基础上创建发展起来的，在劳动价值理论的基础上发展了剩余价值理论。

新古典经济学的均衡价值理论体系是英国经济学家马歇尔在综合生产费用价值理论、边际效用价值理论和供求价值理论的基础上创建的，之后又被庇古、希克斯、张伯伦、琼·罗宾逊、阿罗和德布鲁等几代经济学家不断发展和完善，现已成为西方经济学中的主流价值理论，其以近乎完美的数理模型解释了市场运行的规律及效率问题。

斯拉法的价值理论体系是英籍意大利经济学家皮埃罗·斯拉法在花费半生精力研究李嘉图理论的基础上，在其著作《用商品生产商品》中提出的，其目的在于批判新古典经济学的边际分析方法，复兴从亚当·斯密到李嘉图的古典经济学传统，所以斯拉法的经济理论也被称为"新李嘉图主义"。斯拉法的价值理论是一种既不同于新古典均衡价值理论，也不同于马克思劳动价值理论的独立的价值理论。斯拉法价值理论是作为新古典经济学边际分析方法的反对者而出现的，与新古典经济学有着截然不同的方法论基础和分析框架。同时，斯拉法价值理论也完全不同于马克思的劳动价值理论，虽然在斯拉法分析的后半部分也将商品的价值归结为劳动的耗费，即"商品的价值是和商品的劳动耗费成比例的，就是说，和直接、间接用于生产商品的劳动数量成比例"，但是劳动在斯拉法的价值理论中并不是不可或缺的。在斯拉法的理论中，商品价值最终还是决定于生产的技术水平和劳动、资本的分配比例。所以在国内外，也都有学者将斯拉法价值理论视为一种与马克思劳动价值理论和新古典均衡价值理论并列的价值理论。

二、中药资源经济学的分析方法

(一) 抽象演绎法

抽象演绎法是指运用概念定义，在相关公理假设等条件下，对经济学现象和规律进行分析、描述和说明的方法。抽象演绎法是经济学研究的基本方法，例如经济概念的阐述和经济理论的说明等。在中药资源经济学的研究中，也经常利用到抽象演绎法，如对各种中药资源经济学名词进行定义，对中药资源经济学理论进行分析论证等。

(二) 历史归纳法

历史归纳法是指从一系列同类的个别史实中概括出一般性知识和结论的研究方法，其归纳过程大致可分为三个步骤，首先是收集大量同类史料，其次是对这些史料进行分析，弄清它们所反映的每个事实的性质，最后概括出这些史实性质的共同点，得出关于这一类史实的一般性结论。历史归纳法是在社会科学研究中经常可见的一种研究方法，该方法强调从历史的角度来分析问题，从历史的描述和分析中找到问题的答案。历史分析法最为著名的运用体现在制度经济学的分析研究中,通过对经济史的分析研究,制度经济学家发现了制度这一因素在经济和社会发展变迁中的关键作用,因此也带来了制度经济学的创新。中药资源经济学研究,也离不开历史归纳法,通过对中药资源经济学发展历程的分析,以及国家中药政策制度演变的了解,可以加深对中药资源经济学理论规律的理解和发现新的规律,从而推动中药资源经济学的进一步发展。

(三) 计量经济学方法

1. 定量分析法和定性分析法　定量分析与定性分析应该是统一的,相互补充的;定性分析是定量分析的基本前提,没有定性的定量是盲目无价值的定量;定量分析使定性更加科学、准确,它可以促使定性分析得出广泛而深入的结论。

定量分析是依据统计数据,建立数学模型,并用数学模型计算出分析对象的各项指标及其数值的一种方法。定性分析则主要凭分析者的直觉、经验,凭分析对象过去和现在的延续状况及最新的信息资料,对分析对象的性质、特点、发展变化规律作出判断的一种方法。相较之下,前一种方法更加科学,但需要较高深的数学知识,后一种方法虽然较为粗糙,但在数据资料不够充分或分析者数学基础较为薄弱时比较适用,更适合于一般的投资者与经济工作者。必须指出的是,两种分析方法对数学知识的要求虽然有高有低,但并不能就此把定性分析与定量分析截然划分开来。事实上,现代定性分析方法同样要采用数学工具进行计算,而定量分析则必须建立在定性预测基础上,两者相辅相成,定性是定量的依据,定量是定性的具体化,两者结合起来灵活运用才能取得最佳效果。

2. 实证分析法和规范分析法　实证分析法是指只对经济现象、经济行为或经济活动及其发展趋势进行客观分析,得出一些规律性的结论。其特点为:回答"是什么"的问题,分析问题具有客观性,得出的结论可以通过经验事实进行验证。

规范分析法是指根据一定的价值判断为基础,提出某些分析处理经济问题的标准,树立经济理论的前提,作为制定经济政策的依据,并研究如何才能符合这些标准,是对经济行为或政策手段的后果加以优劣好坏评判的研究方法。它要回答的是"应该是什么"的问题。

例如我国的 GDP(表示一个国家的经济总量)和可支配收入(表示人们生活的富裕程度),从实证分析的角度看,这些数据的统计归纳过程就是实证分析的过程,具体数据是客观的,在统计过程中不涉及道德问题,只回答"是什么";从规范分析的角度看,首先在我国目前的情况下确定一个合理的经济增长率,确定一个反映人民生活水平小康的标准,为了实现这一目标,国家就要制定相应的产业政策、货币政策和财政政策,涉及了道德问题,不同的人站在不同的角度得出的结论是不一样的,这些都是主观的好坏判断,无法进行检验。

3. 比较分析法　比较分析法是较常用的社会科学研究方法,通过对不同对象在不同标准下的比较分析,可以了解同一事物的不同侧面。实际上在自然科学研究中经常使用的对照实验法与比较分析法近似。在中药资源经济学研究中,比较分析法也是十分重要的研究方法。例如,在中药资源生态环境保护过程中,对不同国家的环境保护政策进行比较分析,才能全面认识中药资源环境保护政策体制与一个国家国情特点的关系。

(四) 博弈分析法

博弈分析法是利用博弈论进行情报分析的一种方法,也是经济学等社会科学中的一种重要分析方法。博弈论是根据信息分析及能力判断,研究多决策主体之间行为相互作用及相互平衡,以使收益或效用最大化的一种对策理论。该理论主要分析经济活动中行为主体之间的相互影响关系。中药资源经济学以研究中药资源配置效率、生态环境保护为中心,必然涉及社会成员之间的利益关系。也就是说,中药资源经济学研究各种社会和经济决策及其决策结果,而这些决策结果是各社会成员之间相互博弈的结果。因此,博弈分析法为中药资源经济学研究提供了有力的分析工具。

(五) 系统科学分析法

系统科学是控制论、信息论和系统论的统称,是现代自然科学、社会科学和思维科学等发展综合的结果,也是现代科学研究的一般方法论。系统科学主张将事物和研究对象看成一个整体,研究其要素、结构和功能的相互关系,通过信息的传递和反馈实现系统之间的联系并促进系统的最优化。中药资源经济学研究中药资源配置和生态环境保护以实现资源配置的最优化。因此,中药资源经济学研究必然涉及中药资源系统的优化配置问题、生态环境系统的环境保护问题,通过信息论和控制论原理对这些系统实现整合和最优控制,以实现社会可持续发展的目标。

(六) 行为经济学方法

行为经济学所使用的方法同经济学其他领域所使用的方法大致相同。行为经济学一般主要依赖于由社会心理实验得出的证据。近年来,行为经济学也引入了经济学的其他分析方法,包括计算机模拟,甚至是大脑扫描等。行为经济学家是方法论的综合者,他们的主要贡献,并不是他们所采用的研究方法,而是将心理学的洞见融入经济学的研究;实验经济学家的主要贡献是提供了一种新的研究方法和研究工具。

以上只是介绍了中药资源经济学研究中经常运用的几种基本方法,通过这些分析方法的运用,中药资源经济学理论得到了全面深入的发展,并且也促使中药资源经济学发展更加符合社会发展实际,更能有效地指导社会发展和改革实践。当然,在中药资源经济学不断创新发展中,也必然有一些特殊的研究方法会推动中药资源经济学理论的创新和突破。

三、中药资源经济学与其他学科的比较

中药资源经济学,是对中医药学科的补充,既属于基础资源学科,也属于经济学科。与资源学相比较,它是狭义资源学,即自然资源学;与经济学比较,它又属于交叉学科,即自然资源科学与经济科学交叉形成的学科。

(一) 中药资源经济学是对中医药学科的补充

以往在中医药学科的建设发展过程中,缺乏利用市场经济促进中药资源合理配置的研究与实践。中医药事业的发展离不开中医药产业的发展的支撑,而中医药产业发展依赖于中药资源,因此如何将有限的中药资源满足健康中国建设中居民不断增长的中医药产品需要,是中医药行业面临重大的问题。中医临床离不开中药,中药的质量和数量影响着中医临床疗效,中药的质量主要

在资源,中药资源的发展需要经济杠杆。由于中医药行业是一个极为复杂的行业,中医药产业链条较长,上游与农业和林业相似,下游又与化药和生物药相似。一方面资源配置不当或者资源价格不合理,会导致中药资源的浪费,甚至导致资源濒危灭绝。另一方面,中药资源的生产需要土地、劳动力、资本等生产要素的投入,这些生产要素同样也是其他农产品生产所必需的要素。如何调节这些要素在一般农产品和中药材之间的配置问题,也是中医药行业发展必须解决的问题之一。

为了促进中医药学科与当代社会经济发展相适应,王永炎院士提出了"医、产、学、研、资"相结合的理论体系,指出在中医药发展过程中,单纯的"产、学、研"相结合显然是不够的,"产、学、研"必须要向上游延伸,与医(临床)相结合,要向下游延伸与"资"(资源运作和资本运作)相结合,也就是"医、产、学、研、资"相结合的理论。该理论体系在"产、学、研"相结合的基础上强调了临床和经济对中医药发展的重要性。

(二)中药资源经济学是资源科学的专业化分支

资源经济已经成为资源科学的重要分支。资源经济在资源科学的框架下已经有了较长时间的发展。资源经济学的发展可以分为两个阶段:第二次世界大战结束到 20 世纪 70 年代和 20 世纪 80 年代初至今。20 世纪 80 年代初之前,资源经济学关注和研究的重心是资源短缺或危机问题,之后是可持续发展问题。可持续发展需要人口、资源、环境和发展相协调,都与自然资源及其开发利用密切相关,从而导致资源经济理论的发展和创新。

在大的分类主体上中药资源属于资源科学中可再生资源范畴的生物资源。中药资源面临的主要问题是工业生产方式的主导下,如何促进人口、资源、环境之间的协调发展。中药资源经济学是必须搭建在资源运转平台之上的理论体系,而资源科学就充当了运转平台的角色。

(三)中药资源经济学是经济学的应用实践

经济学理论是一种方法和思维技巧,因此能够成为中药资源经济学的分析工具。同许多经济学分支一样,资源经济学是应需求而生的学科,其目标就是解决资源的可持续供给和配置问题。经济学作为学科诞生的时间并不是很长(尤其是相对于中药学而言),然而其对社会发展过程的指导作用却是公认的。对中药资源经济学的学科定位是应用学科,虽然不排除研究过程中可能产生推动经济学发展的动力,但还应该以利用经济理论解决中药资源问题为根本出发点。运用经济学理论和方法体系全面系统地阐述中药资源在实现可持续利用的基础上在产业发展中得到合理有效的配置。

第三节　中药资源经济学的学习内容与学习方法

一、学习中药资源经济学的重要意义

中药资源经济学研究中药资源产业发展、价值评估与生态环境配置问题上优化决策的必要性,进而寻找中药资源的经济根源,最后设计经济机制来减缓或者消除中药资源的问题与生态环

境的问题,以促进中医药经济的可持续发展。中药资源经济学强调中药资源的优化配置问题,即强调研究中药资源、生态环境与中医药经济协调发展的理论、方法和政策,主张在中药资源、生态环境保护与中医药经济发展之间相互协调,主张适度的污染和有效地利用中药自然资源,达到可持续发展的目标。

我国经济的发展已进入新常态,十九届五中全会提出,要推动绿色发展,促进人与自然和谐共生;要深入实施可持续发展战略,完善生态文明领域统筹协调机制,构建生态文明体系,促进经济社会发展全面绿色转型,建设人与自然和谐共生的现代化;要加快推动绿色低碳发展,持续改善环境质量,提升生态系统质量和稳定性,全面提高资源利用效率。随着人民生活水平的提高、健康保障体系的完善和人们健康意识的增强,人们对天然药物的需求增加,中药资源的多用性决定了中药资源具有多种功能,可发挥多种效益。这需要进行优化和选择,需要分析机会成本以提高中药资源的利用质量和效率。更重要的是,以往中药资源配置研究偏重中药资源的市场价值,而忽略了中药资源的非市场价值,在中药资源产业发展中出现了以牺牲资源和环境为代价获得中药产业高增长的情况。因此,如何有效评价、科学核算中药资源的价值,中药资源开发利用中对环境的影响,进行合理的经济价值评价就成为本书的研究对象。

二、中药资源经济学的学习方法

1. 目标与规划并行 中药资源经济学课程综合了中药学、经济学和生态学等学科的相关知识,同学们在学习时应注重这些学科基础知识的准备,开放思维,培养跨学科思考的意识,并基于此设定具有一定挑战性的学习目标,再制订与之相适应的学习规划。同时,同学应积极参与与课程相关的大学生实践创新项目等实践创新项目的申报与研究将课内学习与课外研究和实践相结合,更好地学习、消化和运用所学的知识。

2. 学习与思考结合 养成思考的良好习惯,将老师讲授的课程知识进行整理、分类、归纳、提炼,转化为自己的知识,理解中药资源经济学课程体系,把握各部分重点知识的本质与内涵。一是敢于发问。在问的过程中学会解决问题,培养自己的思维能力和创造能力。二是对所学知识进行批判性思考。通过批判性思考,同学们可以形成自己的独立判断和思考,从而真正将书本上的知识内化成自己的知识。三是敢于创新。探索未知和发明创造是人类独具的禀赋,是现代文明人的基本生活方式。同学们在课程学习过程中可以大胆提出自己的观点,与同学和老师进行讨论,培养自己的探索创新能力,开拓眼界与思维,去解决前人未能解决的问题。

3. 课内与课外融通 大学里,课堂教学仍是学习的中心环节,但中药资源经济学课程的课堂讲授时间相对较少。因此,在课外的时间里,同学们不仅要在课前做到提前预习,还要在课后通过查阅资料、补充笔记、完成作业和成立学习小组等消化课堂知识。将课内和课外构成一个整体的学习体系,主动、积极和自觉地开展学习,实现课内与课外的融通。

4. 理论与实践统一 "读万卷书,行万里路"历来是治学的两条基本途径。读万卷书就是学习理论,行万里路就是勤于实践。毛泽东说过:"读书是学习,使用也是学习,而且是更重要的学习。"认识世界是为了改造世界,理论联系实践,才能学有所成。本课程的教学目的之一就是让学生在掌握中药资源经济学基本理论和知识的基础上,将高度抽象的专业理论知识运用于具体实践之中,以发展实践应用能力。作为一名大学生,要深刻体会理论学习和实践活动的重要性,将两者结合起来,不可偏废。

[本章小结]

本章介绍了中药资源概述、中药资源经济学及其产生与发展,重点介绍了中药资源经济学的相关理论,包括循环经济理论、效用理论、价值理论等,同时介绍了中药资源经济学的界定和主要学习内容。在中药资源研究方法中介绍了抽象演绎法、历史归纳法、计量经济学方法、博弈分析法、系统科学分析法、行为经济学方法等分析方法。最后介绍了学习中药资源经济学的重要意义和中药资源经济学的学习内容与学习方法。

[复习思考题]

1. 什么是中药资源? 中药资源有哪些特征?
2. 中药资源经济学是如何产生与发展的?
3. 中药资源经济学的相关理论有哪些?
4. 中药资源经济学的分析方法有哪些? 试举例说明。

第一章同步练习

第二章 中药资源的需求与供给

第二章课件

[学习目的]

通过本章的学习,掌握中药资源的需求法则及特点、供给法则及特点;熟悉中药资源的价格形成机制;了解中药资源市场价格波动规律及蛛网模型原理。

[学习要点]

中药资源需求、供给的概念、法则、特点,中药资源的价格形成机制、波动规律及蛛网模型。

第一节 中药资源的需求

一、效用与中药资源需求的概念

(一) 效用的概念

效用是指商品满足人的欲望程度的一个度量。或者说,效用是指消费者在消费商品时所感受到的满足程度。中药资源的效用是指可用于防病、治病的属性的功能价值的体现形式。

效用理论按效用的衡量方法分为基数效用论和序数效用论。基数效用是指按 1、2、3 等基数来衡量效用的大小,这是一种按绝对数衡量效用的方法,为边际效用分析方法;序数效用是指按第一、第二、第三等序数来反映效用的序数或等级,这是一种按偏好程度进行排列顺序的方法,采用的是无差异曲线分析法。

(二) 基数效用理论

基数效用理论最重要的一个规律是边际效用递减规律。边际效用递减规律决定了需求定理:需求量和价格成反方向变化。因为消费者购买使用中药资源产品是为了取得效用,对边际效用大的中药资源产品,消费者就愿意支付较高价格。按边际效用递减规律:中药资源越多,边际效用越小,中药资源价格越低;反之,中药资源越少,边际效用越大,中药资源价格越高。这就是需求定理。

消费者的购买,最终要实现消费者均衡,即消费者实现效用最大化。消费者均衡是研究消费者把有限的货币收入用于购买何种资源,购买多少能达到效用最大,即研究消费者的最佳购买行为问题。实现消费者均衡的约束条件是其预算方程:$P_1X_1+P_2X_2+\cdots+P_nX_n=M$,均衡条件:$MU_1/P_1=MU_2/P_2\cdots=MU_n/P_n$。这说明中药资源的价格主要决定于消费者的边际效用,中药资源带给消费者的边际效用越高,消费者愿意支付的价格也就越高。因此,越稀缺的资源,带给消费者的边际效用就越高,其市场价格也就越高。

(三) 中药资源需求的概念

在微观经济学中,一种商品的需求是指消费者在一定时期内在各种可能的价格水平愿意而且能够购买的该商品的数量。这种需求一定是消费者有购买欲望又有购买能力的有效需求。中药资源的需求是指中药生产企业或患者在一定时期内在各种可能的价格水平愿意且能够购买的中药资源的数量。需求是一种引致需求,是由阿弗里德·马歇尔在其《经济学原理》一书中首次提出的经济概念,是指对生产要素的需求,意味着它是由对该要素参与生产的产品的需求派生出来的,又称"派生需求"。例如,消费者为什么需要中药产品?因为中药产品能够提供直接的防病和治病效用。中药生产企业为什么需要中药资源?因为它们希望用中药资源来生产消费者需要的药品和保健品以获取收益。正是消费者对药品和保健品的需求引起了中药生产企业对中药资源这样的生产要素的需求。

二、中药资源的需求法则

(一) 需求函数

需求函数表示一种商品的需求数量和影响该需求数量的各种因素之间的相互关系。由于一种商品的价格是决定需求量的最基本的因素,所以,假定其他因素保持不变,仅仅分析价格对该商品需求量的影响,即把一种商品的需求量看成仅仅是价格的函数,于是,需求函数就可以用式(2-1)表示:

$$Q^d=f(P) \qquad\qquad 式(2-1)$$

式中,d 为需求;P 为商品的价格;Q 为商品的需求量。

(二) 需求表和需求曲线

需求函数 $Q^d=f(P)$ 表示一种商品的需求量和该商品的价格之间存在着一一对应的关系。这种函数关系可以分别用商品的需求表和需求曲线来表示。如某商品的需求表(表 2-1)。

商品的需求曲线是根据需求表中商品不同的价格与需求量的组合在平面坐标图上所绘制的一条曲线。图 2-1 是根据表 2-1 绘制的一条需求曲线。

表 2-1　某商品的需求表

价格 - 数量组合	A	B	C	D	E	F	G
价格 / 元	1	2	3	4	5	6	7
需求量 / 单位数	700	600	500	400	300	200	100

(三) 中药资源的需求法则

从表 2-1 可见,商品的需求量随着商品价格的上升而减少;相应地,在图 2-1 中具有一个明显的特征,曲线是向右下方倾斜的。它们都表示商品的需求量和价格之间呈反向变动关系。即中药资源的需求法则:在其他因素(非价格因素)不变的条件下,中药资源的价格和需求量之间反向变动的关系,价格越低,需求量越多;价格越高,需求量越少。

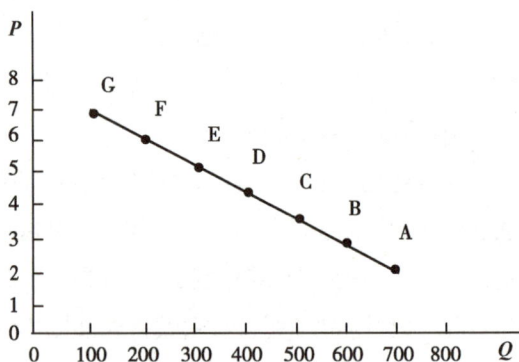

● 图 2-1　需求曲线

三、中药资源的需求特点与趋势

(一) 中药资源需求特点

1. 难以替代性　中药资源具有特殊的功能,与疾病防治存在一定的对应关系,遵循特定的应用原则和范围,具有较为明显的传承性,一般资源无法进行替代,其需求的价格弹性为缺乏弹性,即需求量对于价格变动的反应欠敏感。

2. 需求刚性　中药材属于药品,是必需品,生病需要的时候必须要买,不需要的时候薄利降价也没人买,价格缺乏弹性,也就是中药材的需求是刚性的。除非遭遇大的疫情,否则市场上对中药材产品的需求总体是基本稳定的。

3. 应急性　当有大规模疫情暴发时,相应中药材的需求量也会随之暴增。例如,我国 2003 年暴发 SARS 疫情,致使人们对具有清热解毒、抗病毒、抗菌、提高免疫力等功效的药材需求猛增;"禽流感""埃博拉""登革热"等疫情期间,板蓝根等的需求量大幅度增长,一度供不应求。还有 2019 年底暴发的新型冠状病毒肺炎疫情,国家发布《新型冠状病毒感染的肺炎诊疗方案》中,将 11 种中成药、23 种饮片纳入疫情防控重点保障物资清单,致使苍术、陈皮、厚朴等 80 余种中药材的市场需求迅速上升。

(二) 中药资源需求趋势

1. 人口增长与中药资源需求矛盾突出　随着人口的增长,人类对中药资源的需求会越来越大。但是人口的增长加快了城市化的步伐,大量的耕地被占用,原始的森林、植被遭到破坏,环境污染加重,全球气候变暖,这都对野生的中药资源生产带来了毁灭性的打击。

2. 经济发展与中药资源的需求类型增多　随着经济的发展,人们的生活水平不断提高,人们对生活质量的要求也越来越高。受西药毒副作用的影响,人类兴起了崇尚自然、回归自然的思潮,以预防为主的健康模式的改变,将加大对中药的市场需求,有医疗保健作用的中药资源及其开发产品将备受消费者青睐。如食品、饮料领域的药膳、药酒、药茶,化妆品领域的中药美容、护肤产品,农药领域的中药农药、饲料添加剂等,保健领域的中药牙膏、中药保健服饰等都深受消费者欢迎。这些产品的开发利用无疑将加大中药资源的市场需求。

3. 科技进步与中药资源的需求　中药资源新技术水平不断提高,中药资源生物多样性保护研究不断完善,对我国中药资源保护、优良基因选择、种质资源选优均有重要技术支持,对确保药用植物良种选育,提高中药材产量和质量,避免出现种质退化,维护生物多样性,并对中药资源可持续发展具有重要的促进作用。

中药材野生变家种、规范化种植、野生抚育等技术不断取得成效。目前,中药材高科技产业发展迅速,四川、吉林、江苏、浙江、广西、广东、河南、湖北、山东等地的中药现代化科技产业基地不断取得突破发展,如吉林省先后建立了人参等 22 个品种、36 个省级中药材无公害规范化生产示范基地,成为我国中药资源可持续发展的典范,并为该省中药工业提供了有力支撑。

科技的进步对中药资源的科学研究带来革新,中药资源的开发利用不断加强,对中药资源的需求也会越来越大。

4. 国家政策与中药资源的需求

(1)中药资源不同于一般的商品,兼具文化资源的属性。中药承载着传统中医药的整体文化特质,在某种程度上体现出中华民族的生活历史、价值观念、思维方式、审美情趣、使用习惯、心理特征甚至哲学取向。中药文化的表现形式不仅包括有形的物态药材商品,也包括无形的生态观和伦理观、对传统诊疗方式的信仰,以及独特的炮制工艺等。中药的这些文化信息通过多种方式进行保存传承与传播,并逐渐趋于基层化,拉动着中药资源的潜在需求。

(2)中共中央、国务院于 2016 年 10 月 25 日印发并实施《"健康中国 2030"规划纲要》,"共建共享、全民健康"是建设健康中国的战略主题。核心是以人民健康为中心,坚持以基层为重点,以改革创新为动力,预防为主,中西医并重,国家发展战略必将推动中药资源产业的发展。

我国医疗服务模式将从以治病为中心转变到以人民健康为中心,体现了大卫生、大健康的服务理念,中医药在保障人民健康中大有可为,中药产品可以在健康医学模式下充分发挥治未病、疾病治疗、康复保健中的重要作用。国家健康中国战略部署必然给中药资源带来更大的需求空间。

四、中药资源的需求弹性及其影响因素

(一) 需求弹性

需求的价格弹性即需求弹性,表示在一定时期内一种商品的需求量变动对于该商品的价格变动的反应程度。或者说,表示在一定时期内当一种商品的价格变化百分之一时所引起的该商品的需求量变化的百分比,其公式为:

$$需求的价格弹性系数(e_d) = \frac{需求量变动率}{价格变动率} \qquad 式(2-2)$$

需求的价格弹性分为三种类型：$e_d > 1$，即需求量对于价格变动的反应是比较敏感的，被称为富有弹性；$e_d < 1$，需求量对于价格变动的反应欠敏感，被称为缺乏弹性；$e_d = 1$，即需求量和价格的变动率刚好相等，被称为单一弹性或单位弹性。

（二）影响中药资源需求价格弹性的因素

1. 中药资源商品的替代性　一般来说，一种药材商品的替代品越多，相近程度越高，则该药材商品的需求的价格弹性往往越大；相反，该药材商品的需求的价格弹性往往就越小。而中药资源往往具有特殊的功能，与疾病防治存在一定的对应关系，遵循的一定应用原则和范围，具有较为严格的传承性，一般资源无法进行替代，故需求的价格弹性较小。

2. 中药资源商品用途的广泛性　一般说来，一种药材商品的用途越是广泛，它的需求的价格弹性就可能越大；相反，用途越是狭窄，它的需求的价格弹性就可能越小。这是因为，如果一种药材商品具有多种用途，当它的价格较高时，消费者只购买较少的数量用于最重要的用途上。当它的价格逐步下降时，消费者的购买量就会逐渐增加，将商品越来越多地用于其他的各种用途上。

3. 中药资源商品对消费者生活的重要程度　中药资源有部分具有药食两用性，作为药品必需品的药材需求的价格弹性较小，非药品必需品的药材需求的价格弹性较大。例如，清热解毒类的板蓝根、黄连、黄芩等药材需求的价格弹性是较小的，滋补类的冬虫夏草、阿胶、鹿茸等药材的需求的价格弹性是较大的。

4. 中药资源商品的消费支出在消费者预算总支出中所占的比重　消费者在某自费药材商品上的消费支出在预算总支出中所占的比重越大，该药材商品的需求的价格弹性可能越大；反之，则越小。例如，大枣、桂圆、莲子、薏苡仁等药食两用商品的需求的价格弹性就是比较小的。因为，消费者每月在这些药材商品上的支出是很小的，消费者往往不太重视这类商品价格的变化。

5. 考察时间的长短　一般说来，所考察的调节时间越长，则需求的价格弹性就可能越大。因为，在消费者决定减少或停止对价格上升的某种药材商品的购买之前，一般需要花费时间去寻找和了解该药材商品的可替代品。例如，当板蓝根价格上升时，消费者在短期内不会较大幅度地减少需求量。但设想在长期内，消费者可能找到替代品，比如贯众，那么板蓝根价格上升会导致板蓝根的需求量较大幅度地下降。

第二节　中药资源的供给

一、中药资源供给的概念

（一）中药资源的供给和供给函数

中药资源的供给是指中药材生产商在一定时期内在各种可能的价格水平愿意且能够提供的中药资源的数量。供给数量是由许多因素共同决定的，包括社会生产力的发展水平、中药资源的价格、消费者的消费能力等。假定仅考虑一种中药资源商品的价格变化对其供给量的影响,即把一种商品的供给量只看成是这种商品价格的函数,则供给函数就可以表示为:

$$Q^s = f(P) \qquad\qquad 式(2\text{-}3)$$

式中,s 为供给;P 为商品的价格;Q 为商品的供给量。

(二) 供给表和供给曲线

供给函数 $Q^s = f(P)$ 表示一种商品的供给量和该商品价格之间存在着一一对应的关系。这种函数关系可以分别用供给表和供给曲线来表示。如某商品的供给表(表 2-2)。

表 2-2　某商品的供给表

价格 - 数量组合	A	B	C	D	E
价格 / 元	2	3	4	5	6
供给量 / 单位数	0	200	400	600	800

商品的供给曲线是根据供给表中的商品价格与供给量组合在平面坐标图上所绘制的一条曲线。图 2-2 是根据表 2-2 绘制的一条供给曲线。

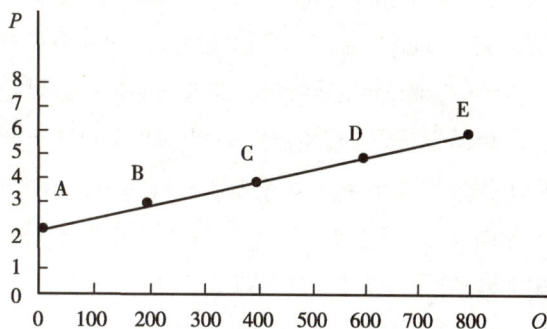

● 图 2-2　供给曲线

二、中药资源的供给法则和改革

(一) 中药资源的供给法则

以供给函数为基础的供给表和供给曲线都反映了中药资源的价格变动和供给量变动两者之间的规律。从表 2-2 可见,中药资源的供给量随着商品价格的上升而增加。相应地,在图 2-2 中的供给曲线表现出向右上方倾斜的特征,它们都表示中药资源的供给量和价格呈同方向变动的规律。

(二) 供给侧改革

2015 年 11 月 10 日召开的中央财经领导小组会议上,习近平总书记首次提出,要"在适度扩大总需求的同时,加强供给侧结构性改革,着力提高供给体系质量和效率"。随后 11 月 15 日在G20 会议上,又重申重视供给端和需求端的共同协同发力。2016 年 1 月 26 日中央财经领导小组第十二次会议再次强调,供给侧结构性改革的根本目的是提高社会生产力水平,落实好以人民为中心的发展思想。2017 年 10 月 18 日,十九大报告中指出,深化供给侧结构性改革。

1. 供给侧结构性改革　旨在调整经济结构,使要素实现最优配置,提升经济增长的质量和数量。需求侧改革主要有投资、消费、出口三驾马车,供给侧则有劳动力、土地、资本、制度创造、创新等要素。

供给侧结构性改革,就是从提高供给质量出发,用改革的办法推进结构调整,矫正要素配置扭曲,扩大有效供给,提高供给结构对需求变化的适应性和灵活性,提高全要素生产率,更好满足广大人民群众的需要,促进经济社会持续健康发展。

供给侧结构性改革包括:①用增量改革促存量调整,在增加投资过程中优化投资结构、产业结构开源疏流,在经济可持续高速增长的基础上实现经济可持续发展与人民生活水平不断提高。②优化产权结构,国进民进、政府宏观调控与民间活力相互促进。③优化投融资结构,促进资源整合,实现资源优化配置与优化再生。④优化产业结构,提高产业质量;优化产品结构,提升产品质量;优化分配结构,实现公平分配,使消费成为生产力。⑤优化流通结构,节省交易成本,提高有效经济总量。⑥优化消费结构,实现消费品不断升级,不断提高人民生活品质,实现创新、协调、绿色、开放、共享的发展。

2. 供给经济学　供给侧改革,其源头来自美国20世纪70年代末的供给学派。20世纪70年代,美国等西方国家遭遇高失业率和高通胀率并存的"滞胀"问题,导致凯恩斯经济学的主流地位受到质疑和挑战,一方面,该理论被认为是造成滞胀的主要原因;另一方面,该理论无法解释也无力解决滞胀问题。因此,当时迫切需要新的经济学理论和政策指引西方走出困境。在这种形势下,以供给学派经济学(supply-side economics)为核心内容的经济理论和政策应运而生。供给学派经济学认为,凯恩斯经济学只强调财政政策对总需求的影响,却忽视了对相对价格、经济主体行为和总供给的影响,而决定经济长期增长的恰恰是供给方面的因素。

供给学派的主要论点为:①大幅度降低个人和企业纳税的税率,以增加个人储蓄能力,刺激人们工作的积极性,提高对企业的投资能力和投资积极性。②取消国家对经济的过多干预,加强劳动和商品市场上的竞争。③实行货币管理,使货币的增长与经济的增长相适应,减缓政府预算支出的增长速度,逐步实现预算平衡;削减社会福利支出。

中国提出要"加强供给侧改革",这是对改革精神的回归和深化改革的必然。由于计划经济是典型的"短缺经济",中国改革从一开始的着力点就是要扩大供给。改革使得个人可以多劳多得、发家致富,企业可以自主经营、自负盈亏,开放则带来了新的技术和理念,亿万中国人的供给潜力得以释放,才有了中国的经济奇迹。但在进入新世纪以后相当长一段时期内,政府对经济在微观层面的干预明显增多,在宏观层面则以过度刺激总需求来实现增长。结果政府干预多的行业产能严重过剩且无法化解,而政府管制多的行业却有效供给不足,在这种情况下继续刺激总需求收效甚微。唯一的出路是通过供给侧的改革,减少政府对经济的干预,让市场在资源配置中发挥决定性作用,重新激发国人创业、就业、创新的热情,再塑中国经济奇迹。

3. 中药资源供给侧改革　中药供给侧结构改革的目标在于提升中药农业等相关产业水平,适应中高端中药饮片、中成药及相关养生保健食品的增长需求,满足人民大众多层次、多方面的新要求。在推进改革过程中,要致力于以下重点任务:①实现生产布局结构改革,由一般产区向道地产区集聚;②实现生产方式结构改革,由小农经济生产方式向组织化规范化生产方式、适度规模化合作生产方式、企业化生产方式转化;③实现生产技术结构改革,由传统方式、近代化学农业技术向现代绿色生态精细农业转化;④实现生产手段结构改革,由人工作业为主向机械化作业转化;⑤实现生产管理结构改革,由粗放管理向GAP精细可追溯管理转化;⑥实现产品标准结构改革,由传统外观品分等向包括品规、DNA鉴别、HPLC内含物质控制、杂质(农药残留、重金属、真菌)限制的现代全面质控标准转化;⑦实现交易模式结构改革,由工业需方传统集市采购向道地产区农业企业和合作组织订单采购转化,建立稳定供应关系,实施 GMP 管理;⑧实现优价机制结构改革,由随行就市的上下波动向供需关系稳定订单农业下的战略合作价,价格相对稳定的新机制转化;⑨实现饮片加工结构改革,由药材运到销区加工向道地产区药材生产企业就地加工转化,体现其保质量、降能耗、减污染、省成本的优势,同时也促进集约化、集中化生产;⑩实现产业格局结构改革,由小生产到大生产,并由大到强转化,发展以道地品种为中心的集约化、集中化中药农业企业,形成规模化、机械化、效益化的精细农业的良性发展。最终,实现改革目标的标志是一批现代品牌道地药材中药农业企业的崛起。

三、中药资源的供给特点

(一)中药资源的供给状况

药材生长周期长,供应情况不能及时反映在价格上,存在时滞。中药材市场存在囤积行为,例如多年生植物三七、黄柏、杜仲,药商会择机出售,当期价格并不能真实反映市场实际供应情况。

(二)中药资源的供给趋势

中药材的种植受天气影响较大,产量波动幅度较大,引起市场供应的相应变化。据调查显示,我国野生药材的蕴藏量呈逐年减少之势,从 2000 年起每年递减 30% 以上。但药材总产量年均递减 20% 左右,尤其在 2008—2009 年,产量下降 30% 以上;市场急需的部分重要品种已下降 80% 左右,一些珍稀贵重药材已减少 90% 左右,敲响濒危警钟。除了来自于野生的濒危药材外,占据我国产销量前 60 位的大宗药材也表现出资源枯竭的趋势。

(三)中药资源的自然供给

中药资源作为资源自然供给是一定的,但是由于供不应求,人类过度的采挖就会破坏其再生能力,从而在一定程度上减少了中药资源的自然供给,导致部分野生中药资源已经濒临灭绝,如野生重楼、白及、三七、铁皮石斛等。此外,中药资源的自然供给受到其自身繁殖能力的限制。在一定时间内中药资源的最大自然供给是由其自身再生能力的大小来决定的。如当某一种中药资源蕴藏量极少时,则会出现有效居群较小的情况,导致遗传风险增加,如近交衰退、繁殖障碍的出现,最终物种数量连续减少直至濒危。

中药资源的自然供给具有以下两个特点:①中药资源自然供给的区域差异大,如云南、广西、四川、贵州等省(自治区)其气候和地形的特殊,是中药资源分布大省,资源自然供给水平较高。②中药资源自然供给的时间特性不同,不同中药资源受其生长年限及采收期的不同,自然供给具有明显的时间特征。

(四)中药资源的经济供给

中药资源的经济供给指的是在中药资源的自然供给范围内,某用途的中药资源供给随该用途收益的增加而增加的现象。影响中药资源经济供给的因素有中药资源利用的集约度、对中药资源的需求、中药资源的自然供给量、交通条件的改善、政府政策与公众舆论、科学技术的发展、其他用途的竞争。所以,一般的中药资源在供给充足、用途多样的情况下,其供给曲线像市场上的一般商品一样为向右上方倾斜的一条直线。

(五) 中药资源供给的特殊性

中药资源是国家的战略资源,中医药是对我国传统文化的继承与发扬,有专家指出"将中药资源列入国家战略资源",从国家战略资源的高度统筹、利用和开发中药资源。从中药资源的特性看,既是野生资源又是可种植栽培的作物,野生中药资源的开采利用涉及生物多样性和生态系统平衡问题,可栽培的中药资源由于缺乏相应的规范和标准,其质量、安全性及道地性难以保障;从中药资源的使用范围看,涉及一系列产业,中药材除了为医院供应中药饮片之外,还大量用于中成药、兽药、食疗中药、药膳、中药提取物等,每年消耗量巨大。

中药资源是特殊的资源,集合了植物资源、动物资源、矿物资源、文化资源及人力资源等,并且最终关系到人民的健康和国家的富强。中药产业的发展以中药资源为根基,合理规划中药资源的开采与利用,关系到中药产业的可持续发展和自然环境的生态平衡,关系到中药产业能否实现战略发展,在国际竞争中发挥我国的资源优势和文化优势,将中药资源上升到国家战略资源的高度。

四、中药资源的供给弹性及其影响因素

(一) 供给弹性

供给的价格弹性即供给弹性,表示在一定时期内一种商品的供给量的变动对于该商品价格变动的反应程度,或者说,表示在一定时期内当一种商品的价格变化百分之一时所引起的该商品的供给量变化的百分比。其公式为:

$$供给的价格弹性系数(e_s) = \frac{供给量变动率}{价格变动率} \qquad 式(2\text{-}4)$$

供给的价格弹性分为三种类型:$e_s > 1$,即供给量对于价格变动的反应是比较敏感的,被称为富有弹性;$e_s < 1$,供给量对于价格变动的反应欠敏感,被称为缺乏弹性;$e_s = 1$,即供给量和价格的变动率刚好相等,被称为单一弹性或单位弹性。

(二) 供给弹性的影响因素

1. 时间因素　在影响中药资源供给的价格弹性的因素中,时间因素是一个很重要的因素。当中药资源商品的价格发生变化时,厂商对产量的调整需要一定的时间。在很短的时间内,厂商若要根据商品的涨价或降价及时增加或缩减产量,都存在不同程度的困难,尤其是中药材种植具有一定的生长周期,供给弹性是比较小的。但是,在长期内,生产规模的扩大与缩小,甚至转产,都是可以实现的,供给量可以对价格变动作出较充分的反应,供给的价格弹性也就比较大了。

2. 生产成本　在其他条件不变时,中药资源生产成本随产量变化而变化的情况,也是影响中药资源供给的价格弹性的重要因素。如果中药资源产品产量增加只引起边际成本的轻微的提高,则意味着中药资源厂商的供给曲线比较平坦,供给的价格弹性可能是比较大的。相反,如果中药

资源产品产量增加引起边际成本的较大的提高,则意味着厂商的供给曲线比较陡峭,供给的价格弹性可能是比较小的。

3. 生产周期　就中药资源产品的生产周期而言,在一定的时期内,对于生产周期较短的产品,厂商可以根据市场价格的变化比较及时地调整产量,供给的价格弹性相应就比较大。相反,生产周期较长的产品的供给的价格弹性就往往较小。

第三节　中药资源市场的定价

一、中药资源价格的形成

(一) 中药资源的均衡价格

一种商品的均衡价格是指该种商品的市场需求量和市场供给量相等时的价格。在均衡价格水平下的相等的供求数量被称为均衡数量。从几何意义上说,一种商品市场的均衡出现在该商品的市场需求曲线和市场供给曲线相交的点上,该交点被称为均衡点。均衡点上的价格和相等的供求量分别被称为均衡价格和均衡数量。

(二) 中药资源均衡价格的决定

中药资源作为一种商品,均衡价格的决定有其特殊性,分为可再生资源和不可再生资源均衡价格的决定。

1. 可再生资源均衡价格的决定　将上节中图 2-1 中需求曲线和图 2-2 中的供给曲线结合在一起,用图 2-3 说明一种中药资源商品的市场均衡价格的决定。

在图 2-3 中,假定 D 曲线为中药资源市场的需求曲线,S 曲线为中药资源市场的供给曲线。需求曲线 D 和供给曲线 S 相交于 E,E 为均衡点。中药资源商品的均衡价格表现为中药资源商品市场上需求和供给这两种相反的力量共同作用的结果,它是在中药资源市场的供求力量的自发调节下形成的。当市场价格偏离均衡价格时,市场上会出现需求量和供给量不相等的非均衡的状态。一般说来,在市场机制的作用下,这种供求不相等的非均衡状态会逐步消失,实际的市场价格会自动地恢复到均衡价格水平。

2. 不可再生资源均衡价格的决定　不可再生中药资源供给是一定的,供给曲线是垂直的,那么它的价格就决定于需求曲线(图 2-4)。故在药材市场上,人们对不可再生中药资源产品的需求增加时,价格就会随之上涨。

二、中药资源市场中的价格歧视

(一) 价格歧视的概念

在有些情况下,中药资源垄断厂商会对同一种中药资源产品收取不同的价格,这种做法往往会增加垄断厂商的利润。以不同价格销售同一种产品,被称为价格歧视。中药资源垄断厂商实行价格歧视,必须具备以下的基本条件:第一,中药资源市场的消费者具有不同的偏好,且这些不同的偏好可以被区分开。这样,厂商才有可能对不同的消费者群体收取不同的价格。第二,不同的消费者群体或不同的销售市场是相互隔离的。这样就排除了中间商由低价买进商品,转手又高价出售商品而从中获利的情况。

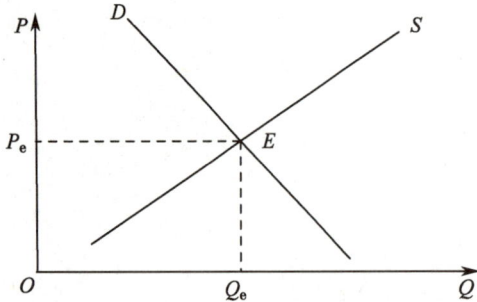

● 图2-3　一种中药资源商品的市场均衡价格的决定

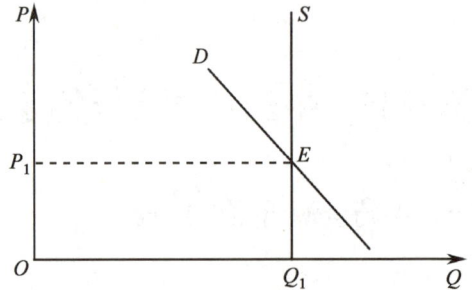

● 图2-4　稀缺药用资源价格形成

(二) 价格歧视的类型

价格歧视可以分为一级、二级和三级价格歧视。

1. 一级价格歧视　如果中药资源厂商对每一单位产品都按消费者所愿意支付的最高价格出售,这就是一级价格歧视。一级价格歧视也被称作完全价格歧视。一级价格歧视如图 2-5 所示:

当中药资源厂商销售第一单位产品 Q_1 时,消费者愿意支付的最高价格为 P_1,于是,厂商就按此价格出售第一单位产品;当厂商销售第二单位产品 Q_2 时,厂商又按照消费者愿意支付的最高价格 P_2 出售……依此类推,直到厂商销售量为 Q_m 为止,即以价格 P_m 销售第 m 单位的产品。这时,中药资源垄断厂商得到的总收益相当于图中阴影部分的面积。而如果厂商不实行价格歧视,都按同一个价格 P_m 出售 Q_m 的产量时,总收益仅为 OP_mBQ_m 的面积。

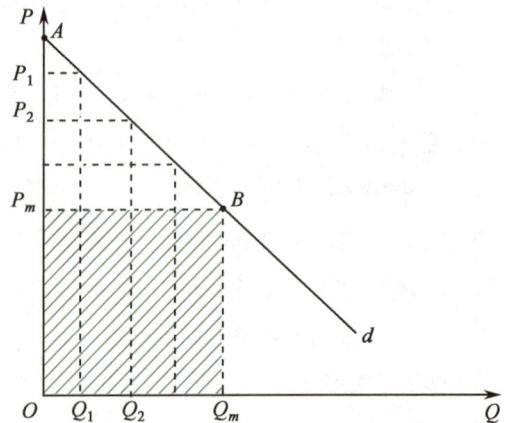

● 图2-5　一级价格歧视

2. 二级价格歧视　二级价格歧视不如一级价格歧视那么严重。一级价格歧视要求中药资源垄断厂商对每一单位的产品都制定一个价格,而二级价格歧视只要求对不同的消费数量段规定不同的价格。例如,当消费者购买 6 单位中药资源产品时,其价格为 6 元;当消费者再购买 4 单位中药资源产品时,这新增 4 单位产品购买量的价格便下降为 5 元。

在图 2-6 中,中药资源垄断厂商规定了三个不同的价格水平。在第一个消费段上,垄断厂商规定的价格最高,为 P_1;当消费者数量增加到第二个消费段时,价格下降为 P_2;当消费数量再增加到第三个消费段时,价格便下降为更低的 P_3。如果不存在价格歧视,则垄断厂商的总收益相当于矩形 OP_3DQ_3 的面积。如果实行二级价格歧视,则垄断厂商的总收益的增加量(即利润的增加量)

相当于矩形 P_3P_1BE 加矩形 $EGCF$ 的面积。由此可见,实行二级价格歧视的垄断厂商利润增加,部分消费者剩余被垄断者占有。

3. 三级价格歧视　中药资源垄断厂商对同一种中药资源产品在不同的市场上(或对不同的消费群体)制定不同的价格,这就是三级价格歧视。例如,对同种中药资源产品,富人区的价格高于贫民区的价格;国内市场和国外市场的价格不一样;城市市场和乡村市场的价格不一样;"黄金时间"和非"黄金时间"的价格不一样。

三级价格歧视的前提是中药资源厂商在需求的价格弹性小的市场上制定较高的产品价格,在需求的价格弹性大的市场上制定较低的产品价格。实际上,对价格变化反应不敏感的消费者制定较高的价格,而对价格变化反应敏感的消费者制定较低的价格,是有利于垄断者获得更大的利润的。

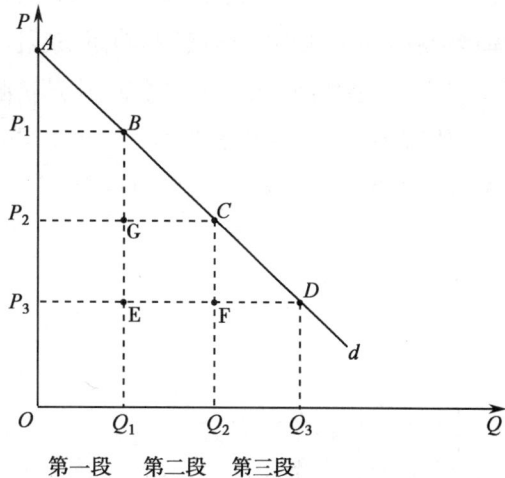

● 图2-6　二级价格歧视

第四节　中药资源市场价格的波动与蛛网模型

一、蛛网模型

前文用静态分析的方法论述了中药资源市场均衡价格形成所需要具备的条件。本节的蛛网模型,将引进时间变化的因素,通过对属于不同时期的中药资源需求量、供给量和价格之间的相互作用的考察,用动态分析的方法论述中药材的产量和价格在偏离均衡状态以后的实际波动过程及其结果。

西方经济学根据均衡状态的稳定与否,将均衡区分为稳定均衡和不稳定均衡。就均衡价格模型而言,当一个均衡价格体系在受到外力的干扰而偏离均衡点时,如果这个体系在市场机制的作用下能回到原有的均衡点,则称这个均衡价格体系是稳定均衡。反之,如果这个体系在市场机制的作用下不能再回到原有的均衡点,则称这个均衡价格体系不稳定均衡。蛛网模型的分析涉及稳定均衡与不稳定均衡。

蛛网模型考察的是生产周期较长的产品,中药资源就属于这类产品。其基本假定是:产品的本期产量 Q 决定于前一期的价格 P。蛛网模型分析了产品的价格和产量波动的三种情况:收敛型蛛网、发散型蛛网、封闭型蛛网。

1. 收敛型蛛网　相对于价格轴,中药资源产品需求曲线斜率的绝对值大于供给曲线斜率的绝对值。当市场由于受到干扰偏离原有的均衡状态以后,实际价格和实际产量会围绕均衡水平上下波动,但波动的幅度越来越小,最后会恢复到原来的均衡点。见图2-7。

2. 发散型蛛网　相对于价格轴,中药资源产品需求曲线斜率的绝对值小于供给曲线斜率的绝对值。当市场由于受到外力的干扰偏离原有的均衡状态以后,实际价格和实际产量上下波动的幅度会越来越大,偏离均衡点(E点)越来越远。见图2-8。

3. 封闭型蛛网　相对于价格轴,中药资源产品需求曲线斜率的绝对值等于供给曲线斜率的绝对值,波动将一直循环下去,既不会远离均衡点,也不会恢复均衡。供给弹性与需求弹性相等为"蛛网中立条件",蛛网为"封闭型蛛网"。

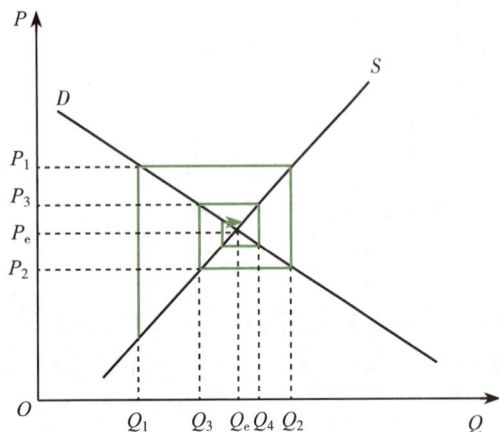

● 图2-7　收敛型蛛网　　　　　　　　● 图2-8　发散型蛛网

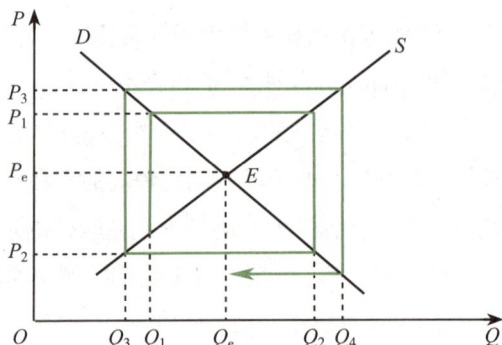

收敛型蛛网,经济体系中存在着自发因素,能使价格和产量自动地恢复原始的均衡状态。而发散型蛛网,实际产量和实际价格上下波动的幅度越来越大,偏离均衡点越来越远,故通过市场的自发作用不能解决这一问题,就要通过政府宏观调控来解决。

中药资源相对于价格轴的需求曲线比供给曲线较为平坦,其蛛网模型是不稳定的结果,属于发散型蛛网。

因为在中药材市场上,人们对药材的需求基本是稳定的。中药资源相对于价格轴的需求曲线较为平坦,意味着需求量的变动率小于价格的变动率,即当价格变动1%时,需求量的变化率小于1%,需求量对于价格变动的反应欠敏感。

由于中药材生产周期长,市场供应信息不能及时在市场价格上得到反映,农户本期的生产决策依据往往是前期的市场价格,是根据当期的价格决定下期的产量,再加上中药资源的需求刚性,故其蛛网模型为发散型。当市场由于受到外力的干扰偏离原有的均衡状态以后,实际价格和实际产量上下波动的幅度会越来越大,偏离均衡点会越来越远。这就需要切实可行的宏观政策来维持市场均衡。

二、中药资源市场的价格波动

(一)中药资源的价格基本上呈暴涨暴跌的波动趋势

近年来,中药资源的价格除了呈现不断上涨之外,还表现为某些品种的暴涨暴跌。根据中药资源的固有属性,供给变动无法和价格变动保持同步,供给与价格之间的"时滞"导致中药资源的价格波动存在"蛛网"效应。中药资源的价格波动呈现这样的特性:价格上涨一种植增加—供过于求—价格下降—种植减少—供不应求—价格上涨,如此循环,理想的状态是栽培的中药材价格呈现周期波动。价格周期与种植周期在理论上有一定的对应关系,然而现实更为复杂,颇多的外界因素扰动常使周期紊乱,幅度失调,常常表现为中药资源价格的暴涨暴跌。

中药材价格的剧烈波动,不仅影响市场稳定,造成市场混乱,而且对药企、药农、消费者存在很大的消极影响。比如,2014年市场上三七的价格虽然和2009年的价格相差不大,但2014年采挖的种植成本是2009年的数倍,究其原因主要是三七的生长具有长周期性,种植3年药效最好。但随着2009年三七价格的上涨,三七种子、种苗和地租也水涨船高,到2011年三七的种子价格与2009年相比增长数倍,导致2014年采挖的成本非常高。而2011年三七价格上涨使得大量的三七种植户扩大种植面积,导致2014年市场上的三七供给远超需求,三七价格暴跌给种植户带来极大的经济损失。由于三七价格骤降,三七的种植成本远高于种植收入,许多2013年才种植的三七也被采挖出来在市场上售卖,这严重影响了农户种植的积极性,也使得市场上的三七质量参差不齐。价格波动对药企的影响也不容小觑,药材价格上涨,药企面临成本上涨,当成本的上涨幅度超过药企的承受范围,出现"价格倒挂"时,药企为了保证盈利能力,只能以次充好减少原材料成本,甚至掺假,这不仅影响企业的声誉,更影响消费者的用药安全。

(二) 中药资源价格剧烈波动影响民众的用药安全

在没有政府干预的市场中,价格由价值决定,市场表现为供给和需求的博弈决定价格。价格是反映市场上产品质量的重要信号,在正常情况下产品质量和价格呈正相关关系,线性曲线表现为向右上方倾斜。经济学上强调任何决策的制定基于给定的信息,中药资源市场上买方和卖方之间存在严重的信息不对称,在这样的市场中,价格不能准确反映产品质量,市场行为容易出现"逆向选择",价格信号失灵。逆向选择在中药资源市场中极易出现,当某种中药资源价格上涨时,中药资源较长的生长周期导致市场上中药资源的供给不能及时增加,价格在相当长一段时期内都处于过高的状态。与粮食价格管理类似,中成药价格的管理采用国家发改委规定的最高价格,在中药资源价格上涨而中成药价格固定的情况下,药厂为了获利,必然选择价格较低、质量较次的中药材作为原材料。这样就极易导致质次价廉的中药资源充斥市场,而质优价高的中药资源被排挤出市场,逆向选择出现劣币驱逐良币效应,价格失灵。三七、铁皮石斛、人参、重楼、白及等中药材由于价格暴涨暴跌都曾导致市场混乱。中药资源是特殊的产品,价格的波动关系到国民用药的安全,对整个社会都有重要的影响。

[**本章小结**]

本章系统地介绍了中药资源的需求法则和供给法则,中药资源的需求弹性和供给弹性,中药资源的价格形成机制,中药资源市场价格波动规律及蛛网模型原理,并基于西方经济学知识,探讨性地阐述了中药资源市场的定价原理,以及价格波动机制。

1. 简述中药资源的供给弹性及其影响因素。

2. 论述中药资源市场中的三级价格歧视的原理。

3. 论述中药资源市场蛛网模型的原理。

第二章同步练习

第三章　中药资源的生产与集群化发展

[学习目的]

通过本章的学习,掌握中药资源的生产函数、一种可变生产要素的生产函数与短期生产三阶段、两种可变生产要素的生产函数与生产者均衡;熟悉中药资源生产的规模经济与范围经济,中药资源生产的技术创新与技术扩散的手段和过程;了解中药资源生产的集群化发展过程,中药资源生产的组织形式。

[学习要点]

中药资源的生产函数及性质,中药资源生产的规模经济与范围经济,中药资源生产的技术创新与技术扩散。

第一节　中药资源的生产函数

从西方经济学角度来看,中药资源的生产由于其本身所具有的特性(稀缺性和商品性),资源便构成了生产函数的基本变量;从我国中药产业发展来看,除了必备的劳动与资本等生产要素之外,中药资源的稀缺性对生产函数会产生越来越突出的硬约束,因此中药资源的生产会严重依赖于中药资源的投入;反过来,中药资源的供给会严重制约着中药资源生产。

中药资源生产者是指能够作出统一的生产决策的单个经济单位,中药资源生产者以盈利为目的,运用生产要素从事药物商品和劳务的生产和经营活动,中药生产者的目标是实现利润最大化。

利润最大化是西方经济学中一个基本假定,也是"理性经济人"在微观经济学生产者理论中的具体化。每个厂商在生产时都会面临着如何生产、生产多少、是否停产等决策,这时会引出另外的假设,我们假设厂商处在一个完全竞争的市场,所有中药资源生产企业都生产相同的产品,每个厂商对整个行业都是微不足道的,也就意味着它的生产决策对市场价格不产生影响,在长期厂商进入或者退出这个行业是轻而易举的。在这个基本假定的基础上,微观经济学经常用到利润最大化这一假定,因为它合理而准确地解释市场行为并避免了那些分析上的混乱。但在现实当中,除了能否实现完全信息之外,具体的企业是否真的以利润最大化为目标还存在争议,比如小企业和大企业的区别,个人企业与现代公司制企业的区别,社会主义市场经济生产和资本主义市场经济生产的区别等。

一、中药资源生产函数及性质

中药资源生产是对各种生产要素进行组合以制成药品的行为,在生产过程中要投入各种生产要素生产出药品,所以中药资源生产也就是把中药资源投入转化为药品产出的过程。例如生产中药饮片的企业,使用的投入包括工人的劳动,中药材等原料,切药机、润药机等设备,以及厂房等生产出中药产品的行为。

(一) 生产要素

中药资源生产过程中的投入品统称为生产要素,是指在生产中投入的各种资源的总和。在西方经济学中把生产要素分为劳动、土地、资本和企业家才能四种类型。

1. 劳动　指人在中药资源生产过程中提供的体力和智力的总和,通常用 L 表示。

2. 资本　资本可以表现为实物形态或货币形态,通常用 K 表示。实物形态的资本称为资本品或投资品,如厂房、机器设备、动力燃料、中药资源的原材料等。货币形态的资本通常称为货币资本。

3. 土地　不仅指中药材种植的土地本身,还包括地上和地下的一切自然资源,如森林、江河湖泊、海洋和矿藏等,通常用 N 表示。

4. 企业家才能　指中医药企业家组织建立和经营管理企业的才能,通常用 E 表示。

中药资源生产者通过对上述各种生产要素的运用,可以提供各种中药产品,如中药材、中药饮片、中药提取物、中成药等,也可以提供各种服务,如中药种质资源筛选和培育、中药材种植技术咨询等。

(二) 生产函数

在中药资源生产过程中,各种生产要素组合的投入量可以生产出一定的产品,投入量与产出量之间的关系,可以用生产函数来表示。生产函数是指在一定时期内,在制药技术水平不变的条件下,生产中所使用的各种生产要素与所能生产的最大产量之间的关系。

在这里,每一个生产函数都是以一定时期内的生产技术水平不变作为约束条件的。如果一旦生产技术水平发生变化,比如技术创新,那么原有的生产函数就会发生变化,从而形成一个新的生产函数。这个新的生产函数所反映的就是在新的约束条件下的生产要素投入量与产出量之间的关系。

我们假定在产量 Q 与生产要素(L、K、N、E)之间存在着 $Q=f(L、K、N、E)$ 的函数,其中 Q 表示所能生产的最大产量。在经济学的分析中,通常认为 N 是固定的,E 难以估算。为了简化分析,我们通常假定生产中只使用劳动和资本这两种生产要素,则生产函数写为:

$$Q=f(L,K)$$　　　　　　　　　　　式(3-1)

在中药资源的生产过程中,存在着表示投入量与产出量之间这种函数关系,以生产中成药为例,它可以产自一个劳动密集型企业,采取人工制丸,多用劳动少用资本;也可以产自一个资本密集型企业,使用机器制丸,多用资本少用劳动。随着技术的不断进步,生产企业可以用相同的投入生产出更多的产品,比如一种更新、更好的制丸机,使得生产效率更高。

(三)生产时期

在进行生产函数分析时,经济学有短期与长期的概念。经济学上所说的短期和长期并不是根据时间的长短来划分的,而是根据投入生产要素的变动情况来划分的。如果投入的全部生产要素中至少有一种生产要素的数量是固定不变的,这种时期就是短期。如果所有要素都可以变动,这种时期就是长期。相应地,在短期内,生产要素投入可以区分为不变要素投入和可变要素投入;生产者在短期内无法进行数量调整的那部分要素投入是不变要素投入。例如,机器设备、厂房等。生产者在短期内可以进行数量调整的那部分要素投入是可变要素投入。例如,劳动、原材料、燃料等。在长期,生产者可以调整全部的要素投入。例如,生产者根据企业的经营状况,可以缩小或扩大生产规模,甚至还可以加入或退出一个行业的生产。由于在长期所有的要素投入量都是可变的,因而也就不存在可变要素投入和不变要素投入的区分。

由此可见,短期和长期的划分是以生产者能否变动全部要素投入的数量来作为标准的。那么对于不同的产品生产者,短期和长期的是没有绝对标准的。例如,调整一个大型中药生产企业的规模可能需要 1 年的时间,而调整一个中药产地加工作坊的规模可能仅需要 1 个月。那么,对前者来说 1 年之内都是短期,对后者来说,就是长期了。

二、一种可变生产要素的生产函数与短期生产三阶段

微观经济学通常以一种可变生产要素的生产函数考察短期生产理论,以两种可变生产要素的生产函数考察长期生产理论。

短期是指至少有一种生产要素的投入量是固定不变的,那我们假设资本投入量是固定的,用 $\overline{K}$ 表示,劳动投入量 L 是可变的,此时生产函数为 $Q=f(L,\overline{K})$,即资本量不变,总产量只取决于劳动量。这是通常使用的一种可变要素的生产函数形式,也被称为短期生产函数。

(一)总产量、平均产量和边际产量

劳动的总产量指与一定的可变要素劳动的投入量相对应的最大产量;劳动的平均产量指平均每一单位可变要素劳动的投入量所生产的产量。劳动的边际产量 MP_L,它是指每增加一个单位的劳动投入量所能增加的产量,表达式为:

$$MP_L = \frac{\Delta TP_L(L,\overline{K})}{\Delta L} \ 或 \ MP_L = dTP_L/dL \qquad \text{式(3-2)}$$

假设某中药生产企业的生产函数为 $TP_L=9L+3L^2-L^3$,则劳动的平均产量为:$AP_L=TP_L/L=9+3L-L^2$;劳动的边际产量为:$MP_L=dTP_L/dL=9+6L-3L^2$。不同劳动(L)投入量变动时对总产量、平均产量、边际产量的影响结果见表 3-1。

表 3-1 劳动投入量可变情况下的生产

资本 K	劳动 L	劳动增量 ΔL	总产量 TP	总产量增量 ΔTP	平均产量 AP	边际产量 MP
15	0	0	0	0	0	—
15	1	1	5	5	5	5
15	2	1	13	8	6.5	8
15	3	1	22.5	9.5	7.5	9.5
15	4	1	30.4	8	7.6	8
15	5	1	38	7.5	7.6	7.5
15	6	1	45	7	7.5	7
15	7	1	45	0	6.4	0
15	8	1	42	−3	5.3	−3

从表 3-1 可见,对一种可变生产要素的生产函数来说,边际产量表现出先递增再递减的特点,西方经济学家将这一特征称为边际收益递减规律。

在技术水平不变、其他一种或几种生产要素数量不变的情况下,把某一种可变生产要素连续等量地增加,当这种要素的投入量小于某一特定值时,增加该要素投入所带来的边际产量是递增的;当这种要素的投入量超过这个特定值时,增加该要素投入所带来的边际产量是递减的。这一情况在生产中是普遍存在的。

(二) 总产量、平均产量和边际产量相互之间的关系

在生产函数中总产量、平均产量和边际产量相互之间的关系,可以用它们的曲线对应地置于坐标图中来分析,如图 3-1 所示。可见由边际收益递减规律决定的劳动的边际产量曲线 MP_L 先是上升的,并在 N' 点达到最高点,然后再下降。

当 AP_L 曲线在 R' 点达最大值时,TP_L 曲线必然有一条从原点出发的最陡的切线,其切点为 R 点。同时,过 TP_L 曲线任何一点的切线的斜率就是相应 MP_L 值。所以,在图 3-1 中 MP_L 曲线和 TP_L 曲线之间存在着这样的对应关系:在劳动投入量小于 L_3 的区域,MP_L 均为正值,则相应的 TP_L 曲线的斜率为正,即 TP_L 曲线是上升的;在劳动投入量大于 L_3 的区域,MP_L 均为负值,则相应的 TP_L 曲线的斜率为负,即 TP_L 曲线是下降的。当劳动投入量恰好为 L_3 时,MP_L 为零值,则相应的 TP_L 曲线的斜率为零,即 TP_L 曲线达极大值点。也就是说,只要边际产量是正的,总产量总是增加的;若边际产量是负的,总产量是减少的;当边际产量为零时,总产量达最大值点。

平均产量和边际产量也是高度相关的。在图 3-1 中,MP_L 曲线和 AP_L 曲线相交于 AP_L 曲线的最高点 R'。在点 R' 以前,MP_L 曲线高于 AP_L 曲线,MP_L 曲线将 AP_L 曲线拉上;在 R' 点以后,MP_L 曲线低于 AP_L 曲线,MP_L 曲线将 AP_L 曲线拉下。不管是上升还是下降,MP_L 曲线的变动都快于 AP_L 曲线的变动。因此,就平均产量 AP_L 和边际产量 MP_L 来说,当 $MP_L>AP_L$ 时,AP_L 曲线是上升的;当 $MP_L<AP_L$ 时,AP_L 曲线是下降的;当 $MP_L=AP_L$ 时,AP_L 曲线达极大值。又由于边际收益递减规律作用下的 MP_L 曲线是先升后降的,所以,当 MP_L 曲线和 AP_L 曲线相交时,AP_L 曲线必是最大值。

（三）短期生产的三个阶段

由图 3-1 可见,在资本数量不变的情况下,随着劳动数量的增加,总产量、平均产量和边际产量开始时都是递增的,但各自增加到一定程度后就分别开始递减。由此,根据这三条曲线,可以将短期生产划分为三个阶段,如图 3-2 所示。

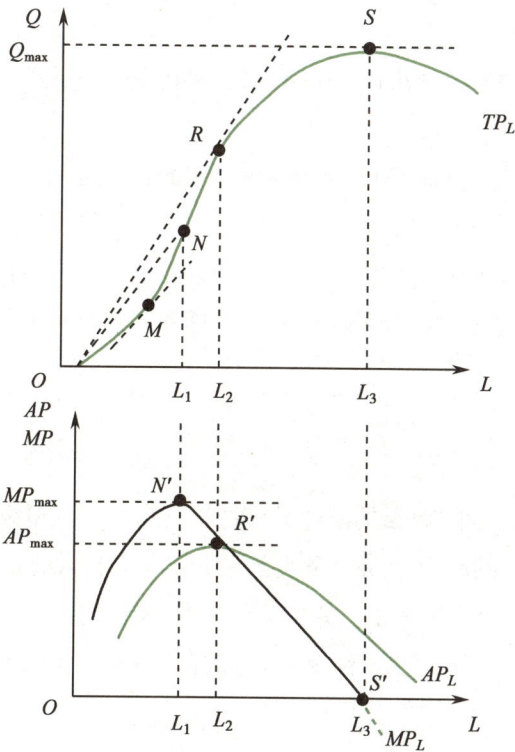

● 图 3-1 一种可变要素下的生产函数关系

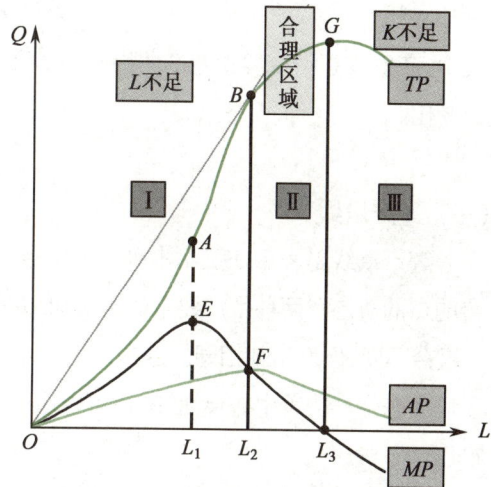

● 图 3-2 单一变量投入的短期生产区域

在第 I 阶段,也就是投入的劳动量达到 L_2 之前,这时劳动的平均产量始终是上升的,且达到最大值;劳动的边际产量上升达最大值开始下降,且劳动的边际产量始终大于劳动的平均产量;劳动的总产量始终是增加的。在这一阶段,不变要素资本的投入量相对过多,生产者增加可变要素劳动的投入量是有利的。或者生产者只要增加可变要素劳动的投入量,就可以较大幅度地增加总产量。因此,任何理性的生产者都不会在这一阶段停止生产,而是连续增加劳动的投入量以增加总产量,并将生产扩大到第 II 阶段。

在第 II 阶段,劳动投入量在 L_2 到 L_3 之间。这个阶段的起点 L_2 处,劳动的平均产量曲线和劳动的边际产量曲线相交,即劳动的平均产量达最高点;在终点 L_3 处,劳动的边际产量曲线与横轴相交,即劳动的边际产量等于零,总产量达到最大值。在这个阶段里,生产者可以得到由第 I 阶段增加劳动投入所带来的全部好处,又可以避免劳动量增加到 L_3 之后所带来的不利影响。因此,第 II 阶段是理性生产者进行短期生产的合理区域。至于在这个阶段的具体哪一点进行生产,还得考虑产品的成本、价格、生产者的目标。

在第 III 阶段,劳动投入量在 L_3 之后。这时,劳动的平均产量继续下降,劳动的边际产量降为负值,劳动的总产量也开始下降。在这一阶段,可变要素劳动的投入量相对过多,生产者通过减少劳动的投入量来增加总产量是有利的。因此,这时即使劳动要素是免费供给的,理性的生产者也不会增加劳动投入量,主动退回到第Ⅱ阶段。

由此可见,任何理性的生产者既不会将生产停留在第Ⅰ阶段,也不会将生产扩张到第Ⅲ阶段,所以,生产只能在第Ⅱ阶段进行。

三、两种可变生产要素的生产函数与生产者均衡

微观经济学通常以一种可变生产要素的生产函数考察短期生产理论,以两种可变生产要素的生产函数考察长期生产理论。

在长期,劳动和资本这两种生产要素投入都是可变的。所以,两种生产要素的长期生产函数可表示为:

$$Q=f(L,K) \tag{式(3-1)}$$

式中,产量 Q 是可变要素劳动的投入量 L 和可变要素资本的投入量 K 的函数,随着 L 和 K 的变化而变化。

(一) 等产量线

等产量线是表示在技术水平不变的条件下,生产同一产量的两种生产要素 L、K 的投入量组合的点的轨迹。两种生产要素的组合可以带来相同的产量,在等产量线上的任何一点,投入的 L、K 组合不同,但产量却相同。这是因为资本和劳动之间还存在着一定的替代关系。等产量线显示了厂商在生产决策中的灵活性,它可以通过一种投入要素对另一种投入要素的替代来获得特定的产出。

通常,长期生产函数的等产量线如图 3-3 所示。

由图 3-3 可见,等产量线有三个特征:第一,等产量线都是凸向原点的,且距离原点越远的等产量线代表的产量水平越高;第二,同一坐标平面中有无数条等产量线,不同的曲线代表不同的产量水平,任意两条等产量线不会相交;第三,等产量线都向右下方倾斜,斜率为负,这表明要实现同样产量,在增加一种要素投入时,必须减少另一种要素投入。

在长期生产函数中,当两种生产要素可变时,生产者往往会根据实际情况考虑用一种投入替代另一种投入。等产量线的斜率表明了在保持产量不变的前提下,一种要素与另一种要素之间替代的关系。这个斜率就是边际技术替代率。边际技术替代率还可以表示为两要素的边际产量之比。对于任意一条给定的等产量线来说,当用劳动投入去替代资本投入时,在维持产量水平不变的前提下,由增加劳动投入量所带来的总产量的增加量和由减少资本量所带来的总产量的减少量必定是相等的。

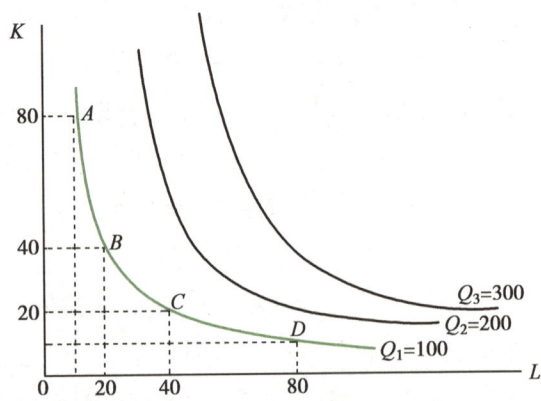

● 图 3-3　一种长期生产函数的等产量线

（二）等成本线

生产者要想实现既定的产量,必须在生产要素市场上购买生产要素,假设只需要购买劳动和资本,对生产要素的购买支付,就构成了生产者的生产成本。等成本线就是在总成本和生产要素价格既定的条件下生产者所能购买到的劳动和资本的各种不同数量组合的点的轨迹。

图 3-4 中横轴上的点表示既定的全部成本都购买劳动时的数量,纵轴上的点表示既定的全部成本都购买资本时的数量,连接这两点的线段就是等成本线。等成本线以内区域中的任何一点,如 A 点,表示既定的全部成本都用来购买该点的劳动和资本的组合以后还有剩余。等成本线以外的区域中的任何一点,如 B 点,表示用既定的全部成本购买该点的劳动和资本的组合是不够的。只有恰好落在等成本线上的点,才表示用既定的全部成本能刚好购买到的劳动和资本的组合。因此,等成本线又是生产者的预算约束线。

（三）生产者均衡

在生产函数分析中可以将等产量线和等成本线置于同一坐标中,研究生产者是如何实现生产者均衡的,或者在既定成本条件下达到最大产量,或者在既定产量条件下使用最小成本。

1. 既定成本条件下的产量最大化　在图 3-5 中,有一条等成本线 AB 和三条等产量线 Q_1、Q_2 和 Q_3。等成本线 AB 的位置和斜率决定于既定的总成本量和既定的两要素价格比例 $-\dfrac{\omega}{\gamma}$。由图中可见,唯一的等成本线 AB 与其中一条等产量线 Q_2 相切于 E 点,即生产均衡点。它表示:在既定成本条件下,生产者应该按照 E 点的生产要素组合进行生产,即劳动投入量和资本投入量分别为 L_1 和 K_1,就会获得最大的产量。

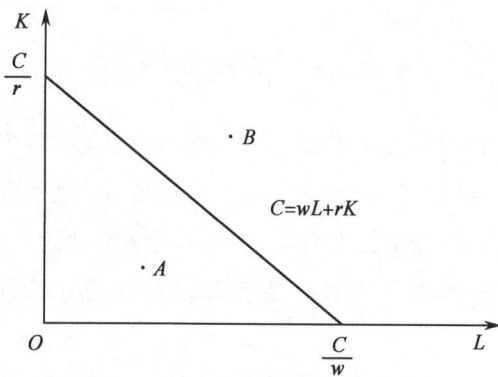

● 图 3-4　一种等成本线

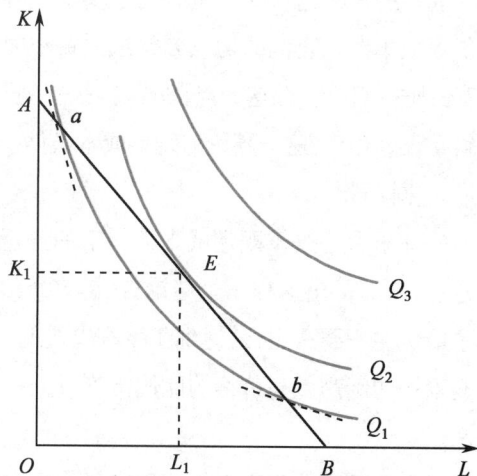

● 图 3-5　成本既定的产量最大化

根据等成本线的性质,只有落在线上的点才是用既定的全部成本刚好购买到了全部劳动和资本的组合,如图中的 a 点、b 点和 E 点。这三个点都实现了成本的充分利用,但达到的产量却不相同,a 点和 b 点实现了 Q_1 的产量,但这个产量是比较低的。因此,生产者在不增加成本的情况下,只需由 a 点和 b 点出发沿着等成本线分别向右下和左上移动调整要素投入组合就可以增加产量;

直到移动到 E 点实现了 Q_2 的产量。至于更高产量的 Q_3 则超过了等成本线的约束,与等成本线既无交点也无切点,表明 Q_3 的产量在既定成本下是无法实现的。因此,只有在等成本线 AB 与等产量线 Q_2 的切点 E 进行生产,才能实现成本既定条件下的产量最大化。在这一点,等成本线与等产量线的斜率正好相等,即:

$$MRTS_{lk} = -\frac{\Delta K}{\Delta L} = \frac{MP_L}{MP_K} = \frac{\omega}{\gamma} \qquad \text{式(3-3)}$$

它表示实现在既定成本条件下的最大产量,生产者投入两要素的边际产量之比等于两要素的价格比。

进一步变换,则可以得出:$\frac{MP_L}{\omega} = \frac{MP_K}{\gamma}$。它表示生产者在每一单位的成本上所获得的边际产量都相等时实现了既定成本条件下的最大产量。

2. 既定产量条件下的成本最小化　图 3-6 中,有一条等产量线 Q 和三条等成本线 AB、$A'B'$ 和 $A''B''$。唯一的等产量线代表既定产量,三条等成本线具有相同的斜率,表示要素价格既定,但代表不同的三个总成本约束。要想使产出水平为 Q,那么如何才能使成本最小呢?即在等产量线上的若干点中,哪个点的要素投入总成本最小?假定生产者准备在要素投入上支出 $A''B''$,但没有任何组合可以使产量达到 Q。产量 Q 可以在支出 AB 的情况下达到,因此不管是在 a 点还是 b 点上生产,所投入的要素成本都不是最小。如果沿着等产量线从 a 点和 b 点出发分别向右下和左上移动,调整要素投入组合就可以降低成本,直到调整到 E 点为止,即使用 K_1 单位的资本和 L_1 单位的劳动。实际上,等成本线 $A'B'$ 是能使产量 Q 得以实现的最低的一条等成本线。它们的切点 E 是成本最小时投入要素的唯一组合。在这一点,等成本线与等产量线的斜率正好相等,这一结论与既定成本条件下的产量最大化相同。

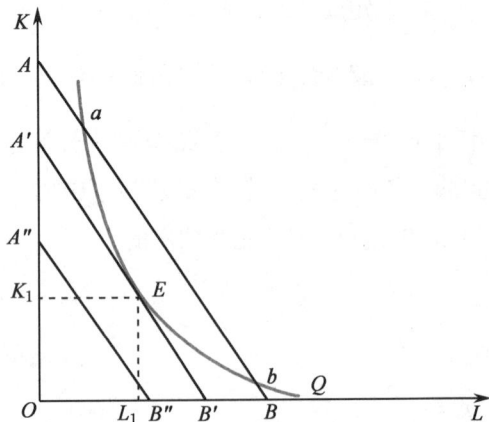

● 图 3-6　产量既定的成本最小化

基于上述关于既定成本条件下的产量最大化和关于既定产量条件下的成本最小化的两个分析,可以得出这样一个结论:在等产量线与等成本线相切于一点时所投入的资本与劳动实现了最优生产要素组合,达到了生产者均衡。在这一点上,边际技术替代率等于两要素价格之比,要素的边际产量与价格的比例相等,每一单位货币无论购买何种生产要素都能得到相等的边际产量。

上面研究的生产者如何确定最优要素组合,是在假设总成本不变或产量不变的条件下。那么在现实生产中,当产量或成本发生同时变化时,生产者会重新选择最优要素组合,达到新的生产者均衡点。这些点就是生产者的扩张路径,它表明了生产每一个不同水平产量的最低长期总成本。

在中药资源生产中还存在着一个十分重要的条件,那就是中药资源稀缺性。随着人民对健康需求的提高,中药资源约束越来越体现明显。下面讨论增加了中药资源约束条件下的生产。

假设中药资源产品的生产函数 Y 是为资本 K、劳动 L、中药资源投入 A 的函数,即 $Y=F(K,L,A)$。其中,Y 是产量,K 是资本,L 是劳动投入,A 是中药资源消耗的数量,也就是中药资源的约束。用横轴 $C=(K,L)$ 代表生产投入的成本。

中药资源约束的意思是指在生产达到一定数量后,由于中药资源存量的限制,即使再增加资本、劳动的投入,产品的产量也不会增加。在中药资源约束下,随着 K、L 的增加,A 的投入也等比例增长,但当 A 增长达到某一数值时,尽管再投入 K、L,A 也不再增加,从 A 达到极限状态开始,所有 K、L 追加投入单独作用于生产。在 A 达到极值后,Y 不可能与 K、L 成等比例增长;如果生产函数是固定或递减的规模收益,即使总的 Y 上升,但单位成本所产生的 Y 将不断下降。如果生产函数呈递增规模收益,则在某些情况下才能与 K、L 成比例增长。但 $(K,L)/A$ 无论在何种技术状况下都会上升,每单位资本的 Y 最终会下降。中药产业尤其是一些名贵中药保护品种这种特征十分明显。如图 3-7 所示。

在中药资源的生产中,中药资源存量有限且生产成本与日俱增,因此,稀缺性越来越严重。这时单位商品生产成本随着生产增长而增加:K、L 必须大于 A 的增长速率而增长,但现实中随着 Y 增长中药资源就产生了缺口,即 K、L 的增长对应于较小 A 的增长。K、L 和 A 之间以非线性向外扩展。如图 3-8 所示。在这种情况下,A 的相对价格必然逐渐上升。可以看出,随着 K、L 的增加,A 的增加幅度却在减少。对于中药资源生产来说更多的是属于这种情况。

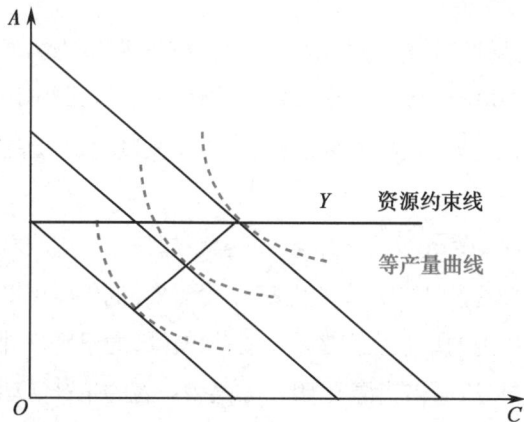

● 图 3-7 中药资源供给有限条件下的中药经济增长

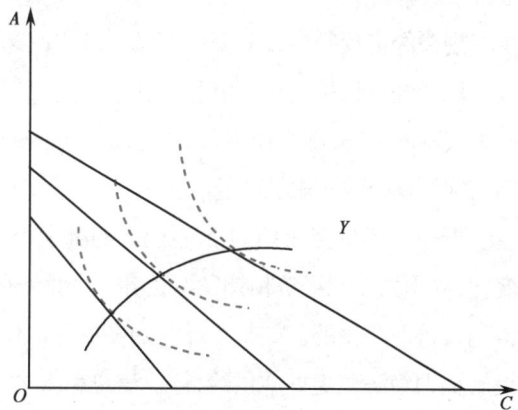

● 图 3-8 中药资源约束且生产成本上升情况下的经济增长

第二节 中药资源生产的规模经济与范围经济

一、中药资源生产的规模经济

(一)规模报酬

在长期生产函数中,当所有生产要素可变时,企业需考虑增加产出的最佳方式。一种是通过等比例增加所有投入要素进行生产,改变运营规模,分析规模报酬变化。

规模报酬指生产者的生产规模变化与所引起的产量变化的结果。规模报酬变化是指在其他条件不变的情况下,生产者内部各种生产要素按相同比例变化时所带来的产量变化。生产者的规模报酬变化可以分规模报酬递增、规模报酬不变和规模报酬递减三种情况。

1. 规模报酬递增　产量增加的比例大于各种生产要素增加的比例,称之为规模报酬递增。产生规模报酬递增的主要原因是由生产规模扩大所带来的生产效率的提高。它可以表现为,生产者能够利用更先进的技术和机器设备等生产要素,生产者内部的生产分工能够更合理和专业化。此外,工人专业化水平的提高和具有一定规模的生产经营管理,也都可以节省成本。

2. 规模报酬不变　产量增加的比例等于各种生产要素增加的比例,称之为规模报酬不变。规模收益不变的因素有分工过细导致工作单调影响工作积极性,设备的利用受到技术水平的限制等。

3. 规模报酬递减　产量增加的比例小于各种生产要素增加的比例,称之为规模报酬递减。产生规模报酬递减的主要原因是由于企业生产规模过大,使得生产的各个方面难以得到协调,从而降低了生产效率。它还可以表现为生产者内部合理分工的破坏,中间环节越多,官僚主义越严重,获取生产决策所需的各种信息的不易会大大降低管理效率等。

(二) 规模经济

规模经济反映的是产量的变动对成本的影响,是指随着产量的提高,平均成本不断下降的现象。规模经济也称内在经济和内在不经济。但当产量超过某一值时,随着产量的增加,长期平均成本会不断上升,即规模不经济阶段。一般来说,在企业的生产规模由小到大的扩张过程中,会先后出现规模经济和规模不经济。

规模经济与否,除了生产者内部的因素外,还存在着大量的外部因素也会引起长期平均成本变化,称之为外在经济和外在不经济。企业外在经济是由于生产者的生产活动所依赖的外界环境得到改善而产生的。如整个行业的发展可以使行业内的单个生产者从中受益;交通、通讯等基础设施更为经济和更好地供给;行业信息和人才更容易流通和获得。相反,如果生产者的生产活动所依赖的外界环境恶化了,则是企业的外在不经济。如整个行业的发展使得生产要素的价格上升,从而给行业内的单个生产者的生产带来困难;贸易条件恶化导致竞争加剧;交通等基础设施的压力增加导致运输紧张;环境污染导致中药资源难以保证等。

二、中药资源生产的范围经济

规模经济是指当生产者因某种产品生产规模扩大而减少了长期平均成本。但生产者不止生产一种产品,有时候企业的产品和其他产品紧密相关,有时候企业所生产的产品性质上没有关系。但企业通常仍拥有生产和成本的优势,就产生了范围经济。

(一) 范围经济的概念

范围经济指由生产者的范围而非规模带来的经济,当同时生产两种或更多产品的成本低于分别生产每种产品时,所存在的状况就被称为范围经济。因此,只要把两种或更多的产品合并在一起生产比单独生产的成本要低,就会存在范围经济。

(二) 范围经济产生的原因

范围经济存在着合并生产两种产品时的成本优势,这些优势可能是源于投入要素或生产设备的联合运用及共同管理等方面。或者在有些情况下,某种产品的生产会产生自动的和不可避免的副产品,而它对企业是有用的。

1. 投入要素具有多种使用价值 生产者的生产设备具有多种功能,可用来生产不同产品,从而提高生产设备的利用率;许多中间产品具有多种用途,可以用来生产不同的产品,因而可以增加中间产品量,取得因规模经济而引起的范围经济;企业一项研究开发技术的成果可以用于多种产品的生产,从而有利于扩展研发成果,降低单位产品所分摊的研发成本;企业无形资产的充分利用,企业的经营理念、技术、声誉、品牌优势和营销网络等无形资产在生产经营多种产品时同样可以使用,不会增加多少额外费用。

2. 管理者管理经验和管理能力的充分发挥 增加其他产品和业务时,可以充分利用既有的管理知识、管理经验和人员来进行管理,不必增加新的投入,利于经营管理人员和技术人员专业化分工,提高经营管理水平;使用现代办公自动化设备,增强信息处理能力,提高企业管理效率。

3. 大批量的优势 大批量采购和销售时可节省交易费用,并享受批量折扣,提高促销活动的经济效益,降低平均促销费用,可以设立销售网络,提高销售效率,更好地满足顾客需要。大批量运输时市场范围扩大,可降低单位运输成本。

4. 其他竞争优势 除了生产成本优势之外,两种产品联合生产还会产生产品差异化优势并能抵御风险等。

(三) 范围经济与规模经济的关系

在微观经济学中,规模经济与范围经济之间并没有直接的联系。规模经济是靠单一产品的规模化生产来实现的,而范围经济则是靠多种产品的同时生产来实现的。前者适用于市场容量足够大的类型,后者则适用于单一市场容量不足以消化规模经济所必需的产量的类型。生产两种产品的企业可以在其生产过程涉及规模不经济时获得范围经济。然而,该生产过程涉及高度熟练的劳动,并非以小规模生产是更加富有效率的。

现实情况下,规模经济和范围经济都是企业降低成本的手段,或者是企业可以自由运用的两种可以相互替代的企业模式安排,如果以范围经济替代规模经济能带来生产成本的节约,那么将原先由其他经济主体承担的产业链活动内部化,就是合理的、明智的;反之,就应以规模经济替代范围经济,将部分产业链活动外包出去,通过市场获得所需要的资源。任何行业中都存在产生规模经济与范围经济的可能性,因此,如何在节约成本的前提下,选择恰当的企业组织模式关系到企业能否实现规模经济和范围经济,是获得竞争优势的关键所在。

第三节　中药资源生产的技术创新与技术扩散

一、中药资源生产的技术创新

前面关于生产函数的介绍,无论是一种投入可变还是两种投入可变,无论是短期生产合理区间的选择还是长期生产者均衡,都处于这样一种假设,那就是生产技术不变。例如边际产量递减规律适用的条件是在技术水平不变的情况下随着这一可变要素连续地等量增加,其边际产量开始会出现递增的现象,但在达到一定数量后,会呈现递减现象。但在实际生产生活中,技术一直是变化的,一直都在创新与进步。

(一) 技术创新理论的产生与发展

国际上对创新的研究起源于美籍奥地利经济学家熊彼特提出的创新理论,他从论述技术变革对经济非均衡增长以及社会发展非稳定性的影响出发,于 1912 年在其著作《经济发展理论》中首次提出"创新概念",后又在《经济周期》专著中系统地阐述了他的创新理论。熊彼特认为"创新"是指企业家对生产要素的新组合。即把一种从来没有过的生产要素和生产条件的新组合引入生产体系之中,"建立一种新的生产函数",其目的是获取潜在的利润。

目前,西方技术创新理论的研究和发展已形成了新古典学派、新熊彼特学派、制度创新学派和国家创新系统学派等四大理论学派,形成了技术创新经济学。

1. 新古典学派　该学派以索洛等人为代表,认为技术创新是经济增长的内生变量,是经济增长的基本因素;技术与其他商品一样,存在公共商品、创新收益的非独占性和外部性等市场失灵现象,适当的政府干预将极大地促进技术创新的进行,并建立了著名的技术进步索洛模型,专门用于衡量技术进步对经济增长的贡献率。该学派关于技术创新的研究主要围绕两个方面进行,其一是分解技术创新对于现代经济增长的贡献率;其二是将技术创新纳入经济增长模型。它们的共同特点是都把技术创新视为同资本、劳动力和自然资源一样的经济增长要素。

2. 新熊彼特学派　新熊彼特学派坚持熊彼特创新理论的传统,强调技术创新和技术进步在经济发展中的核心作用,认为企业家是推动创新的主体,侧重研究企业的组织行为、市场结构等因素对技术创新的影响,提出了技术创新扩散、企业家创新和创新周期等模型。集中讨论企业规模、市场结构和创新的关系、创新与扩散,以及科技进步与经济结合的方式、途径、机制、影响因素等,有些学者把这些研究称之为"新熊彼特主义"。

3. 制度创新学派　该学派以兰斯·戴维斯和道格拉斯·诺斯等人为代表,利用新古典经济学理论中的一般静态均衡和比较静态均衡方法,对技术创新的外部环境进行制度分析,认为制度创新决定技术创新,好的制度选择会促进技术创新,不好的制度设计将扼制技术创新或阻碍创新效率的提高。但他们也不否定技术创新对改变制度安排的收益和成本的普遍影响,认为技术创新不仅可以增加制度安排改变的收益,并且可以降低某些制度安排的交易成本,从而使建立更为复杂的经济组织和股份公司变得有利可图。

4. 国家创新系统学派　该学派以英国学者克里斯托夫·弗里曼、美国学者理查德·纳尔逊等人为代表,认为技术创新不仅仅是企业家的功劳,也不是企业的孤立行为,而是由国家创新系统推动的。在这个系统中,企业和其他组织等创新主体,通过国家制度的安排及其相互作用,推动知识的创新、引进、扩散和应用,使整个国家的技术创新取得更好绩效,并相继发展了区域创新、产业集群创新等概念和分支理论。随着全球化的发展,经济意义上的"国家状态"日益让位于"区域状态",区域成为了真正意义上的经济利益体。这时,区域创新与产业集群相结合,形成了产业集群创新系统。

(二) 中药资源产业的技术创新

中药资源产业是我国的传统产业,目前面临着一系列的问题。长期以来,脱胎于传统产业的中药行业滞后于现代工业文明的发展,存在"一小、二多、三低"的行业特征,即生产规模小,企业数量多、产品重复多,科技含量低、生产能力低、管理水平低。企业处于粗放型发展状态,整体行业未体现出规模经济,使得我国中药产业的经济效益的增长与技术进步受到一定的阻碍。

目前我国有中药企业约 1 000 家,从事中药研究的科研院所超过 150 家,从业人员近 10 万人。我国中药行业技术创新水平不高,无法满足日益增长的市场的有效需求,中药行业大多数企业没有自主研发产品,在新产品、新技术开发上存在一些问题。比如中药企业自主创新能力弱,无法形成以企业为主的科技创新体系。

因此,我们应该从以下几方面继续加大中药资源生产的自身技术创新:第一,要完善对疾病认知和治疗手段的技术创新,在中医药学历史上,历代医家都不断地将当时的自然科学和社会科学的先进科技成果融入其中,以此来丰富自己对疾病的认知,并在这一过程中,形成了中医药的新思想、新学说和新技术、新方药等。第二,相关知识整理和积累的技术创新,中药资源来源于经验和实践,具有独特的理论体系,因此,随着现代科学技术的快速发展,典籍经验的整理工作和文献数据的分析工作有了前所未有的突破。第三,具有相对普适性的中成药技术创新,在长期的、反复的临床实践和经验的基础上,通过智力投入产生某种普适性的技术创新行为,并且能进行产业化生产技术创新产品。第四,中药加工炮制的技术创新,中药的加工和炮制技术以及煎煮的时间和方式,都关系到中药疗效能否得到充分的发挥。

二、中药资源生产的技术扩散

技术扩散是促进产业升级、经济增长和优化资源配置的重要手段,通常认为技术扩散是技术创新过程中的一个后续子过程,但同时又是一个完整独立的技术与经济结合的运动过程。舒尔茨认为如果没有扩散,创新便不可能有经济影响。熊彼特将技术创新的大面积或大规模的模仿视为技术扩散。斯通曼定义技术扩散为"一项新技术的广泛应用和推广"。科莫达则指出,技术扩散是对理解和开发所引进技术的能力的一种转移。傅家骥则将技术扩散定义为技术创新通过一定渠道在潜在使用者之间传播、采用的过程。曾刚提出了技术扩散是指一项技术在其他经济领域和更大地域空间范围的应用推广。

传统的技术扩散理论将扩散过程大致划分为传播过程、替代过程、学习过程、博弈过程和演化过程等,认为扩散起始于最初的技术创新供方,随着时间的推移,新技术逐渐被采用,新的采用者或变为潜在的新技术的供给者或对潜在采用者产生口头的交流作用,潜在采用者不断减少,直至为零,至此扩散过程宣告结束。

(一) 技术扩散理论的产生与发展

技术扩散的研究最早始于社会学领域,1904 年法国社会学家泰勒从传播论角度研究了模仿对社会发展的影响,并指出其过程遵循 S 形曲线轨迹。1943 年美国学者梁和格劳斯从田园社会学的视角,通过对农业技术创新的研究证实了技术传递过程符合 S 形技术传播曲线。1961 年曼斯菲尔德研究了工业企业技术的传播,并对 S 形技术传播曲线进行了修正完善。自1960 年代起,技术扩散活动日趋活跃,技术对区域经济活动增长贡献率大幅提高,技术扩散得到了前所未有的重视,国外学者对技术扩散进行了大量的理论与实证研究,取得了一系列有价值的成果。

在技术扩散过程中,会有一系列的影响因素影响着扩散的方向、范围和程度。影响因素包括:新技术的特性及创新企业的行为;采用者或消费者的行为;传播渠道。扩散过程有四个特征:一项创新、通过特定的渠道、经过一段时间、发生在社会系统成员之间。因为技术扩散是从时间和空间两个维度下进行,往往构成一个复杂矩阵,这也增大了对扩散过程的描述难度。

目前,描述扩散过程的模型大致有三种:宏观扩散模型、微观扩散模型、基于复杂网络的扩散模型。宏观扩散模型占据了扩散模型研究中的主要地位,而微观扩散模型和基于复杂网络的扩散模型则刚处于起步阶段,是未来研究的趋势。扩散模型可为企业预测技术未来的扩散情况,可为企业制定技术创新营销策略提供决策支持。

宏观扩散模型的优点是能够使用实际的产品扩散数据对模型进行参数检验和模型验证,更具有操作性,其缺点是忽略了个体的异质性,仅能描述采纳人数在市场变化情况,而却难以探究扩散的特征和本质。微观扩散模型能够从微观角度揭示技术扩散的内部规律,能够设定不同的市场营销环境下的扩散过程,对企业的决策具有很大的支持作用,其缺点是个体根据设定的计算机规则进行状态的转变,仿真过程过于机械化,而且仿真的参数设定随机性很大,难以获得合理的数据进行支持。基于复杂网络的扩散模型优点是运用复杂网络理论使得扩散模型更与现实相符,更注重个体之间的互动和决策,其缺点是更关注于网络结构特性,忽视了扩散本身的特性和本质,而且所需的数据较多,在现实中可能难以实现。

(二) 中药资源产业的技术扩散

中药资源产业的具体构成包括中药及其原材料、中药工业、中药商业以及中药知识经济产业。

中药资源的技术扩散主要集中在中药资源知识产权方面,中药资源产业要不断加强自我的创新能力,并不断吸纳现代科学技术,运用现代化的管理方法和管理手段,全面建立现代企业制度,打破束缚,积极建立现代市场经济体制。此外,根据技术扩散的原理,大企业比小企业能够更早更容易地接受创新技术的扩散。与此相反,小企业则限于规模,对新技术的接受能力和接受意愿都相对较低。潜在的新技术使用者未能利用新技术的原因是多方面的,除了对新技术的认识不完全以外,还存在着对新技术能否超越现有技术的担心,这种担心直接指向新技术能够为企业带来更大的利润。

中药资源产业国际技术扩散是发展中国家和地区技术进步的一个重要来源。国际贸易、外国直接投资、专利申请和引用是国际技术扩散的三大主要路径和方式。此外,还存在多种其他扩散途径,如合资企业、互联网、科学技术杂志、技术人员跨国界的流动等。

第四节　中药资源生产的集群化

一、中药资源生产的组织形式

(一) 企业组织形式的发展

企业组织形式简称为企业形式,是根据企业所有权安排、责任归属等的不同而形成的各种企业结构。虽然各个国家在企业组织形式上各行其道,但按投资方式和责任形式成为了当今世界各国较为通行的企业组织形式蓝本。投资方式,即对某一企业的投资是一人还是多人,一人即为独资,多人即为合资;责任形式,即投资人对其投资所产生的债务是承担有限责任还是无限责任。由于投资方式和责任形式两者密不可分,企业组织形式可以归纳为三种:独资企业、合伙企业和公司企业。

在我国,个人独资企业是指依法在中国境内设立,由一个自然人投资,财产为投资人个人所有,投资人以其个人财产对企业债务承担无限责任的经营实体;合伙制企业,是指自然人、法人和其他组织依照《中华人民共和国合伙企业法》在中国境内设立的普通合伙企业和有限合伙企业;公司制企业,是指依照法律规定,由股东出资设立的以营利为目的的社团法人。这三种企业形态依次递进,表现为相互区别又相互联系的过程。

企业组织形式是企业的法定生存形式,它不是投资者别无他选的唯一选项,而是国家通过具体立法精心设定的系列方案,企业组织形式会不断演化。对投资者而言,市场上既没有最好的企业组织形式,也没有最差的企业组织形式,只有最适合的企业组织形式。如果企业资本实力较强,经营规模较大,注重风险承担,投资者将选择公司制;如果企业经营规模较小,资本实力不够,又考虑税收负担和节约管理成本,投资者将首选独资制;如果独资或合伙企业发展到一定规模,出于筹资需要及控制风险的原因,投资者会考虑变更公司制;若合伙企业经营状况不理想,有人退伙或成本控制需要,合伙企业会散伙和建立独资企业。因此,投资者在实践中选择企业组织形式时,不能一意孤行,生搬硬套,而应从实际出发,权衡利弊,这样才能作出合适定夺。一个理性的投资者在选择企业组织形式时,要充分考量投资者责任、投资者权利、投资者资本撤离、企业设立条件与程序、企业管理体制、企业税收负担等六种因素的影响,作出理性权衡和相宜抉择。

在资本主义经济发展的早期,生产力水平尚不发达,劳动者在生产过程中的结合方式主要是简单协作和工场手工业。这一时期的企业组织形式以家族经营或合伙经营为主,其特点是企业所有权和经营权合而为一,业主式的管理使企业的兴衰存亡与所有者个人的寿命、经营能力等密切相关,特别是创业者本人的经验、能力和寿命的长短。后来的继承者有经营管理能力,企业尚能存活发展,否则该企业就到了尽头,企业规模和资本额较小。到产业革命的兴起和机器等新兴工具在生产中的应用,公司制企业应运而生。股份制公司作为新的企业组织形式,其大量出现并成为在资本主义经济中占主导地位的企业形态,一些在股份公司冲击下的家族式或合伙企业不得不改制为股份公司,股份公司迅即成为主要的企业组织形式。

股份公司由于适应资本主义生产方式的特征,其自身也获得了迅猛发展。其发展有两个阶段:一是传统股份制阶段;二是现代股份制阶段。

与传统股份制企业相比,现代股份公司具有以下特征:

1. 规模超大化　很多原先规模很小的股份公司经过大幅度扩张成为巨型化企业,一些企业的经济实力甚至超过了一些发展中国家,俨然成为经济帝国。

2. 股票小额化　股权更加分散。

3. 经营国际化　各大股份公司纷纷演变为跨国公司,突破国界,以全球为市场,实施全球化战略,在本土外建立子公司或分支机构,从事国际化生产、经营,成为国际化的生产经营企业。

4. 管理专业化　随着企业规模和经营领域的扩大,管理成为企业经营的关键要素之一,管理也日益专业化。

5. 经营目标平稳化　企业经营的首要目标不再是利润最大化,而是保持稳定和增长。

(二) 中药资源生产企业的组织形式

目前,我国中药资源生产企业的组织形式以独资企业、合伙企业和公司企业为主,尤其是现代股份制公司占主流地位,在上游也存在一些个人独资或合伙制企业。

对于中药资源生产来说,居于上游的中药产地加工或者称初加工是比较独特的存在,既是一种工业生产又带有类似初级农产品生产的特点,它的组织形式还可以根据原料的来源进行划分。实质上,原料是一种生产要素,这种要素流动的形式体现的是一种企业组织形式和制度安排,此外,产业组织形式划分也是与产品特征和目前的产业现状具有一定的联系。因此,可以将原料来源形式作为划分中药资源初加工产业组织形式的依据。

中药材初加工企业原料来源形式多样,一方面,是由我国中药材产地加工的规模偏小、专业化程度较低的现状决定的,同时种植环节也同样存在规模偏小和专业化程度低的情况;另一方面,药材的种植还有道地性的特点,即一些药材只能在特定区域种植。最后必然导致企业的中药材来源形式多样。

按照原料的市场交易、合同交易和内部纵向一体化来将中药材初加工企业组织形式细分为松散型产业组织、半紧密型产业组织和紧密型产业组织三种形式。

1. 松散型企业　与上游供应商之间合作的紧密程度低。企业基本不介入生产过程,难以对药材的种植过程予以监控,其质量的可靠性可能较低;以市场交易为主,交易的灵活性较高,谈判和监督成本小,但交易稳定性差,中药材来源的数量和价格的不确定性较大。由于我国中药材种植以小农分散化的生产方式为主,企业和千家万户的药农打交道,交易成本很高。目前企业选择松散型产业组织模式具有一定的普遍性和现实性。

2. 半紧密型企业　与上游供应商之间合作的紧密程度较高,主要依靠合同交易。企业逐步介入生产过程,药材来源数量、质量和价格的不确定性明显减少,可控性增强;与上游供应商的交易稳定性增强,但交易成本明显上升。企业选择这种模式受到企业内外部因素的制约,如该类模式中企业与种植大户的合作取决于企业加工品种的多少和种植大户种植的品种多少及规模;与合作组织的合作取决于该类组织的发展程度;如果与种植大户和合作组织的合作受到制约,企业将会选择与中药材流通组织和个人合作。

3. 紧密型企业　与上游供应商之间合作的紧密程度很高,将药材种植纳入到企业内部活动,形成纵向的一体化。企业高度介入生产过程,药材来源数量和质量稳定性好,可控性最强,但企业对药材生产将投入较多的成本。采用这种模式对企业自身能力要求最高,因此目前该模式尚不是主流模式,我国中药资源初加工企业的药材原料来源于紧密型自建基地仅占很少部分,特别是来源于认证基地的更少,通常加工的品种一般都在几十种,每个品种去建立基地在目前来看是不现实的。这一点与中成药制造企业的原料品种相对较少是不同的。

总体来说,这种分类较好地揭示了中药资源初加工企业与上游供应商之间合作的紧密程度,三种形式也各有其优缺点。初加工企业总体表现出倾向于寻找稳定、长期、可靠来源的趋势。中药资源产业的健康发展离不开高度稳定的资源供给,而资源的稳定供给则需要初加工企业与上游供应商之间通过良好合作来实现。而目前的制约因素主要是中药材种植的分散化、加工的非专业化,因此各初加工企业应继续探索适合本企业发展的中药材产业组织形式。

二、中药资源生产的集群化发展

(一) 产业集群的概念与特征

集群这个概念原是生态学上指在一定的区域或环境里各种生物种群,相互有规律地结合在一起的一种结构单元。经济学借用生态学中集群的概念,用集群代表一种新型的空间经济组织形式。

哈佛商学院波特教授在《国家竞争优势》中最早提出"产业集群"这个概念,产业集群是指在某一特定领域内互相联系、在地理位置上集中的公司和机构的集合。他强调特定产业领域地理邻近的关联公司的共性与互补性,并从企业竞争与合作、提高区域竞争力与国家竞争力的角度对产业集群进行了阐述。

对于产业集群的界定和理解,虽然各位学者的角度和侧重点不同,但都包含着一个共同的核心意思,即产业集群是一种在地理上的生产组织的集中,具有很强的地域性。这里的地域性是指其生产布局在空间上的有限性,而不是指其活动范围的局限。很显然,产业集群的产品可能销往任何一个集群外的地方,而且其生产要素也有可能来自于任何一个集群外区域,但其生产系统由各个独立企业的生产运作所构成,必然在这个空间内集聚。另外,尽管各定义相互之间有着差异,但都涵盖产业专业化分工和协作内容。产业集群的形成同时也产生了外部经济,这些经济效应又进一步促进了这种空间集聚。

从经济学角度来看,产业集群主要具有以下一些特征。

1. 集中性　产业集群内的企业在地理位置上相近,同时产业领域相对集中,企业数量相对较多,具有很强的竞争优势。

2. 专业化　产业集群内的生产与服务总是集中于某个产品和过程,形成了专业化的特点,整个集群内的生产与服务基本都围绕着某一专业化生产过程。

3. 网络化　产业集群内的企业通过生产联系建立了紧密的关系网络,它们之间频繁进行着贸易往来、交流与互动,共同促进产业集群壮大。产业集群既是生产协作网络、生产技术与社会网络,同时又是分工合作与创新网络、中介结构与顾客相互联系的网络。

4. 创新性　产业集群是产业与技术创新环境的结合,内部的企业能够不断学习与进步,不断借鉴其他企业的新技术、新材料和新工艺,形成技术扩散。

(二) 中药资源生产的集群化的优势与问题

根据产业集群的概念,现代中药产业集群是指在某一特定区域内基于中药产业的特性,引入现代化的科学技术和标准规范,围绕中药产业以中药产品包括中药饮片、中成药等生产为龙头,带动中药材种植、加工,药品辅料生产、流通及相关产品发展及实现资源集聚的基础上,严格遵照中药资源种植、原材料生产、药品生产以及流通这一产业链上各环节中药产品的生产与技术操作规程,大量联系密切的中药企业、服务性机构、协会、科研院所等相关支撑机构在空间上高度集中竞合,形成的具有一定规模和持续竞争优势的中药资源产业协同体。

因此,现代中药产业集群实际上就是一批既独立又关联的中药企业及支撑机构的联盟体,它们之间既有竞争又有合作。有些集群还会向下延伸到销售渠道和客户,或者包括一些高校院所等科研服务机构。

产业集群是培育与提升现代中药产业竞争优势的重要途径,是实现我国现代中药产业持续发展的有效选择。现代中药产业是产业关联度非常高的产业,它的产业链长,对相关行业的依赖性和带动作用非常强,通过实施产业集群战略,可以有效促进现代中药产业的快速稳定发展。

现代中药产业集群化发展,有利于促进现代中药产业的结构优化。现代中药产业的兴起在很大程度上得益于国家与政府的推动,但是产业发展的根本动因应该从产业内部寻找,所以现代中药产业集群的一个重要目的就是要利用产业结构演化的内在规律,促进中药产业的结构优化。传统中药产业专业分工不明显,而高度分化与高度集成则是现代高科技产业的突出特点。因此,高科技产业的结构要比传统产业复杂得多,关联性也大得多。产业分化与产业集成的结果就是产业链的重组,一些新的产业开始出现,如中药饮片、中药颗粒、中药提取物等,一些老的产业环节开始整合,如药材基地的大量出现,这些现象表征着现代中药产业集群化发展的意义所在。

现代中药产业集群化发展,有利于形成聚集效应,提升中药企业竞争力和中药产业整体竞争能力水平。中药产业集群化发展不仅可以促进企业、大学、研究机构建立相互交流和学习机制,而且可以将外部的信息和知识内部化,活化企业的内部资源,提高知识构建和组织竞争能力,吸引更多的技术、人才、资金、项目的注入。传统中药产业是粗放式的、低附加值的产业,但现代中药产业要形成集约化经营,成为高附加值的产业。现代中药产业集群本质上是谋求实现一体化的产业链管理。市场经济和市场竞争越来越要求加强产业链上的协调与合作,并且要沿整个产业链削减成本。市场要求要不断有新的产品问世,将这些产品投向市场的时间要求更有效率的机制,以便抢占市场竞争中的有利位置。现代消费人群越来越要求安全、有效、质量可靠的现代中药,所以有必要从整个产业链入手,保证现代中药产品达到消费者的要求。只有使整个产业有更高的盈利能力,才能维持现代中药产业的竞争力。

现代中药产业集群化发展有利于集群内部企业共享基础设施,形成"区位品牌"。产业集群具有地理集聚的特征,因此企业可以共用一些基础设施,减少经营成本,增加效益和提高生存与竞争能力,从而产生了吸引技术、人才、资金的内在比较优势。"区位品牌"即产业区位是品牌的象征,通过集群内企业的整体力量,加大广告宣传的投入力度,利用群体效应,容易形成"区位品牌",从而使每个企业都受益。

现代中药产业集群化发展,有利于提高企业创新效率和中药产业整体的运行效率。创新是一种社会的集体努力,也是一种合作进程,其中企业主要依赖于广大社会群体(包括员工、供应商、顾客、技术协会、培训团体等)的知识交流与碰撞。中药产业具有研究开发周期长、技术环节多、风险大的特点。新药开发所需的各个技术平台在创新过程中存在逻辑关系,组成了产业的创新链。创新链中相关机构的集中和协作具有增值效应、加速效应、集聚效应和辐射效应。产业整体的运行效率涉及企业内部的运行效率和企业之间的运行效率。中药资源产业作为既古老又现代的产业,借助产业集群这种产业组织模式,一方面,可以加强技术创新和共享的力度,促进中药生产技术的现代化。它可以使集群内中药及其相关企业迅速获得新的互补技术,从外部资产和知识利用的结合中获得收益,加快学习过程,降低交易成本,克服市场进入壁垒,取得协同效果,分散创新所带来的风险。中药企业只有在本地合作和结网,加强技术创新,才能有效地加入全球价值链,参与国际市场竞争。另一方面,也有助于提高产业链各环节企业的协同程度,提高整个产业链运行的效率。在现代中药产业集群内包含了所有节点企业,节点企业在需求信息驱动下,通过产业链的职能分工与合作,以物流、资金流、信息流为媒介,整合产业链上各企业的资源。现代中药产业集群中高度专业化的分工,形成大规模的生产和销售,大大降低了生产和交易的成本,形成整个产业链各环节的合力,实现整个产业链的不断增值,造就了产业强劲的竞争力,由于产业集群的优势和效应,加快现代中药产业的发展。

1. 中药产业集群的类型　根据产业组织结构的特点,现代中药产业集群的组织形式可以分为"中卫型"、依托集群的"小巨人"、"网络式"和"空间聚集型"。

(1)"中卫型":是指大量小企业群围绕一个或少数几个大中型"核心大企业"最终产品的生产、销售或原材料供应等所形成的各具特色合作模式的企业群体。在这种特殊的产业组织形式中,集群中少数大企业处于企业群的"中心地位",而处于周边从属地位的大量卫星式产业集群,为中心大企业进行特定的专业化加工、半成品生产或委托销售等。这种模式是大、中、小型中药企业协调发展的通行的模式之一。按照核心企业在产业集群中的地位或与中小企业合作的内容或方式的不同,将这种中卫型现代中药产业集群分为以产品为中心、以销售为中心、以原材料供应为中心的三种合作模式。

(2)依托集群的"小巨人":是指中小企业依托产业集群这个成长平台,在不断成长过程中由集群内普通中小企业成长为"产业集群"中核心企业之一的"小巨人"企业的发展模式。集群的发展通常是围绕一个或少数几个大中型"核心小巨人"企业产品的生产、销售或原材料供应等所形成的各具特色合作模式的企业群体。按照"小巨人"企业在集群中的地位或与集群内企业合作的内容与方式的不同,"小巨人"的发展模式主要有以下四种:生产型"小巨人"、销售型"小巨人"、中药材供应型"小巨人"、依托集群的"中介型小巨人"。

(3)"网络式":网络式集群是指众多相对独立的中小企业交叉联系,聚集在一起形成的产业集群。在网络式产业集群中,企业间的联系方式呈现出一种有序的网络方式。而且联系的关键因素主要的已不是原材料、零部件等物质联系,代之的是技术、信息等非物质联系。网络式集群的主要特点是集群中企业的规模小,生产工艺较为简单,流程较少,企业能够独立地完成,相互之间较少有专业化分工和合作,生产经营对地理因素的依赖性较强,生产的产品具有明显的地方特色,大多是沿袭传统生产方式形成的,供应商和顾客群比较一致,竞争较为激烈。

(4)"空间聚集型":是经济区位理论中的一个重要概念,它是指一些生产上互补、经营上相关的企业,在特定的空间区位内组合成的产业集群。对于工商企业来讲,聚集作为一种资源配置或布局的空间形式,不仅能为企业带来基础设施同享的外部规模经济,而且有利于专业化协作的开展、信息交流与传播、降低交易费用等。这种聚集于有限空间内的众多同行业小企业的"规模经营",可以通过社会化分工和专业化协作,把原本分散的同行业小企业联结起来,形成区域性行业规模经济优势,从而以区域行业规模经济优势弥补了单个小企业规模偏小的不足,取得了许多只有大企业才可能获得的效益。

总之,现代中药产业集群组织形式不是千篇一律的,它没有一种最佳模式,就是同一模式也没有固定的发展思路。一般情况下,不同地区应根据各自的优势,结合自己的具体情况选择不同的组织形式,而不能追求统一的模式。近年来,我国在原有高新技术产业开发区建设的基础上,出现了建设生物医药产业基地的热潮,现在已经有多个地区城市提出建设生物医药科技园、生物谷、药谷,同时各地也纷纷出现中药企业的自发集聚。一类是外商直接投资带动的外向型加工业集群,以天津、西安为代表。另一类是利用本地丰富的药材资源优势建立起来的中药产业集群主要分布为:中西部以中成药为主、东北地区以中西医药结合为主、沿海东部地区以海洋药品为主。第三类是依托密集的国家科技资源形成的高科技医药产业工业园,主要分布在科技基础雄厚、有众多科研机构和大学的大城市,如上海张江"药谷"、北京中关村生物医药园。

2. 中药产业集群存在的主要问题

(1)政府和中介机构的作用没有充分发挥:全球企业聚集成长是当今世界经济地图的显著现象。近年来,建立中药产业集群已经成为各地政府发展中医药产业的一个主要途径,在中医药产业集群的建设中,政府不但制定各项优惠政策而且还投入大量资金支持集群内的基础设施建设。然而,在发展中药产业集群的过程中过分偏重硬件环境建设,管理体制上以政府为主,存在各自为政的作风,这都使得政府和中介机构的作用没有得到充分发挥。同时也不利于中药产业集群的技术链、知识链和创新链的形成。

(2)中药产业集群内产业结构不合理:我国的医药产业多、小、散、乱的问题严重,缺乏大型龙头企业。中药企业规模小,中药行业的集中度低。国际上许多公司开始出现并购浪潮,并购后规模不断扩大,国际市场的集中度也不断提高。而我国的中药企业尽管开始集群化发展,但产业集中度低,结构不合理,导致我国中药资源企业竞争力不强。

(3)中药产业集群内产业链同化:缺乏合理规划和分工导致我国中药产业集群内的中药企业协调配套较差,竞争有余,协作不足,产业链条同化。我国的中药企业发展还比较落后,大、中、小企业之间基本没有建立起上下游的产业链条关系,企业的专业化分工与协作网络没有形成。企业的中药项目重复仿制多,这必然造成中药企业由于产品同化而导致产品缺乏市场竞争力。

(4)缺乏促进创新和可持续发展相关的配套政策和制度环境:具体包括融资环境、风险转移保障机制、中介服务组织、企业创新文化及其他公共物品等。在某些集聚区中企业界、科技界结合得不够紧密,合作攻关项目较少,仅仅依靠企业自行研制,消化吸收能力不强,缺乏发展后劲。

[本章小结]

本章以西方经济学为基础,主要介绍了中药资源的生产函数以及中药资源生产过程中的相关概念,包括边际收益递减规律、生产三阶段、中药资源生产的规模经济与范围经济、技术创新与技术扩散、组织形式和集群化发展过程等内容。重点和难点是一种可变生产要素的生产函数与短期生产三阶段和两种可变生产要素的生产函数与生产者均衡。

[复习思考题]

1. 中药资源生产的四要素都有哪些?

2. 简述边际收益递减规律。

3. 已知某企业的单一可变投入(X)与产出(Q)的关系如下:

$$Q=1\,000X+1\,000X^2-2X^3$$

当 X 分别为 200、300、400 单位时,其边际产量和平均产量各为多少? 它们分别属于那一个生产阶段? 该函数的三个生产阶段分界点的产出量分别为多少?

4. 已知某企业生产函数 $Q=2KL-0.5L^2-0.5K^2$,现令 $K=10$,

求:(1)劳动的总产量函数、平均产量函数、边际产量函数的表达式。

(2)当劳动的总产量、平均产量、边际产量达到最大值时,企业所雇佣的劳动数量。

5. 中药资源生产如何实现技术创新?

6. 现代中药产业集群化发展的好处有哪些?

第三章同步练习

第四章　中药资源核算与评估

第四章课件

[学习目的]

通过本章的学习,掌握中药资源核算的分类和方法及中药资源评估方法;熟悉中药资源评估的意义和评估内容构成;了解中药资源核算的主要内容和中药资源评估的理论基础。

[学习要点]

中药资源核算的分类和方法;中药资源评估方法及意义和评估内容构成。

第一节　中药资源核算体系

中药资源核算是指将中药资源、经济核算与环境核算结合在一起,对国民经济运行过程及结果从数量上进行系统的描述和测定,客观反映中药资源和环境经济之间的相互关系,从而有助于解决在经济产业化过程中中药资源的综合利用和废弃物的资源化,平衡生态环境与中药产业发展间的矛盾,将社会、环境与经济发展三者有机结合起来,为实现一国或世界经济的可持续发展服务。

一、国民经济核算体系

国民经济是一国(或地区)范围内和一定历史时期中整个社会经济活动的总和。国民经济核算是以整个国民经济为总体的全面核算,它以经济理论为指导,综合应用统计核算、会计核算、业务核算,从实物资产、金融资产、物质产品和劳务等各个角度,以各种流量和存量的形式,对能反映整个国民经济状况的各种重要指标及其组成部分作系统的测定,并把各种指标组成一个系统来综合描述一国(或地区)国民经济的联系和结构的全貌。具体包括一定范围和一定时间的人力、物力、财力资源与利用所进行的计量;对生产、分配、交换、消费所进行的计量;对经济运行中形成的总量、速度、比例、效益所进行的计量。一个国家或一个地区、部门、企业在一定时期拥有多少人力、物力、财力;怎样利用它们进行经济、科技、社会活动;取得多少成果,形成多少收入;国家、集体、个人三者之间如何进行分配;积累与消费比例如何;投入与产出、供给与需求、部门与部门、环节与环节之间的比例是否协调;纵向、横向比较,发展变化如何等,都需要采用科学的方法进行测量和计算。

国民经济核算有两种含义:一是广义的,包括统计核算、会计核算、业务核算。它们相辅相成,分工协作,有机地组成国民经济核算体系;二是狭义的,仅指国民经济综合平衡统计核算。国民经济核算可区分为五个层次,即企业(单位)的经济核算、部门(行业)的经济核算、地区的经济核算、全国的经济核算、国际的经济核算。

中国国民经济核算体系确定了一套全面系统的基本概念、基本分类、核算原则、核算框架、基本指标和基本核算方法,是我国开展国民经济核算工作的标准和规范。根据这个标准核算的一整套国民经济核算数据,相互联系,协调一致,是经济分析的重要依据,是推进国家治理体系和治理能力现代化的重要基础。中国国民经济核算体系的基本框架如图 4-1,引自《中国国民经济核算体系(2016)》。

二、资源环境经济核算体系

(一) 相关概念

资源环境经济核算是将资源环境等因素纳入国民经济核算中,通过描述资源环境状况及其随着时间推移而发生的变化,经济系统与资源环境系统之间的相互作用,为全面认识资源环境与经济之间的关系,制定可持续发展政策提供重要基础信息。在《中国国民经济核算体系(2016)》资源环境核算中,包括资源核算和环境核算,旨在以原有国民经济核算体系为基础,将资源环境因素纳入其中,通过核算描述资源环境与经济之间的关系,提供系统的核算数据,为可持续发展的分析、决策和评价提供依据。

资源环境经济核算体系是关于绿色国民经济核算的一整套理论方法。联合国在 SNA-1993 中心框架基础上建立了综合环境经济核算体系(Integrated Environmental and Economic Accounting,SEEA)作为国民经济核算体系(The system of National Accounts,SNA)的附属账户,SEEA-2003 对综合环境经济核算体系进行了全面阐述,详细说明了将资源耗减、环境保护和环境退化等问题纳入国民经济核算体系的概念、方法、分类和基本准则,构建了综合环境经济核算的基本框架;其宗旨在于以环境调整的国民财富、国内生产总值、国内净产出和资本积累等宏观经济指标支持社会、经济和环境综合决策,是衡量可持续发展、为实施可持续发展战略提供信息支持的基本手段。之后,联合国统计委员会不断建立并完善 SEEA 的各项子账户和标准,通过并颁布了《2012 年环境经济核算体系:中心框架》(简称中心框架)。该中心框架是首个环境经济核算体系的国际统计标准,力求提供一个统一的核算原则和方法体系来供各国建立相似结构的账户、生产可比性数据,在全球影响广泛。

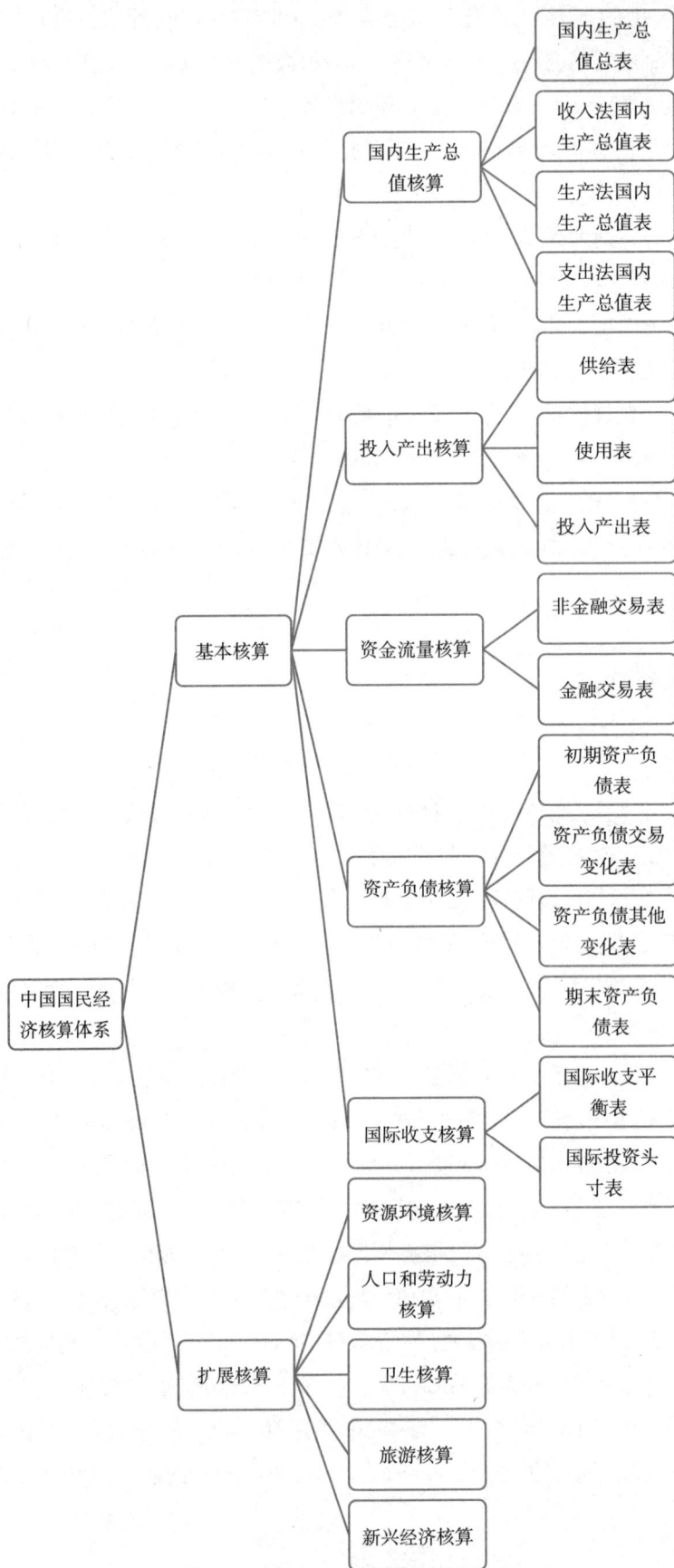

● 图 4-1　中国国民经济核算体系基本框架

（二）资源环境核算内容

自然资源核算包括以下两部分：

1. 自然资源资产核算　自然资源资产核算反映了自然资源资产（土地、矿产、林木、水资源等）期初、期末的存量水平，以及核算期间的变化量。核算表的主栏为自然资源资产期初、期末存量及本期增加量和减少量，宾栏为自然资源资产分类。按照计量方式不同，自然资源资产核算表可分为实物量核算表和价值量核算表。价值量核算表是在实物量核算表的基础上，采用市场价格估值。在没有市场价格的情形下，采用重置成本法或未来收益净现值法等方法估值。

2. 自然资源产品供给和使用核算　自然资源产品供给和使用核算反映国民经济各行业与环境之间以及国民经济各行业之间对资源产品的供给和使用情况。供给表反映了资源产品国内供给和进口情况；使用表反映各行业及住户对资源产品的使用，以及资源产品的出口和存货变动等情况。自然资源产品供给表和使用表包括矿产资源产品、林木资源产品和水资源产品等供给使用表。由于使用目的和方式不同，不同资源产品的供给使用表在表式上略有不同，在行业分类和产品种类上也各有侧重。

中药资源作为我国一种重要的自然资源资产，其核算是自然资源资产核算的一部分，也是国民经济核算的一部分。

三、中药资源核算的理论基础

中药资源依托于中药的经济属性和植物资源的环境属性，其核算依托于可持续发展理论和环境资源理论。

（一）可持续发展理论

1987年，世界环境与发展委员会（World Commission on Environment and Development，WCED）在《我们共同的未来》的报告中，将可持续发展定义为：既满足当代人的需求，又不损害后代人满足其自身需求的能力。该定义一度被广泛视为"可持续发展"的官方定义。在这之后，可持续发展对世界发展政策及思想界产生重大影响。1989年《关于可持续发展的声明》的提出，使得可持续发展得到国际社会的广泛认可。1992年6月在巴西里约热内卢召开的联合国环境与发展大会通过的《里约宣言》和《21世纪议程》，对可持续发展阐述为"人类应享有以与自然和谐的方式过健康而富有成果的生活的权利，并公平地满足今世后代在发展和环境方面的需要，求取发展的权利必须实现"标志着可持续发展理念的深化及各国对可持续发展的初步实施。同时世界资源研究所（World Resources Institute，WRI）、国际环境和发展研究所（International Institute for Environmental Development，IIED）和联合国环境规划署（United Nations Environment Programme，UNEP）发表联合声明，将可持续发展作为行动的指导原则，并依此原则研究世界环境问题。

可持续发展应当遵循：公平性原则、持续性原则和共同性原则。

1. 公平性原则　公平性原则包括本代人的公平和代际间的公平。本代人的公平即同代内之间的横向公平,是指既满足一个地区或一个国家的人群需要,又不损害别的地区或国家的人群需要,即同代内区际间的均衡发展。代际公平即世代之间的纵向公平,是指当代人的发展不应对后代人满足其需求的能力构成危害。此外,资源分配与利用的公平性,也是公平原则之一。

2. 持续性原则　可持续发展是有限制的发展,即人类社会经济发展不能超越资源和环境的承载能力,发展的概念中包含着限制因素,最主要的限制因素是人类赖以生存的自然资源与环境。只有在满足人类需要的过程中,考虑资源与环境的承载能力,才能真正将人类当前的利益与长远利益结合起来。因此,可持续发展应坚持持续性的原则。这里的持续性是指生态系统受到某种干扰时能保持其生产力的能力。资源环境是人类生存与发展的基础和条件,资源的持续利用和生态系统的可持续性是保持人类社会可持续发展的首要条件。

3. 共同性原则　可持续发展关系到全球的发展,要实现可持续发展的总目标,必须争取全球共同的配合行动,这是由地球的整体性和相互依存性所决定的。实现可持续发展是人类共同的责任和道义,人类要共同促进自身之间、自身与自然之间的协调。各国的可持续发展模式虽然不同,但公平性和持续性原则是共同的,责任是共同的。资源环境问题的全球性以及发展影响的无国界,使得人类认识到各国要实现可持续发展目标都需要调整其国内和国际政策,将人类的局部利益与整体利益结合起来。

(二) 环境价值理论

环境资源作为人类赖以生存和发展的物质基础,它除具有区域分异性、整体性、稀缺性、多用途性等特点外,还具有价值性、无阶级性和非排他、非竞争的公共商品性。环境蕴含着资源,有资源就有价值,环境是资源,是资源就有价值。

然而,环境资源是否有价值曾经是环境经济学最核心的问题之一。传统价值观对环境价值的解释认为自然资源和环境自身没有价值。但在社会发展过程中,经济发展与环境资源消耗的矛盾日益突出。因此,人们应用现代价值理论对环境资源价值进行解释。现代价值观主要基于效用价值论、劳动价值论和生态补偿理论来解释环境资源价值。

1. 效用价值论　环境资源可以满足人类各种需要,它是有用的。和其他商品一样具有效用价值。运用效用价值论很容易得出环境资源有价值的结论,因为人类生产和生活不可避免地使用环境资源。但传统价值观中效用是物品满足人类需要的能力,本身难以度量是效用价值论的弊端之一;另一方面,传统价值观中效用论无法解决长远或代际资源利用问题。环境的价值经常由于人类的短视或对未来社会发展而被估价太低。

2. 劳动价值论　劳动价值论认为环境资源的保护、更新、勘探和科研等活动耗费了大量的人类劳动。环境资源已不再是纯天然的自然资源,它有人类劳动的参与,打上了人类劳动的烙印,因而具有价值,构成商品价值的基本属性。劳动价值论虽然承认环境资源具有价值,但价值只是人类劳动的价值,从人类劳动来补偿环境被消耗的价值,但最终没有根本解决环境资源被无偿使用的问题。

3. 生态补偿理论　社会经济系统生成和消费的产品的价值,不仅来自劳动生产,而且来自自然环境。因此,自然环境是有价值的。要使社会经济系统能够持续发展,就必须使自然环境系统也能持续发展,这就要求社会经济系统对自然环境系统作出补偿,包括实物量补偿和价值量补偿。在商品价格中应该包括这些补偿成本的支出。对生态系统价值补偿的方法之一,就是在产品成本和价格中加入环境成本。经济产品按机会成本定价时,除了通常考虑的边际生产成本之外,还要加上资源耗竭成本和环境损害成本。这就是环境资源有价值的具体体现。

承认环境资源有价值的重大意义在于:第一,为环境资源的有偿使用提供了理论依据;第二,为合理制定环境资源的价格和健全环境资源市场奠定了基础;第三,有利于充分运用竞争手段管理环境资源和进行环境保护工作。

四、中药资源核算的意义

环境经济核算为描述中药资源经济和生态环境间相互作用提供一幅完整的图画,将在环境和中药资源经济间发生的流量和存量根据一定的框架加以详尽地描述,由此揭示两个系统间的相互关系。开展对中药资源核算具有以下几个方面的意义:

(一)中药资源核算是补充国民经济核算的需要

自然资源核算既是独立的系统工程,也是整个国民经济核算的一个重要组成部分。中药资源来源于自然资源,药用植物、药用动物、药用矿物存在于森林草原生态系统、淡水生态系统和海洋生态系统中,它们互相交叉,互为条件,又彼此影响或相互融合,个体链连接着种群链,种群链又连接着群落链,群落链连接着生态系统。中药资源是自然生态系统不可分割的一部分,中药资源价值既具有一般自然价值的属性,又具有防治疾病、调节人体功能的特殊属性。因此,中药资源核算是资源环境核算的重要组成内容,是对国民经济核算的重要扩充。

(二)中药资源核算是政府进行科学决策的需要

国民经济核算报告是各级政府进行科学决策的重要依据之一。由于中药资源的外部性、稀缺性、环境价值属性以及其他因素,其对市场规律比较敏感,市场忽略了中药资源的环境服务价值所以不能准确反映中药资源的价值。改革开放以来中国经济得到了快速发展,但由于人口多,人均资源少,形势十分严峻。综合绿色 GDP 把资源、环境以及生态系统服务纳入核算体系,这就要求政府在制定决策的时候不只是注重传统 GDP 的增长,还应该把经济增长与环境保护、节约资源、社会可持续发展放在一起综合考核和统筹规划。构建中药资源核算体系能科学地、准确地反映出国家中药资源的存量价和流量价值,环境价值的总量及动态数据,从而有利于政府准确掌握中药产业经济生产和环境的状态及变动情况,为国家制定相关经济生产和环境政策提供重要的科学依据。

(三)中药资源核算是实施可持续发展战略的需要

构建中药资源核算体系,通过对中药资源的价值核算,可以揭示中药资源价值构成;对生态系统服务功能的定量化研究,能促进资源利用补偿税和生态环境补偿税等经济手段的完善与实施;对人文社会部分非经济价值进行定量化研究,可揭示社会活动对经济发展的推动作用。中药资源核算是把自然资源的退化与分配的不均衡,资源稀缺性所引发的成本,污染造成的环境质量下降,能源的不合理使用导致的损失,长期生态质量退化导致自然灾害造成的经济损失等纳入经济核算体系,能全面反映社会经济活动对环境与资源的利用动态。中药资源核算为国家制定资源、环境、经济社会可持续发展政策提供重要的科学依据,进而促进国家可持续发展战略的实施。

(四) 中药资源核算是建设和谐社会的需要

自然系统的许多功能是人类或经济系统无法替代的,但是在人类复合生态系统整体可持续发展体系中,经济系统和自然系统有显著的互补性。在自然、经济、人类社会复合生态系统中,良性的自然是人与自然和谐的依托和基础,良性的经济发展是人与自然和谐的关键和途径。因此,只有科学地耦合经济系统与自然系统的结构和功能,使它们达到统一与协调发展的良性循环,才能最大限度地保护自然。利用自然服务于人类的经济与社会活动,才能实现经济与自然、社会与自然、人与自然的和谐相处与持续发展。中药资源核算体系能使人们充分认识到人与自然界的和谐共处的本质所在,完善了自然生态系统对生命系统支持功能定量化核算,反映了加强自然环境保护所产生的经济价值和社会效应,把加强生态文明建设、实现人与自然的和谐放在突出的地位,为构建人与自然的和谐社会提供有力的决策依据。

第二节 中药资源核算的内容和框架

中药资源核算体系是资源环境经济核算体系的一个重要延伸和补充。中药资源核算体系主要是为实现中药资源可持续发展目标而建立的,目的是分享中药资源、利用自然,在核算过程中不仅考虑社会和经济活动,同时更加注重统计自然资源的投入以及人类的生产行为对自然资源和生态系统造成的影响。

一、中药资源核算的内容

自然资源核算既是独立的系统工程,也是整个国民经济核算的一个重要组成部分。自然资源与环境核算内容包括:实物核算与价值核算;静态存量核算与动态流量核算;分类核算与综合核算。由于我国目前还没有一个成熟的"综合环境经济核算体系",中药资源统计核算纳入国民经济核算体系可主要参考联合国 SEEA 中综合环境、经济核算的有关做法,具体的账户设置也参考其相关账户,并结合中药的实际情况作适当的修改。

1. 经济资产的核算 对动植物药和矿物药而言,区分生产资产和非生产资产,分别核算其种类、数量和面积。

2. 对中药环境资产的生态效益进行实物量核算 具体而言按生态功能类型分类核算。

(1)生物多样性保护价值:中药生物多样性保护的价值是指药用植物、动物的种质资源(特别是珍稀、濒危的药用植物动物种类)的遗传多样性、物种多样性和生态系统多样性的经济价值。遗传多样性是指一个物种的遗传物质信息的总和,这些遗传信息包含在栖息于地球上的植物、动物和微生物的个体基因内;物种多样性是指地球上生命有机体的数量;生态系统多样性则与生物圈中的生态环境、生物群落和生态过程等有关,也与由于生态环境差异和生态过程不同引起的生态系统内部的丰富程度和不同有关。

中药生物多样性保护核算的实物单位为持用中药自然保护区的面积,即公顷(hm², 1hm²=1万 m²);价值单位为中药生物多样性保护的价值单位,元/hm² 和亿元。

(2)中药资源净化环境价值:中药资源不仅能为制药企业提供原料药、制剂、化妆品等物质资源,即具有中药经济效益,还具有净化环境的功能。中药资源净化环境的功能主要包括种植中药材能吸收空气中有害气体,如二氧化硫、一氧化氮、氯气,滞留总悬浮微粒,减少病菌等。探讨并正确评价中药生态系统净化环境功能的价值,即中药净化环境的效益。

中药净化环境核算的实物单位为人工种植中药材面积,即 hm²;价值单位为中药材净化环境的价值单位,元/kg 和亿元。

二、中药资源核算的框架

中药资源与经济之间的关系,一是经济体系对中药资源的利用,主要表现为中药资源与经济之间的两类实物流:以中药资源为代表的各种自然投入从环境进入经济体系,经济活动产生的各种残余物从经济体系流出到环境。前者体现环境的资源功能,后者体现环境的受纳功能。二是经济体系对中药资源的维护,大体包括中药资源管理和环境保护两方面的行动。其中,中药资源管理以资源可持续利用为目标,开发新的中药资源,提高中药资源利用效率。环境保护以中药废弃物综合管理和生态建设为核心,目的是降低中药废弃物排放和生态扰动危害,使环境影响达于最小。两者的交汇点,就是特定时点上的环境状态。将三者联系起来,就是环境管理领域广泛应用的"压力-状态-反应"模型(pressure-state-response,简称 P-S-R 模型)的基本架构:以环境"状态"为中心,第一条逻辑线索代表经济对中药资源的"压力";第二条逻辑线索则体现经济体系对中药资源出现(或者防止出现)不可持续迹象而作出的"反应"。面对环境状态这一目标,两条逻辑线索在方向上是相反的。这意味着经济体系对中药资源的影响是相向发生的:一方面是利用资源获得经济产品,另一方面则是以一部分经济活动(相当于放弃一部分经济产品的原本用途)来维护中药资源使其可持续。最终的中药资源状况能否达于可持续要求,要取决于这两股相向发生的力量之间的消长对比。

中药资源的绿色经济核算包括两大部分内容:中药资源的社会经济价值核算和中药资源的非市场价值核算(包括生物多样性价值和生态环境价值)。中药资源核算的框架图见图 4-2。

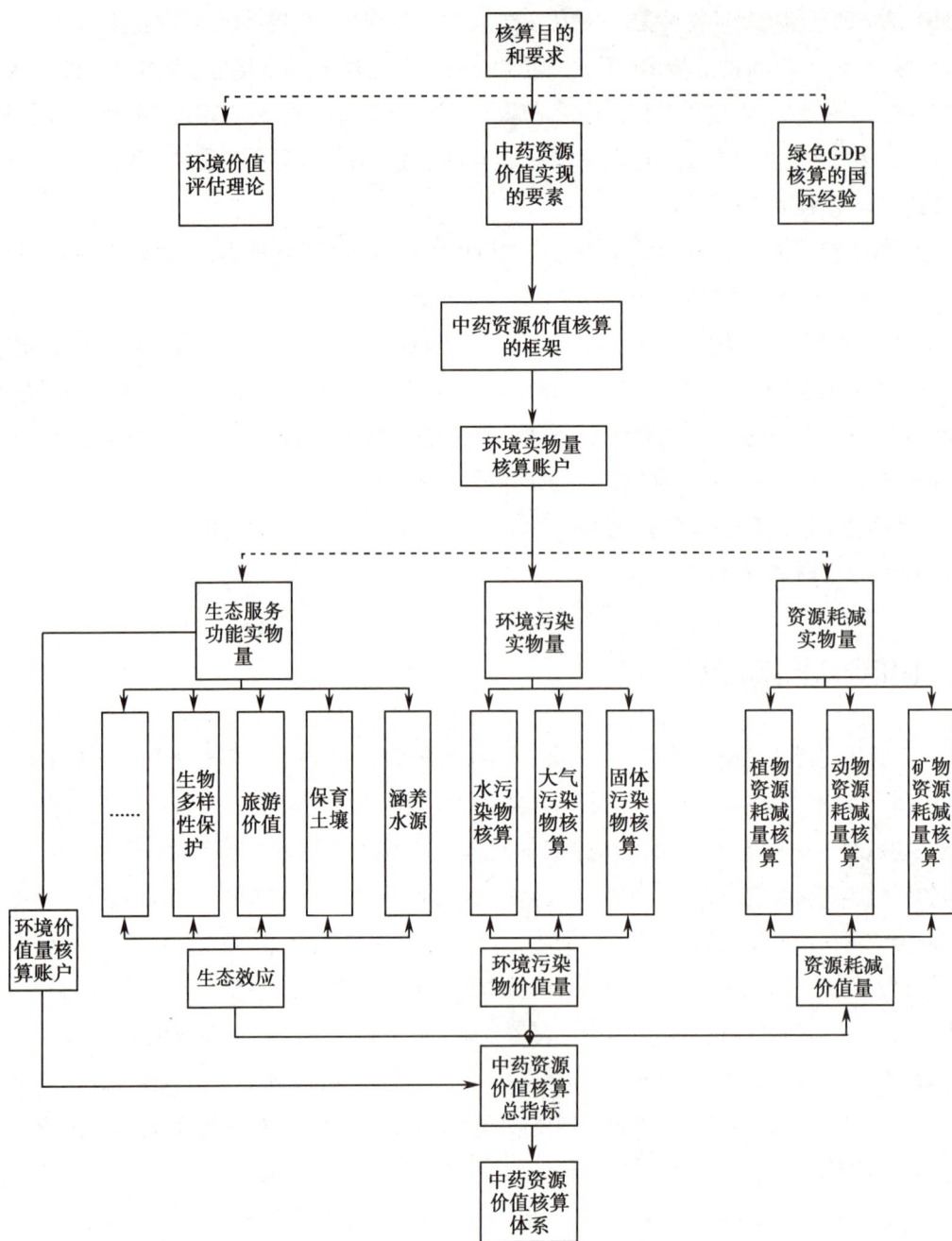

● 图 4-2　中药资源价值核算框架图

第三节　中药资源核算方法

一、中药资源实物量核算方法

　　环境经济的实物量核算利用已有的环境和生态方面的信息,核算出资源的现有存量及其耗竭或再生的趋势,为最终实现环境经济一体化价值核算提供基础,是环境经济综合核算的重要内容。

实物量核算内容包括自然资源（包括土地资源、森林资源、矿产资源、水资源）等环境资源实物量核算，描述主要排放物指标和主要生态环境指标的核算。

自然资源核算的主要内容是自然资源存量及其变化。中药自然资源核算内容包括人工栽培或养殖及野生的药用植物资源核算、药用动物资源核算和药用矿物资源核算。在《中国国民经济核算体系（2016）》的自然资源实物量基本框架表的基础上，结合中药资源特殊性构造中药资源核算的实物量核算表（表 4-1）。

表 4-1　中药资源实物量核算表

项目	中药资源 /（hm²/m³）										
	人工培育资产							非培育类资产（野生类）			
	植物类						动物类	植物类	动物类	矿物类	
	藻类	菌类	地衣类	苔藓类	蕨类	种子植物类					
期初存量											
本期增加											
自然生长											
新发现资源或引进种植											
其他因素											
本期减少											
自然减少											
资源开采											
灾害损失											
资源消失											
其他因素											
调整变化											
技术改进											
改进测算方法											
期末存量											

主要指标说明：本期增加或减少，自然因素有重要资源的自然增长或死亡、自然灾害、病虫害，重要种植耕地因耕作不善引起的退化，野生资源采伐等；调整变化，技术改进指原科学技术无法认识和利用的重要资源因科技进步而转为可认识并可以利用引起的增加。

环境资源实物量核算主要反映污染物和生态环境的期初存量、核算期变化量和期末存量情况，结合中药资源特殊性构造中药资源环境资源实物量核算表（表 4-2）。

表 4-2　中药资源环境资源实物量核算表

项目	中药农业(中药种植业)					中药工业(中药加工业)						生态环境	
	水环境		土壤			大气环境		水环境		固体废弃物		野生自然保护区面积	栽培植物面积
	地下水硝酸盐	农药	重金属残留	水土流失	土地盐碱化	二氧化碳	烟尘	废水	有毒有害物质	采集加工废弃物	加工产生废渣		
期初存量													
本期增加													
自然生长													
新发现资源或引进种植													
人工种植或养殖													
其他因素													
本期减少													
自然减少													
资源开采													
灾害损失													
资源消失													
其他因素													
本期调整变化													
期末存量													
本期环境容量													
投资或建设费用													
环境保护费用													

指标说明：期初存量，上年(或年末)直接排入环境的污染量或生态环境指标数量。本期增长(减少)，自然增长(减少)包括因中药资源面积的自然增长(自然灾害的自然减少)；经济活动如资源开采、加工引起的增长(减少)；经济活动和规模增长而引起的污染物排放量增加和自然保护区的破坏、生物物种减少；安装治污设备等措施引起的污染物排放量下降等。环境保护费用包括投资费用(本期实际发生的治理污染和保护生态环境的投资)和运行费用(维持污染治理设施运行和日常生态环境保护管理工作的支出)。

二、中药资源价值量核算

(一) 中药资源经济资产的估价

　　作为经济资产范畴的中药资源在估价上应遵循 SNA 核算的一般估价原则。中药资源的价值大部分无法直接体现，需要通过资源价值评估予以揭示出来。目前，中药资源评估方法可利用直接市场定价法、影子价格法、支付意愿法、影响估值法和生态效益评估法等，但是这些方法往往将中药资源当作一个整体而忽略了其在各个战略环节上的价值增值。而基于价值链理论的中药资源价值评估方法,可以体现企业价值链某些特定的战略价值链环节上的优势,帮助企业获取和保持竞争优势,从而控制整条中药资源价值链。其公式可以表示为:

中药资源价值 = 中药资源基本价值 + 中药资源修正价值

对基本价值和修正价值的评价,应选取相应的评价指标,评价指标的建立应依据以下原则:①指标充分、全面、具有代表性;②指标具有可获得性。指标的设计必须具有实际操作性又充分合理,且所设计指标的评价信息是可以获得的。③每个指标的内涵清楚且相对独立。④指标具有针对性。根据对各个价值链环节的分析以及指标建立原则,影响中药资源基本价值的指标有中药资源的价格、中药资源使用期限、平均期望年或中药资源净收益估算值、收益还原率等;影响中药资源修正价值的指标有药材道地性、种质和种子选育、田间种植栽培管理、采收加工、包装及运输、保管及储藏、GAP 认证、中药炮制的专业性、研发创新等。

中药资源的基本价值测算。选择中药资源收益还原法对中药资源的基本价值进行测算。中药资源收益还原法是将中药资源作为一种以获取利润为目的的投资,并以平均利润为基准,将中药资源收益以平均利润的商作为资源价格。收益还原法的基本公式为:

$$V = \frac{a}{1+r} + \frac{a}{(1+r)^2} + \cdots + \frac{a}{(1+r)^n} = \frac{a}{r} \ (\forall n \to \infty) \qquad \text{式}(4\text{-}1)$$

式中,V 为自然资源(如植物)的价格;n 为自然资源使用期限;a 为平均期望年或自然资源净收益估算值;r 为收益还原率,一般采用扣除通货膨胀后的银行存款利率或者社会投资的平均回报率。这种中药资源价值测算的方法并没有考虑到资源在各战略环节中的增值价值,所以还需要与修正价值相结合,从而对中药资源的价值进行全面、合理评估。中药资源修正价值包括:

1. 中药资源各增值环节分析　根据中药材种植生产和加工的技术经济流程的加工功能用途、处理工艺、消费使用等产业链方面的特点,判定和核算中药资源多个环节或部门活动构成的价值链。这一价值链包括:中药材种质资源环节、中药材的种植业和养殖业环节、中药饮片加工环节、中成药加工环节、中药资源信息化系统环节、中药资源存储调节系统环节、中药资源运营环节、中药资源产品的售后服务环节(用药咨询、不良反应监测与处理等)。

2. 修正价值估算　基于价值链整体价值评估体系的特点,运用德尔菲法和层次分析法相结合的方法来确定权重,可以增加评价体系在实际应用中的灵活性。具体步骤:一是确定专家,由于专家的专业领域各不相同,其得出的结论也不尽相同,所以专家小组构成应该全面,且人数控制在一定的范围内,这样才能集思广益,提高评分的客观性。二是确定因素评分表,由专家根据具体中药资源增值的不同环节设定并建立层次分析结构以评分赋值。三是专家打分,专家根据表中的衡量指标结合中药资源增值的实际情况对各环节进行打分。四是汇总打分,计算目标环节各项的得分。五是计算总体得分,将各位专家的打分加权平均。六是按照层次分析法进行计算。用模型表示如下:

中药资源价值Ⅱ=因素1评分值 × 权数1+因素2评分值 × 权数2……因素 N 评分值 × 权数。

$$n = \sum_{i=1}^{n} X_i \times P_i \qquad \text{式}(4\text{-}2)$$

式中,X_i 为表示所选择出的为中药资源价值增值作出贡献的第 i 个因素的评估分值;P_i 为表示根据第 i 个因素在所有因素中的重要性程度确定的权重。根据专家评价情况,考虑到实际运用的效果和可操作性,形成以下关键性意见:对某一中药资源价值进行评价,主要从产区、性状、生长年限、杂质含量及其他几个方面来评价。其中产区、性状和生长年限是正相关因素,杂质和其他是负相关因素。正相关因素总分100分,负相关因素总分30分。道地产区权重占45%,性状权重占30%,生长年限权重占25%。符合性状要求的性状评分占性状总分的80%~100%(即24~30分);基本符合性状要求的性状评分占性状总分的60%~80%(即18~23分)。多年生植物生长年限1~2年的评分5~10分;2~3年的评分10~15分;3~5年的评分15~20分;5年以上的评分20~25分。无杂质评分0分;所含杂质与药典标准要求杂质限量比值的范围在20%以内评分5分;20%~60%以内评分12分;60%~100%以内评分15分。

(二) 中药资源环境价值量核算

中药资源的价值量核算表(表4-3)按中药资源种类分类核算。

表4-3　中药资源价值核算表

项目	经济资产											中药资源合计
	生产资产							非生产资产			
	固定资产				在制品						
	面积	种类	数量	地区	种类	数量	地区	种类	数量	地区		面积
人工栽培或养殖											
植物药											
藻类											
菌类											
地衣类											
苔藓类											
蕨类											
种子植物类											
动物类											
无脊椎类											
脊椎类											
野生类											
植物药											
藻类											
菌类											
地衣类											
苔藓类											
蕨类											
种子植物类											

项目	经济资产										中药资源合计
	生产资产							非生产资产			
	固定资产				在制品						
	面积	种类	数量	地区	种类	数量	地区	种类	数量	地区	面积
动物类											
无脊椎类											
脊椎类											
矿物类药											
矿物类											
化石类											

(三) 中药资源环境损失核算

对中药资源环境损失目前尚没有确定规范科学的测量方法。这里用环境资源经济学的方法对中药资源环境损失价值进行绿色核算。

1. 环境损失账户　环境损失账户是为了核算中药资源经济发展过程中形成的废弃物、污染物进入自然环境,超过其自净能力,造成环境功能下降的环境损失价值(表4-4)。

表4-4　中药资源环境损失核算表

项目	实物量	价值量/亿元	占GDP百分比
	排放量计量单位		
废水			
农药污染水量			
地下水硝酸盐污染			
工业废水			
工业废水排放达标量			
废气			
废气排放量			
药物气味蒸汽排放量			
工业粉尘			
固体废弃物			
固体废弃物产生量			
固体废弃物处理量			
采集交工废弃物量			
加工产生废渣			

续表

项目	实物量	价值量/亿元	占GDP百分比
	排放量计量单位		
土壤			
土地盐碱化			
重金属残留			
水土流失			
总量			

2. 中药资源环境损失价值核算

(1)环境污染造成中药种植生产的损失:中药资源的质量与生态环境息息相关,中药加工产业的"三废"及中药种植过程中农药的不合理使用给中药生态环境造成恶劣影响,造成中药减产或品质降低,可采用市场价值法对这部分损失进行核算。

(2)中药资源环境污染对人体健康造成的损失:良好的生态环境对人体健康有重要作用,而中药资源产业化过程中所带来的环境污染对人体健康造成的损失是一个极其复杂的问题,一般采用医疗费用法和人力资本法核算患者的直接劳动力损失价值和医疗费用,将污染对健康的危害货币化。

(3)中药资源环境质量损失:对中药资源经济而言,污染物的排放造成生态环境质量下降,环境容量减少,从而造成环境资产价值损失。环境质量损失核算就是环境污染价值量核算,包括污染治理成本和污染损失成本。其中,环境损失成本已纳入GDP核算体系,将不纳入环境质量损失账户。污染治理成本是环境污染虚拟治理成本,是防止环境污染物排放造成环境退化所需的最低环境治理成本,符合绿色经济理念,应引起中药资源价值绿色核算的足够重视。中药资源环境质量损失核算主要包括废水污染治理成本、大气污染治理成本和固体废物治理成本三个部分。

3. 中药资源生物多样性和生态环境服务价值核算分析　中药资源除了向国民经济提供丰富的中药资源产品之外,更重要的是提供生物多样性和生态环境服务价值。具体可参照国家林业和草原局公布的森林生态系统服务功能评估指标体系(林业行业标准LY/T 1721—2008和森林生态系统服务功能评估计算公式)进行核算。本节主要以中药资源的大气调节价值、涵养水源价值、土壤保持价值、游憩价值和生物多样性价值为例进行核算。

(1)大气调节价值核算:根据光合作用方程式可知,植物每形成1g干物质将吸收1.63g CO_2,并能释放1.19g O_2。药用植物的大气调节价值可采用恢复费用法计算。

(2)涵养水源价值核算:涵养水源价值包括药用植物防洪价值和增加水资源价值。中药资源涵养水源量用式(4-3)计算:

$$Q=\rho \times H \times A \qquad 式(4-3)$$

式中,Q为药用植物涵养水源量,ρ为水的密度,H为2m土层平均持水量,A为中药资源耕地总面积。

(3)土壤保持价值和维持营养物质循环价值核算:药用植物对地表的覆盖可增加土壤入渗强度,拦蓄降雨和减缓径流,从而起到了土壤保持作用。由于土壤侵蚀造成大量的氮、磷、钾和有机物质的流失,考虑土壤保持功能的保土保肥价值,采用市场价值法和替代成本法来进行估算,根据

式(4-4):

$$E = \sum A \times C_i \times P \qquad 式(4-4)$$

式中,E 为土壤保持肥力价值,A 为土壤保持量,C_i 为土壤中氮、磷、钾的纯含量;P 为我国平均化肥价格,取每吨 2 549 元。

(4)游憩价值核算:《中药材保护和发展规划(2015—2020 年)》提出建设濒危野生药用动植物保护区 10 个,药用动植物园 15 个,药用动植物种质资源库 3 个,保护区的建设将带来更多的游憩价值。采用意愿调查法和旅游花费法确定这方面的价值。

(5)中药资源生物多样性价值:目前,生态系统生物多样性价值核算主要用于森林生态系统和湿地生态系统。同样,中药资源生物多样性资源有其使用价值和非使用价值,对其价值核算可采取前文介绍的直接市场评价法和条件价值评估法。

第四节　中药资源评估

中药资源评估是指中药生产企业对未来 5 年内中药资源的预计消耗量与预计可获得量之间的比较,以及对中药产品生产对中药资源可持续利用可能造成的影响进行科学评估的过程。

一、中药资源评估的意义

1. 中药资源评估保护中药资源,实现中药资源可持续利用。我国中药资源种类繁多,但人均占有量少;随着我国中药产业的快速发展和人民对于健康需求的增加,中药资源的需求量也在不断增加,资源贮存量迅速减少,但无序的开发利用必然危及中药资源的可持续发展。同时,中药资源可持续利用系统是一个庞大的社会经济复杂系统,涉及社会、经济、资源和环境等诸多因素。对中药资源实行动态评估是保证中药资源可持续利用,药用动植物的生物多样性,挽救珍稀濒危的药用动植物物种的必然措施。

2. 中药资源评估保障中药资源的稳定供给。当今,资源需求量的持续增长与资源质量下降,结构失衡,已成为制约中医药产业可持续发展的突出矛盾。中药资源市场面临着土地资源减少,生态环境恶化,资源流失、枯竭而导致的供应短缺的困境;同时,中药市场管理较为粗放,供需信息不畅,价格起伏幅度过大等原因阻碍了中药材行业发展。在中药资源普查的基础上开展中药资源动态评估有利于从市场角度掌握中药资源的供需关系,保障中药资源的稳定供给。

3. 中药资源评估保障中药产品的质量可控。中药产业链条分为种植养殖、流通贮存、加工炮制、处方使用四大环节,横跨一、二、三产业,涉及农林、药监、工商、商务、中医药等多个政府部门,体系极为复杂。尤其是中药材兼具农产品和药品的双重属性,给中药源头治理带来严峻挑战。中药产业长期的粗放式管理导致了生产技术落实不力,种植重产量轻质量,滥用化肥、农药和生长调节剂,这也直接导致了中药材品质下降。中药材药性还受种子种苗质量、产地环境等因素影响。中药材不是普通农产品,而是关系公共安全和人民健康的特殊产品。中药资源评估有利于从源头控制中药来源,保障中药产品的质量可控。

二、中药资源评估的原则

1. 坚持资源保护与产业发展相结合。中药资源评估工作应与"坚持节约资源和保护环境"的基本国策相符,在加强中药资源保护的同时,积极推动中药资源可持续利用。

2. 药材资源的供给与消耗平衡原则。使用中药材资源的药品生产企业应提供资料证明预计药材年消耗量与可获得药材资源量之间能够保持平衡。如使用野生药材,应保证药材年消耗量低于相应药品生产企业可获得的规定产地药材的自然年增长量。应强化质量优先意识,在保证质量符合产品要求的前提下评估可持续的产量,从质量和供应两方面进行综合评估。

3. 坚持动态评估原则。根据中药资源消耗量和可持续供给量的变化及时更新评估报告,原则上每 5 年对中药资源重新评估一次。已上市中成药再注册时,如处方中含有濒危野生药材,中成药的生产有可能导致相应药材资源枯竭的,生产企业应在再注册前开展中药资源评估。

三、中药资源评估的内容和方法

中药资源评估内容主要包括预计消耗量、潜在风险和可持续利用措施三个方面。

(一) 评估应用背景

中药资源评估前期应先描述评估中药资源的应用背景,内容包括:

1. 中成药、中药饮片、中药配方颗粒的市场规模分析　中成药从产品适应证定位、目标人群、所治疗疾病的发病率、达到治疗效果的每个患者平均所需药品量和生物量、产品潜在的市场规模等方面论述。中药饮片及中药配方颗粒从销售目标市场覆盖范围进行论述。

2. 处方及实际投料　列出每一药味的名称及其处方量;明确每一药味的实际投料量。

3. 中药资源基本信息　明确生产企业所用中药资源基源物种及其生物学特性,所使用中药资源的药用部位和产地初加工信息,野生或栽培的来源情况。

4. 产地基本信息　中药材产地地理位置(野生提供来源区域)、种植养殖基地面积、生产和组织方式。进口中药材应当提供原产地证明及进口商相关信息。

5. 中药材质量信息　选择中药资源物种和基地位置的主要依据;对中药材质量进行的相关研究。

(二) 评估预计消耗量

中药资源预计消耗量是指在评估年限内产品预计消耗掉的中药材总数量。中成药根据处方和预计年销售量计算被评估产品预计消耗量(吨/年),计算公式为:预计消耗量 = 每个最小包装单位消耗中药资源克数 × 预计年销售最小包装总数 × 百万分之一。

(三) 评估预计可获得量

重点描述中药生产企业能够获得特定药材资源的途径及可获得量。对来源于人工种植养殖的中药材品种,应当说明基地的范围、基地年产量;对来源于野生的中药材品种,应当说明野生中药材的来源区域范围、资源储量、可获得量等。

(四)评估潜在风险

中药资源潜在风险可从中药材再生能力、成药周期、分布区域、濒危等级、特殊价值等方面分析。

1. 再生能力　应当说明所使用中药材是否为可再生资源以及再生的限制条件,包括人工繁殖是否存在障碍、特殊生长环境需求等。

2. 成药周期　应当说明中药资源从幼苗生长到繁殖器官成熟所需要的时间和生产符合药品标准的中药材所需要的时间,可以引用文献数据或实测数据。

3. 分布区域　应当说明所使用中药资源分布范围,重点从中药资源道地性和品质变异的角度说明,可以引用文献数据或实测数据。

4. 濒危等级　应当说明所使用中药资源是否被列为保护对象,以及是否收录在国家或国际珍稀濒危保护名录中。

5. 特殊价值　应当说明所使用中药资源在生态系统和生物多样性中的特殊作用和价值。例如,甘草、麻黄对防风固沙具有重要生态价值,过度采挖可能导致土壤沙化。

6. 风险特别提示　所使用中药资源含有以下任何一种情形时,需要在中药资源评估报告结论部分对该资源含有的风险进行特别提示。

(1)不可进行人工繁育:该类中药材生长条件或繁育机制尚不清楚,导致不能进行人工种植/养殖,中药材可持续供给存在障碍。

(2)生长周期在 5 年以上(含 5 年):该类中药材从繁殖体种植/养殖开始计算,生长成为达到药用标准中药材的时间超过 5 年,生产周期长导致产量波动大,供需动态匹配困难。

(3)对生长环境有特殊需求,分布较窄:该类中药材仅分布在特定区域,产量难以扩大,过度采挖极易导致物种濒危。

(4)为野生珍稀濒危资源:该类药材已经出现资源问题,已收入野生珍稀濒危资源名录,国内外法律法规对该种资源的使用具有限制措施。

(5)质量不稳定:该类中药材不同区域质量变异较大或品种容易混杂,容易出现质量问题。

(6)存在严重连作障碍:该类中药材由于病虫害、营养等因素,无法在同一地块反复种植,需要不断更换种植地,质量管理有难度。

(7)其他可能造成资源量或质量问题的风险:如进口药材、产地变迁、气候变化、环境污染等。

中药资源评估报告表格

(五)评估中药资源可持续利用措施

1. 可持续获得性　对来源于人工种植养殖的中药材品种,应当提供基地发展 5 年计划;对来源于野生的中药材品种,应当明确年产量,说明 5 年抚育措施、再生情况等。

2. 稳定质量的措施　应当明确并固定中药材基源、来源区域、采收时间、加工方法等。来源于人工种植养殖的,还应当说明种植养殖符合中药材生产质量管理规范要求的措施。

本章介绍了中药资源核算体系和中药资源评估的内容和方法,重点介绍了中药资源核算的分类及中药资源实物量核算方法、中药资源价值量核算方法;在中药资源价值量核算中包括中药资源经济资产的估价、中药资源环境价值量核算、中药资源环境损失核算等内容。

[复习思考题]

1. 什么是中药资源核算体系?
2. 简述中药资源实物量核算方法和中药资源价值量核算方法。
3. 简述中药资源核算的分类和方法。
4. 中药资源评估方法有哪些?

第四章同步练习

第五章　中药资源的生态、环境与经济

[学习目的]

通过本章的学习,掌握中药资源生态环境经济价值定量方法;熟悉中药蕴藏的生态环境经济价值;了解中药资源经济学中环境和生态问题产生与发展过程。

[学习要点]

中药蕴藏的生态环境经济价值,中药资源生态环境经济价值定量方法。

第一节　中药资源的生态、环境与经济价值

长期以来,传统经济学一直将经济系统视作一个相对孤立的系统,只关注市场因素对经济过程的影响,而割裂了经济行为与自然生态环境之间的关系。然而,中药资源作为一种特殊的自然资源,是地球生态系统的重要组成部分,其开发利用与生态环境保护息息相关。

一、中药资源生态经济与环境经济

作为地球生态系统的一部分,中药资源的生长发育及品质形成与周围的生态系统、自然环境密不可分,既依赖于生态环境,同时又作用于生态环境,中药资源与生态环境相互融合的系统性研究,是中药资源生态学的重要内容,它涉及中药资源生态学理论与方法、中药资源品质形成的形态学研究、中药资源生产的生态学研究、中药资源保护与生态修复等内容。

(一) 生态与生态经济

1. 生态与生态系统　生态是指一切生物的生存状态,以及它们之间和它们与环境之间环环相扣的关系。人类在生态学产生之前是独立研究生物个体的,自达尔文进化论开始人类认识到生物与生存环境是相互作用的,于是生态学和生态系统等概念逐步产生。随着生态(学)、生态系统

的发展,诸多分支学科应运而生,并有多种分类方法。

生态系统(ecosystem)是生态学中研究的主要对象,指由生物群落与无机环境构成的统一整体,即在一定空间范围内,植物、动物、真菌、微生物群落与其非生命环境,通过能量流动和物质循环而形成的相互作用、相互依存的动态复合体。生态系统的范围可大可小,相互交错,最大的生态系统是生物圈,最为复杂的生态系统是热带雨林生态系统。人类主要生活在以城市和农田为主的人工生态系统中。

现代生态学分类

人类对生态系统认知的不断深入,是与人类对生态环境中生物资源和非生物资源开发利用的历史并行的。长期以来,由于没有全面、正确地处理好人和自然生态系统之间的关系,人类已过度消耗了世界的自然资源,并对全球生态造成了损害。造成这种状况的重要原因是工业革命以后所形成的不可持续的生产方式和消费方式。当然,还有工业化时代的人口激增以及人们对生态的认知是逐步深入的等原因。不可持续的生产方式的特点是高能耗、高物耗、重污染,并且使生产不能很好地持续进行下去。

在此过程中,不可避免地存在着人类社会经济活动(包括生产和生活)的需求与自然生态系统的可能供给之间的矛盾。这种矛盾突出表现在两个方面:一是人类社会经济活动需求的增长与有限的生态系统供给之间的矛盾。二是人类社会经济活动的不合理和排放废弃物的增长,与生态系统调节能力和净化能力有限之间的矛盾。其表现是当代人类社会经济活动日益扩大和不断深化,社会生产和人们生活排放的大量废弃物返还大自然,积累于环境,使环境质量急剧下降,生态条件恶化。

2. 生态经济　随着世界经济的不断发展,生态环境保护、生态资源可持续利用等重要问题凸显出来。人们不断探寻经济发展的新路径,尝试将生态和经济结合起来,发展出生态经济的概念,即以生态环境建设和社会经济发展为核心,遵循生态学原理和经济规律,把生态建设、环境保护、自然资源的合理利用、生态的恢复与社会经济发展有机结合起来,培育优美的生态景观,诱导和谐的生态文化,孵化高效的生态产业,建立人与自然和谐共处的生态社区,实现经济效益、社会效益、生态效益的可持续发展和高度统一。

生态经济是指在生态系统承载能力范围内,运用生态经济学原理和系统工程方法改变生产和消费方式,挖掘一切可以利用的资源潜力,发展一些经济发达、生态高效的产业,建设体制合理、社会和谐的文化以及生态健康、景观适宜的环境。

生态经济具有时间性、空间性和效率性上的特征。

(1)时间性:指资源利用在时间维上的持续性,在人类社会再生产的漫长过程中,后代人对自然资源应该拥有同等或更美好的享用权和生存权,当代人不应该牺牲后代人的利益换取自己的舒适,应该主动采取"财富转移"的政策,为后代人留下宽松的生存空间,让他们同我们一样拥有均等的发展机会。

(2)空间性:指资源利用在空间维上的持续性,区域的资源开发利用和区域发展不应损害其他区域满足其需求的能力,并要求区域间农业资源环境共享和共建。

(3)效率性:指资源利用在效率维上的高效性,即"低耗、高效"的资源利用方式,它以技术进步为支撑,通过优化资源配置,最大限度地降低单位产出的资源消耗量和环境代价,来不断提高资源的产出效率和社会经济的支撑能力,确保经济持续增长的资源基础和环境条件。

因此,生态经济的本质就是把经济发展建立在生态环境可承受的基础之上,在保证自然再生产的前提下扩大经济的再生产,从而实现经济发展和生态保护的双赢",建立经济、社会、自然良性循环的复合型生态系统,它是适应现代经济和社会发展的客观需要产生的,是人类与自然长期斗争实践的必然产物,是一门新兴边缘经济学科。

(二) 环境与环境经济

1. 环境与生态环境　人们对环境的认识主要有以下两个方面。

(1) 从自然科学(生命科学、地理科学和环境科学等)角度:环境与生态这两个概念常常同时出现,在含义上也十分相近,有时人们将其混用。2014年修订的《中华人民共和国环境保护法》对环境的定义为:影响人类生存和发展的各种天然的和经过人工改造的自然因素的总体,包括大气、水、海洋、土地、矿藏、森林、草原、野生生物、自然遗迹、人文遗迹、自然保护区、风景名胜区、城市和乡村等。这种"环境"的概念范畴是比较核心的。

(2) 从哲学、经济学等角度:环境的外延要比较广一些,各种天然因素的总体都可以说是自然环境,既包括了物质因素,也包括以观念、制度、行为准则等为内容的非物质因素;既包括自然因素,也包括社会因素,这是扩展的"环境"概念。

中药资源经济学中的环境,更偏向于自然环境,是人类经济活动赖以生存并相互依存、相互促进形成的天然的及其人工改造的各种自然要素构成的整体。在中国,生态与环境,经常不作细致区别分析,而统称为"生态环境",但严格说来,两者之间是有区别的,生态并不等同于环境。只有具有一定生态关系构成的系统整体才能称为生态。仅由非生物因素组成的整体,虽然可以称为环境,但并不能叫作生态。

生态环境是指对生物生长、发育、生殖、行为和分布有影响的环境因子的总和。

2. 环境经济与生态经济的产生及概念相似,在资源的开发利用过程中,自然环境污染、破坏等问题(负外部性)日益凸显,产生资源与环境产权无法进行市场交易等状况,影响了自然资源的可持续利用,这便是"环境经济"产生的背景。有资源开发利用,有社会生产,就有人与环境之间的物质能量交换,就会产生环境经济问题。

早期的环境经济是自然环境和社会经济活动之间存在的各种关系,是预防和治理环境污染以保护自然环境的经济活动。随着我国"生态环境"概念的出现,以及环境经济问题与生态经济问题内容的诸多重叠,现代资源与环境经济学的内容亦将生态系统理念以及伦理观念纳入了。

二、中药资源的生态、环境价值

(一) 生态环境与中药资源

1. 中药资源对生态环境系统的影响　中药资源作为地球生态系统的一部分,既依赖于环境,同时又作用于环境。在物种繁多的中药资源中,绝大多数药用植物不仅是森林、草原、湿地等生态系统的重要组成部分,而且其中相当一部分是脆弱的生态环境所需要的重要先锋植物和环保植物,如具有固沙作用的甘草、麻黄、沙棘;而药用动物资源作为生物链的重要组成,也影响着生物圈和生态系统的平衡,在生物系统中发挥不可替代的生态价值。

改革开放以来,在市场需求的刺激下国内对中药资源的掠夺式开采,使许多中药材产量连年下降,更导致草场沙化和水土流失。最典型的就是中国西部对甘草、黄芪、麻黄、肉苁蓉、锁阳等中药资源的无序开采导致的沙漠化。随着国家西部大开发战略及西部经济的发展,各大中药企业都将眼光瞄准到野生资源非常丰富的中国西部。这给西部地区中药材市场和经济发展带来了难得的机遇。西部地区政府和百姓为了脱贫致富,想方设法向大自然索取野生药材资源。在缺乏国家规划和强力监管的情况下,十余年的掠夺式采挖已使西部出现药源短缺、个别品种濒危的局面。由于很多药材本身就具有防风固沙作用,过多的采挖不仅破坏了生态环境,更加重了西北地区的沙化。据悉,20世纪50—60年代新疆甘草分布面积有370万~500万亩,蕴藏量有350万~450万吨,如今分布面积已不足原来的1/4,蕴藏量也已不到40万吨。与此同时,每挖1kg的甘草根茎会破坏草场2~4m²,每年挖5万吨,意味着15万~30万亩草场受到破坏。

此外,随着中药资源需求过快的增加,人们为提高药材产量,在种植时大量使用化肥和农药。虽然药材产量得以提高,但药材质量下降了,而且土壤板结、微生物菌群失调、农药残留量增加等问题,污染土壤的同时更破坏了中药材赖以生存的、良好的土地资源。因此,中药资源只有在人类有益的干预影响下才能可持续发展,而任何急功近利、过度的采集和破坏必定会给整个生态平衡带来极其不利的影响。

2. 生态环境系统对中药资源的影响　中药资源作为生态环境的重要组成部分,受气候、土壤、地貌等多种因素的综合影响。中药资源的生长发育、自然分布、储量和质量等方面都与生态环境密切相关。

(1)生态环境系统对中药资源形成及分布的影响:中药资源绝大多数来源于植物、动物和矿物。它们的生长发育或形成积累与周围的生态环境有着极为密切的关系。每一种生物都有适合自己生存的环境,正是生态环境中的土壤、光照、水分、温度等多种生态因子的综合作用,才形成了与特殊生态环境相适应的特定物种群落。例如,不同的药用植物在高山、平原、荒漠、水中或湿地均有较为固定的植物类群。

我国幅员辽阔,不仅气候多样,还有平原、山地、丘陵、盆地、高原等多种地势地貌,因此中药资源极为丰富。目前有文字记载的药用植物就有12 000余种,其中常见、常用的也有近千种,许多著名的中药资源如人参、三七、刺五加、贝母、冬虫夏草、石斛、生地黄、山药、黄连等分布在我国不同气候条件地区。药用动物资源据文献记载有近2 000种,此外还有200余种矿物药。这些丰富的中药资源规律性地分布在我国不同的生态环境内。纬度、海拔、地形和地貌等地理因素、生态因素,通过影响光照、气温、土壤和降水等自然条件,对中药材生长、中药资源的形成及分布发挥着决定性作用。

(2)生态环境系统对中药资源质量的影响:中药资源的质量体现在外观性状与活性成分两个方面。多数中药资源来源于药用植物,而植物体的形态建成、活性成分合成与积累是其体内一系列生理、生化代谢活动的结果。植物体代谢活动的类型及其强度,是植物长期适应外界生态环境的产物。当外界生态环境因素发生变化时,药用植物体的外部形态及活性成分均会因代谢变化而发生变化,进而影响到中药材的质量。如当归在多光干燥的气候环境下色紫、气香而肥润,力柔善补(补血力强);而生长于少光潮湿的环境中时,糖、淀粉等组分含量高,质地坚枯,力刚善攻(活血力强)。

正因为如此,中药自古就有"道地性"之说。中药材离不开它生长的地理环境。在地质、地形、气候及人类干预等多种因素的不同组合下便形成了各种药用生物生长的适宜区,也形成了具有优良品质的道地药材。各地所处的生态、地理环境不同,药材本身的治疗作用就会有显著差异。例如,人参被称为"东北三宝",但种到海南,就长得像萝卜一样粗,已没有药用价值。不同产地的药材质量变异充分体现了环境对药材质量的影响。可见,中药资源作为特定环境的产物,它的品质形成与特定生态环境密不可分。

(二) 中药资源生态与环境经济价值理论

中药资源与生态环境是相伴相随的,其价值阐述需要结合经济学的相关理论,同时又要考虑哲学范畴。这需要对传统的价值理论进行深化与发展,在传统的劳动价值理论、效用价值理论、存在价值理论等基础上创新发展,建立适合中药资源发展与生态环境协调的价值理论,建构中药资源环境价值的构成。

1. 劳动价值理论　劳动价值理论是马克思主义政治经济学的基石,劳动是价值的唯一源泉,未经人类劳动加工开发的原生自然资源不存在抽象劳动创造的价值,这是劳动价值论的核心观点。长期以来,由于对马克思劳动价值论的片面理解,出现了"产品高价、原料低价、资源无价"的不合理现象,在一味追求 GDP 增长中导致对资源的无偿占有、掠夺性开发和浪费使用,形成以耗竭资源、牺牲环境为代价的粗放式经济增长方式。

然而,人们一旦对原生自然资源进行利用,它就应该是价值和使用价值的统一体。人们要利用自然资源,首先就得通过劳动过程占有资源,既有改变物质形态的具体体力劳动,也有脑力劳动的付出,这种劳动的凝结便赋予了该自然资源价值,这符合劳动创造价值的基本原理。马克思的劳动价值论出发点是研究商品的交换经济,反映了人与人之间经济关系的价值理论。但中药资源的生态环境价值理论,更多的是针对人与自然之间的关系,不能直接套用马克思劳动价值的理论和方法。

2. 效用价值理论　西方经济学认为效用是价值的源泉。价值由效用和稀缺两个因素决定,效用决定价值的内容,稀缺决定价值的大小。有用性是自然资源具有价值的前提和必要条件,无论自然资源中是否凝结了人类的劳动,其"有用性"决定了它具有效用价值。当资源处于自然赋存状态时,它的价值表现为"潜在的社会价格"。

自然资源的生态环境价值需要建立在效用价值理论和资源稀缺理论基础上。在一般效用价值论基础上发展的边际效用价值论,是目前普遍流行的。边际效用价值论,又称为主观价值论,认为商品的价值只表示人对商品的心理感受,价值取决于人的欲望及人对物品的估价,人的欲望和估价会随物品数量的变动而变化,并在被满足和不满足的欲望之间的边际上表现出来。

根据效用价值论的观点,中药资源显然具有能够满足人的欲望的能力,其数量的有限对人类需要的无限性是稀缺的,于是中药资源有价值成为了不可避免的事实,而资源的合理配置及资源的价格也自然成为了中药资源经济学关注的焦点。另外,生态环境资源除了生产性输入外,还向人类提供休闲和环境服务,提高了人们的生命质量,为人们的精神愉悦和生存质量提供效用,这些功能也具有直接的经济价值。

效用价值理论是从人与物关系中抽象出来的学说,本质上反映着人与自然的关系。人类与中药资源的关系是健康效用关系,中药资源生态环境与人类的关系是福利效用价值。中药资源和环境都具有稀缺性和有用性,都对人类具有重要价值。

3. 存在价值理论 近代以来,随着工业化和城市化的发展,环境污染问题成为重大社会问题,越来越引起经济学家的关注,人类需要对以往经济增长和发展理论开展深刻的反思,无论劳动价值论或效用价值论,都承认具有使用价值的物品有价值,能满足人类精神文化和道德需求的物品就有存在可发掘的价值。如果出于公平和道德上的考虑,即使对人类本身没有任何好处,自然界(特别是其他生物物种)的存在本身就应该具有一定的价值,基于这种思维观点的生态环境价值被称为存在价值。

存在价值理论者认为,可持续发展代表一种社会理性,内含一个代际平等的命题,全面反映社会成员的价值取向是建构当今社会可持续发展政策的重要基础。资源环境存在价值如何测度?传统以个体理性、效率为核心的规范经济学不能给出资源环境存在价值的理论基础,说明传统规范经济学的理论基础有缺陷。克鲁梯拉的存在价值理论是基于人类的可持续社会福利发展视角的,资源环境存在价值划分为使用价值或非使用价值并不是一个完全的价值理论,而是人们为计量资源环境价值的价值量时区分出来的,而且它还没有一个客观的价值标准。在解决资源、环境的代际问题时,存在价值显得尤其重要,逐渐成为一个重要的决策参数,为环境价值提供了一个新的视角。

第二节 中药资源生态环境的经济价值评估

中药资源的生态环境价值是人们在生产中依据自然科学的生态平衡规律,以及经济学的优化配置规律,使自然界的生物系统对人类的生产、生活条件和生态环境条件产生的有益影响和有利结果,其结果的实现有待于借助经济学原理和方法进行适宜的科学评估,全面分析和评价中药资源生态环境所产生的经济价值,不论这种价值是直接的,还是间接的。

一、中药资源环境经济价值评估的意义

中药资源生态环境的保护需要依靠经济的手段,中药资源的管理决策需要借助核算作为依据,这都离不开对生态环境价值的经济评估,其重要的理论意义和实践意义主要体现在以下三个方面。

(一) 实施可持续发展战略的内在要求

从经济学角度看,可持续发展是指随着时间的推移,人类福利持续不断地增加(至少是保持)。弱可持续性意味着总的资本存量不减少;强可持续性则意味着除了总的资本存量不减少以外,生命支持系统所依赖的自然资本也一定不能减少。要衡量发展是否为可持续,必然涉及自然资本的经济计量。而从代际关系和代际公平看,可持续发展是"既满足当代人的需要又不危及后代满足其需要的发展"。如果存在资源使用的选择,当代人和下代人之间的利益均衡,就有必要对环境价值进行评估。可持续发展下的经济估值不应单单具有效率的含义,还要考虑到下一代社会发展的

资源需求问题和社会福利问题。

（二）有助于对传统的国民经济核算体系的补充

传统国民经济核算体系无论是记录经济活动还是计算社会福利,既未反映经济增长导致的生态破坏、环境恶化和资源耗竭,也未考虑非商品环境服务的贡献。要想真实地反映国民财富状况,就必须将环境的变动状况综合地反映到国民经济核算体系中去,从而为国民经济管理提供一个经济运行的真实显示和总体绩效考核标准。《中国 21 世纪议程》中提出"建立各种资源的实物账户和价值量账户,以支持建立总和的环境与经济核算体系",而只有通过对环境资源进行货币化估值,才有可能用货币价值这一共同的量度将环境资源与其他经济财富统一起来。

（三）环境管理科学化的需要

环境政策的目标是将外部环境成本内部化,恰当的环境政策依赖于环境成本的评估。在涉及环境影响的费用效益分析中,在制定适当的环境标准、环境收费等政策时,都需要将环境损害或环境效益货币化。如实施生态补偿政策,确定合理的生态补偿数额是实行生态补偿的前提。生态补偿金的最终确定必须有明确的科学依据,其基础就是对环境影响进行经济评价,研究环境影响的货币化价值。这就要求运用环境损益的量化技术定量地评价环境影响,确定生态补偿的数量,划定生态补偿金的上限和下限,以保证生态补偿政策的实施。

二、中药资源环境经济价值评估的内容

生态环境具有价值已成人们的共识,这源于环境资源的稀缺性及对人类的有用性。生态环境至少有以下四大功能:提供资源、消纳废物、美学与精神享受、生命支持系统。中药资源的生态环境价值评估,是对包含药用生物在内的自然资源整体所产生的生态环境价值予以评价,主要包括药用生物的初级生产和生物多样性等。

（一）药用生物的初级生产

初级生产是指植物光合作用积累物质和能量的过程,是反映生态系统内物质循环和能量流动的一个综合指标。在初级生产过程中,用于植物生长和生殖的那部分能量称为净初生产量(或第一性生产量)。净初生产量通常用每年每平方米所固定的能量表示,初级生产积累能量或有机物质的速率,称为初级生产力。初级生产力是对生态环境系统进行生态学评价的重要指标之一。初级生产力不仅受地球生态环境、生态系统的发育年龄和群落演替等制约,还受动物的捕食作用影响。

（二）生物多样性

我国地跨热带、亚热带、温带、寒温带,是世界上生物多样性最丰富的国家之一。生物多样性是指生物及其与环境形成的生态复合体以及与此相关的各种生态过程的总和,包括数以百万计的动植物、微生物和它们所拥有的基因,以及与生存环境形成的复杂的生态系统。生物多样性不仅为人类提供了所需的全部食品、许多药物和工业原料等物质基础,还提供了美学与精神享受,同时

在维持生态平衡和稳定环境上也发挥着重要作用。生物多样性作为一个内涵十分广泛的重要概念,包括遗传多样性、物种多样性、生态多样性及景观多样性等多个层次和水平,中药资源的生物多样性评价则主要基于对其群落物种多样性的评价。

三、中药资源环境经济价值评估的方法

生态环境的经济价值评估是指运用经济学原理和数学方法,对生态经济系统内物质与能量的各种运动进行的计算。在现代生态经济系统日趋复杂的情况下,一般是利用大型计算机对生态经济系统进行反复模拟和计算。计算的方法通常是建立反映生态环境经济综合效益的目标函数,建立反映生态环境对各种约束系统条件的方程式及反映系统内各主要变量间关系的函数式,通过直接求出目标函数极值或若干方案对比的方法,得到优化方案,并在此基础上制订整个系统的规划。常用方法有:投入产出法、控制论方法、运筹方法、计量经济方法、系统动态分析及其他系统仿真方法、统计分析方法等。

(一) 中药资源环境经济价值评估的定性方法

中药资源的生态环境价值评估,最简单的是结构上分为使用价值和非使用价值。前者又可分为直接使用价值、间接使用价值与选择价值,后者则分为遗产价值与存在价值(图 5-1)。而根据评估内容,又可分为药用生物初级生产评估和生物多样性评估。

药用生物初级生产评估的方法通常采用收获量测定法,即定期收获植被,干燥至恒重,再以每年每平方米所生产的有机物质干重表示。生物多样性评估的常用指标有物种丰富度指数、Simpson 指数、Shannon-Wiener 指数等。

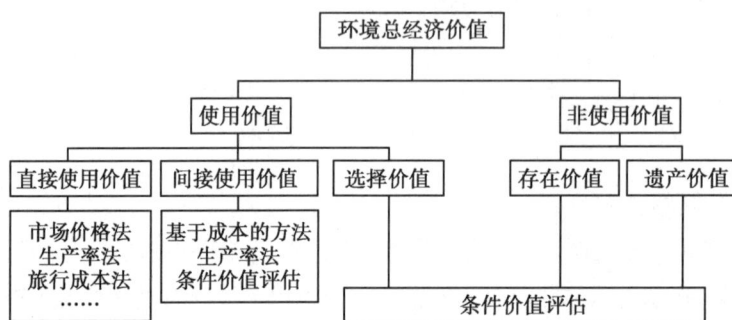

● 图 5-1 环境价值构成与相应评估方法

(二) 中药资源环境经济价值评估的定量方法

中药资源生态环境价值的经济评估,一是计算环境污染、资源耗竭和生态破坏造成的损失;二是分析防治环境污染、资源耗竭和生态破坏措施的费用和效益;三是实施建设项目环境影响评价的环境经济分析;四是进行环境资产或自然资产的价值评估。这是实行环境核算并将其纳入国民经济核算体系的前提条件和基础工作。

1. 市场价格法 市场价格法是利用市场交易价格和数量信息来推导消费者需求曲线和供给

曲线,然后计算消费者剩余与生产者剩余,最后加总得到总经济价值。通常来说,能用市场价格法评估的主要是那些能在市场上直接出售的资源产品,如前面提到过的各类药材。从现有的文献来看,对水产品的评估是市场价格运用比较多,也是比较成功的领域。假定工程建设占用了水蛭养殖的水塘,导致水塘的产量下降了,导致水蛭的价格上涨。比方说,从原先的产出 10 000kg,500 元/kg,变成了现在的产出 5 000kg,800 元/kg,假定消费者的支付意愿没有变化,我们就可以利用上述两个点画出一条线性的需求曲线。这时我们就能发现,消费者的剩余减少了,减少的消费者剩余就是由于水体污染而让消费者遭受的价值损失。至此,我们还没有考虑工程建设可能给水塘带来的环境污染,并引起水蛭品质变化对市场的影响。如果考虑到品质下降对消费者价值的影响,消费者遭遇的剩余损失会更多,还需要考虑产量下降给生产者带来的损失。为此,我们需要计算生产者遭受的价值损失,虽然市场出售价格会有所上升(不可能无限制攀升),但考虑产量下降,生产者通常会遭受一定的价值损失。把上面分别得到的消费者剩余损失同生产者剩余损失加在一起,我们就得到了工程建设导致的环境资源产出减少带来的经济价值损失。

市场价格法是最基本的评估方法。它可以用来评估环境资源产品或者服务质量与数量的变化。它的优点在于,首先它依赖于实际的市场交易数据,是可观察得到的,因此相对比较可靠,也符合经济学对经济价值的基本理解;其次,市场交易价格、数量和成本数据相对比较容易得到,尤其在市场发达的情况下,一些数据可能有比较好的积累,也比较透明,并且容易得到;最后,它所使用的是最基本的经济学分析工具,即需求曲线和供给曲线,在理论基础上大家基本没有争议。

2. 生产函数法 生产函数法是利用由环境资源作为生产投入以最终物品的市场交易信息来推断环境资源的价值。它跟市场价格法其实很接近,在上面的水蛭例子中,如果把水资源看作水蛭生产的投入,就有生产函数法的"味道"了。生产函数法把环境资源作为一种要素投入,跟其他投入一起生产市场交换物品。比方说,森林、湿地对下游饮用水的保持(一般饮用水是有市场价格的)。森林砍伐、湿地减少会影响水土保持,进而影响饮用水的产量与价格。通过价格传导机制,这种影响会延续到其他产品或者服务(比如中药)的价格,最后影响到整个社会的福利水平。生产函数法就是要去分析这种影响的方向与程度。

生产函数法评估的第一步,是要找到环境质量或者数量改变与市场物品生产之间的物质影响关系,它可以借助一定的自然科学实验研究、实地调查,或者其他可控实验而实现,为了能够使用经济学分析工具,最后我们还要用生产函数来描述这种物质关系,并尽可能包括环境资源在内的所有生产要素投入;第二步,要评估市场物品产出和价格变化带来的经济影响,即产出变化的经济价值;第三步,要分析得到环境资源变化带来的价值改变,或者说,保护环境资源不受影响的经济价值。下面我们用模型来表述生产函数法。

我们假设企业 i 具有如下生产函数:

$$Q_i=Q_i(X_i,S), i=1, 2, \cdots, n \qquad\qquad 式(5\text{-}1)$$

式中,Q_i 表示企业 i 生产的市场产品,X_i 是企业 i 除环境资源以外的其他生产要素投入向量(可能是 j 种要素),S 是投入生产的环境资源。我们假设所有要素的物理边际产出为正,不同生产要素之间在不同要素价格水平下可以完全替代。

给定行业有 n 家企业,$Q=\Sigma Q_i$,整个行业的需求函数为 $P=P(Q)$,同时我们假定要素投入为 $j=1, 2, \cdots, m$,跟产出 Q 对应的社会福利水平可由式(5-2)表示。

$$W(x_{11}, \cdots, x_{nm}, S) = \int_Q^0 P(u) \, du - \sum_i V \times X_i \qquad \text{式 (5-2)}$$

式中，V 是投入要素的价格向量。我们可以发现，公式右边积分部分表示整个社会的产出价值，右边第二部分表示要素投入成本。对福利函数求解最优解的一阶条件是：

$$\frac{\partial W}{\partial x_{ij}} = P(Q) \frac{\partial Q}{\partial x_{ij}} - v_j = 0 \qquad \text{式 (5-3)}$$

在把上述模型应用到实际评估的时候，我们需要选择公式 $Q_i = Q_i(X_i, S), i = 1, 2, \cdots, n$，即生产函数的具体形式，比如线性、Cobb-Douglas 形式，通过单调正变换，我们可以估算出如下线性生产方程：

$$\ln Q_t = \alpha + \beta_1 \ln X_t + \beta_2 S_t + \beta Y_t + \varepsilon_t \qquad \text{式 (5-4)}$$

其中，

$\ln Q_t$，表示 t 期产出的自然对数。

$\ln X_t$，表示 t 期投入的其他生产要素。

S_t，表示 t 期的环境要素投入。

Y_t，表示除要素投入外的其他解释变量，如虚拟变量、产出滞后值。

ε_t，表示误差项。

根据上述方程我们可以计算得到：

$$\frac{\partial Q}{\partial S} = \frac{\partial \ln Q}{\partial \ln S} \times \frac{\overline{Q}}{\overline{S}} = \beta_2 \times \frac{\overline{Q}}{\overline{S}} = \pi \qquad \text{式 (5-5)}$$

式中，$\overline{Q}$、$\overline{S}$ 表示产出和环境投入的平均值。根据投入产出数据，我们估算得到 β_2，就能计算得到环境变化的边际产出 π，再把边际产出 π 乘以价格 P，就得到了环境变化的经济价值，即社会福利变化。生产函数已经被广泛用于评估环境质量改变（如水土流失、水和空气污染、森林退化）对农业生产、森林产出、渔获、人类健康和基础设施的使用寿命与维护成本的影响。

总体来说，不管是市场价格法还是生产函数法都只能考虑一小部分的环境资源价值，必须有实际的资源产品交易，或者投入到市场化产品的生产中，而这对于以公共物品为主的环境资源来说是不现实的。多数环境资源不经过市场化的资源配置，也不参与具体市场化产品的生产，因此对环境价值的评估主要是非市场评估。

3. 条件价值评估法　条件价值评估法（contingent valuation method, CVM），也叫问卷调查法、意愿调查评估法等，是非市场价值评估技术中最为重要、应用最为广泛的一种方法。条件价值评估法由 Davis 于 1963 年提出，并得到迅速发展。

如果说某一物品或服务的经济价值是通过社会上许多个人的支付意愿的总和来衡量的话，或者说支付意愿反映了个人对该物品或服务的偏好的话，那么对环境进行经济价值评估就是要衡量人们对环境物品或服务的偏好程度。条件价值评估法是一种典型的陈述偏好评估法，是在假想市场情况下，直接调查和询问人们对某一环境效益改善或资源保护的措施的支付意愿、对环境或资源质量损失的接受赔偿意愿，以人们的支付意愿或接受赔偿意愿来估计环境效益改善或环境质量损失的经济价值。与市场价值法不同，条件价值评估法不是基于可观察到的或预设的市场行为，而是基于被调查对象的回答。条件价值评估法可用于评估环境物品的利用价值和非利用价值。

条件价值评估法的经济学原理：个人对各种市场商品和环境舒适性具有消费偏好，其对市场

商品的消费用 x 表示(可以自由选择),环境物品用 q 表示(不受个人支配),个人的效用函数可以表示为 $u(x,q)$。个人对市场商品的消费受其(可支配)收入 y 和商品价格 p 的限制。在一定的收入限制下,个人力图达到效用最大化的消费:

$\max u(x,q)$。其中,$\sum p_i x_i \leqslant y$。

受限的最优化产生一组常规需求函数:

$x_i = h_i(p,q,y)$,$i=1,2,3,\cdots,n$,为市场商品的种类。

定义间接效用函数为 $v(p,q,y) = u[h(p,q,y)q]$,在这里,效用为市场商品的价格和收入的函数,在这种情况下,也是环境物品的函数。

假定 p、y 不变,某种环境物品或服务 q 从 q_0 到 q_1,相应地,个人的效用从 $u_0 = v(p,q_0,y)$ 到 $u_1 = v(p,q_1,y)$。

假设变化是一种改进,即 $q_0 \geqslant q_1$,则 $u_1 = v(p,q_1,y) \geqslant u_0 = v(p,q_0,y)$。这种效用变化可以用间接效用函数来测量:$v(p,q_1,y-C) = v(p,q_0,y)$。

式中的补偿变化 C,是当 q 从 q_0 变化到 q_1,而效用在变化后与变化前保持不变时所要推导的个人所愿支付的金钱数量,即 CVM 调查试图引导的回答者个人的支付意愿。由于环境物品的公共物品特性,总的支付意愿(环境物品或服务的总经济价值)由个人的支付意愿加总获得。

CVM 研究的基本步骤可以归纳为:①创建假想市场;②获得个人的支付意愿或受偿意愿;③估计平均的支付意愿或接受赔偿意愿;④估计支付意愿/受偿意愿曲线。

[本章小结]

本章介绍了中药资源经济学中生态环境的概念。重点介绍了中药资源与生态、环境的经济学关系,环境价值评估与定量分析方法。在学习本章知识时应注意环境和生态两个概念的区别与联系,厘清中药资源在生态环境中的特殊之处,以及由之带来的经济学问题;掌握各种计量方法的原理和运算方法,结合实际问题进行简单且依据充分的估算。

[复习思考题]

1. 什么是生态经济,生态经济有哪些特征?
2. 中药资源环境经济价值评估有何意义?
3. 中药资源环境经济价值评估的定性方法有哪些?
4. 中药资源环境经济价值评估的定量方法有哪些?

第五章同步练习

第六章　中药可再生资源的优化配置

第六章课件

[学习目的]

　　通过本章的学习,掌握中药可再生资源的概念及特征、资源配置概念及功能、资源配置效率的概念;熟悉我国道地药材可再生资源的分布、中药可再生资源的配置方式及特征;了解中药可再生资源的优化配置与可持续发展措施。

[学习要点]

　　中药可再生资源的概念及特征,资源配置概念及功能、资源配置效率的概念,我国道地药材可再生资源的分布、配置方式及特征。

第一节　中药可再生资源的基本特征与分布状况

一、中药可再生资源的概念

　　中药资源分为中药可再生资源和中药不可再生资源。中药可再生资源是相对于不可再生中药资源而言,指借助于自然循环或人类活动的干预,或生物的生成、繁殖,不断自我更新,维持一定储量的中药资源,主要包括中药动物资源和中药植物资源。如果对中药可再生资源进行科学管理和合理开发使用,将会取之不尽、用之不竭,并给人类社会带来持续的经济与社会价值。但是,如果开发利用不当,则会使其数量减少,或质量受损,甚至完全枯竭,并带来不良的经济和社会后果。中药不可再生资源,是指在人类有意义的时间范围内,没有再生能力,质量保持不变,资源蕴藏量不再增加的中药资源,主要是中药矿物资源。

　　按自然属性来划分,中药可再生资源可分为中药植物资源和中药动物资源两大类。据第三次全国中药资源普查初步统计,我国现有中药资源的种类中,中药可再生资源占99%以上(表6-1)。

表 6-1 中药资源分类统计表

类别		种数	占比
中药可再生资源	植物资源	11 146	87%
	动物资源	1 581	12%
中药不可再生资源	矿物资源	80	1%

二、中药可再生资源的基本特征

(一) 中药可再生资源的共同特征

1. 可再生性 中药可再生资源的可再生性是指在特定的自然条件下,该资源能持续再生。中药可再生资源包括中药植物资源和中药动物资源,在合理开采的条件下能保持或扩大中药再生资源的总量,是能够依靠现有中药资源而再生的。这一特性,使人类可以对中药可再生资源进行重复利用。绝大多数中药可再生资源的再生周期较短,且具有清洁环境之优势。

2. 有限性 中药可再生资源的有限性是指在一定的时间与空间尺度内,可再生资源的数量是有限的,同时,其可再生是受到诸多条件限制的。该资源虽然具有可再生性,但也并不是"取之不尽,用之不竭"的,它是一个动态的概念。一旦某种中药资源的种源消失,该资源就无法进行再生。中药可再生资源的持续利用主要受自然增长规律的制约。要实现中药可再生资源利用,必须要对其开采量进行合理控制,使该类中药资源的开采速度小于其增长速度,才能实现该资源的"取之不尽,用之不竭"。

3. 多样性 中药可再生资源的多样性主要体现在物种的多样性和遗传的多样性上。物种的多样性,主要体现在现有的可再生中药资源的种类多。据有关资料记载,地球上有 200 多万个物种,而一些生物学家则估计地球上的物种高达亿种以上,其中被人们发现的仅仅只有 140 万种。而这些生物物种为可再生中药资源发展提供了必要的生态环境。由于我国幅员辽阔,各地区地理与气候条件差异较大,从而使我国的可再生中药资源呈现多样性。据全国第三次中药资源普查统计,我国药用植物共有 11 146 种,药用动物有 1 581 种。目前,第四次全国中药资源普查已全面展开,截至 2019 年 8 月,调查已汇总近 1.3 万种野生药物信息,发现 79 个新物种,其中近六成有潜在的药用价值。遗传的多样性也称作基因多样性,通常是因为种内的染色体和 DNA 同时存在遗传和变异,从而使生物物种呈现出多样性。遗传的多样性是导致生物多样性的重要原因,同时也是生态多样性和物种多样性的基础。在我国现有的中药材体系中,存在诸多从外域引种的中药材物种,同时也存在经人工栽培驯化的中药材物种。由于自然环境的改变和人工选择的作用,构建出形形色色、丰富多彩的大量的新型改良品种、农家栽培种及药用植物类。

(二) 中药可再生资源的差异性特征

1. 中药植物资源的特征

(1)多效性:由于每一味植物药中蕴含着多种化学成分和微量元素,所以绝大多数植物药均具有多功效性的特征。当归是多年生草本植物,药用其根,是最常用的中药之一。当归主产于我国四川、甘肃、陕西、云南、湖北等省,国内有些省区也已引种栽培。当归既能补血,又能活血;既可通经,又能活络,但当归各个部位药效是不同的。李时珍说:"凡物之根,身半以上,气脉上行,法乎天;身半以下,气脉下行,法乎地。人身法象天地,则治上当用头,治中当用身,治下当用尾,通治则全用。乃一定之理也。"具体地说,"归首"能止血,"归身"能养血补血。比如对于贫血、体弱的患者来说,应该使用归身。"归尾"有行血破瘀之功,如果是闭经,或者瘀血,这个时候应该用归尾。当归是中医临床中最常用的中药,特别对贫血患者是最好的,能显著促进机体造血功能,升高红细胞、白细胞和血红蛋白含量。

(2)受天然环境影响较大:自然界的土壤、气候、水和阳光等因素对药用植物的关系非常密切。这些因素直接或间接影响着它们的生长、发育和繁殖。药用植物的种类很多,它们对环境条件的要求也不一样,高山或平原,干旱或潮湿。环境条件不只影响着药用植物的生长、发育和繁殖,还影响着它们的外部形态、内部构造和生理变异,以及有效成分的形成和含量。水分、温度、日照等气候因素对药用植物的生长产生重要影响,如阳生植物麻黄、仙人掌、芦荟等生长在干旱地方需要充足的阳光;紫花洋地黄、欧薄荷等植物的有效成分与年平均温度高低成正比例;玉竹、黄精、天南星等则常长在树荫下;地形、海拔等地貌因素对药用植物的分布也产生一定影响,如海南大枫子只分布在海拔 50~800m 之间;薄荷则适于平原生长。土壤结构、水分的含量、土壤肥力等土壤因素也会对药用植物产生影响,如卷柏、石韦常生长在山区岩石上;马尾松、石松、栀子和杜鹃等常生长在酸性土壤上,而柽柳、罗布麻等常分布在盐碱土上。

2. 中药动物资源的特征

(1)流动性:许多野生动物为了繁殖、觅食或温度适应,会进行长距离的迁徙活动,从而呈现明显的流动性。动物的迁徙可分为周期性迁徙和非周期性迁徙。部分候鸟会由于季节的变化而作周期性迁徙,如秃鹫主要分布于地中海盆地至东亚的广大地区,但冬季会到印度等地过冬;部分鱼类会因为觅食或繁殖形成洄游,而一旦动物的生存环境发生巨大变化时,会引起动物的非周期性大规模迁移。

(2)潜力大:据统计,当前全球有研究或药用记载的动物品种不超过 2 500 种,这一数据仅占全世界动物种类的 0.1%。这说明动物药的开发和利用还存在巨大的空间。随着现代科技的不断发展,动物药的研究将会进一步持续推进,中药动物资源将在更广泛的领域中获得更为重要的应用。同时动物药所含独特的化学物质,与诸多因素密切相关,如生存环境等,当前国内外研究者均对中药动物资源药理方面的研究与开发予以重点关注,这也对动物药的利用产生巨大的促进作用。

(3)公有性:由于野生动物具有流动性,造成野生动物资源所有权不明晰,使中药动物资源具有较明显的公共资源属性,从而呈现公有性的特征。野生动物流动的情况,不但存在一国范围内的流动,也包含了国际间的流动。在国际上,把野生动物当作公共资源来处理。在国内,《中华人民共和国物权法》和《中华人民共和国野生动物保护法》明确规定:野生动物资源属于国家所有。同时,《中华人民共和国野生动物保护法》还规定:国家保护依法开发利用野生动物资源的单位和个人的合法权益。由此可知,国家是药用野生动物资源的所有者。

三、我国道地药材可再生资源的分布状况

我国位于亚欧大陆中部和东部,地处于中低纬度,有各种各样的地理和气候条件。在地形上有高山、盆地、丘陵和平原;在气候上从南到北有热带、亚热带、暖温带与寒温带,从东南到西北有沿海的海洋性气候,也有内地的大陆性气候。我国幅员辽阔,中药可再生资源种类非常丰富。而中药可再生资源的生存和发展与温度、光照、水分关系密切。由于综合自然条件的明显差异和栽培技术的不同,中药可再生资源的品质相差较大,从而形成了中药材的道地性。经过长期的生产实践,各个地区都形成了一批适合本地条件的道地药材。根据我国中药可再生资源的分布区域,大体上可将我国主要药材分为十大道地产区。

(一) 关药产区

关药通常是指山海关以北的东北三省所出产的道地药材。著名关药有人参、鹿茸、防风、细辛、五味子、刺五加、黄柏、知母、龙胆、哈蟆油等。例如,人参加工品边条红参体长、芦长、体形优美;北五味子肉厚、色鲜、质柔润;梅花鹿茸粗壮、肥、嫩、形美、色泽好。

(二) 北药产区

北药取义于"北沙参""北紫胡""北山楂"等习惯称谓,通常是指河北、山东、山西等省,以及内蒙古自治区中部和东部等地区所产出的道地药材。北药产区主产北沙参、山楂、党参、金银花、板蓝根、连翘、酸枣仁、远志、黄芩、赤芍、知母、枸杞子、阿胶、全蝎、五灵脂、柴胡、桃仁、苦杏仁等著名道地药材。例如,山西潞党参皮细嫩、紧密、质柔润;河北酸枣仁粒大、饱满、油润、外皮色红棕;山东东阿阿胶以其质优驰名中外。

(三) 怀药产区

"怀"是古代河南怀庆府的简称。所谓"四大怀药",即是产于古怀庆府所连辖的博爱、武陟、孟州、沁阳等地的怀地黄、怀山药、怀牛膝、怀菊花。现在所说的怀药范围有所扩大,泛指河南境内所产的道地药材。怀药产区除盛产"四大怀药"外,主要还产金银花、茜草、茯苓、天南星、白附子、全蝎等中药材。

(四) 浙药产区

浙药有广义与狭义之分。狭义的浙药是指以"浙八味"为代表的浙江道地药材的简称。广义的浙药是指包括浙江及沿海大陆架生产的药材。"浙八味"基本上分布在宁绍平原和北部太湖流域;浙南及沿海则主产温郁金、乌梅、牡蛎等。该产区主要的道地药材有浙贝母、白术、白芍、杭白菊、延胡索、玄参、笕麦冬、温郁金、姜黄、莪术、玄参、乌药、玉竹、蝉蜕等。

(五) 江南药产区

江南药包括湖南、湖北、江苏、安徽、福建、江西等淮河以南各省所产的药材。著名的药材有安

徽亳菊、歙县贡菊、铜陵牡丹皮、霍山石斛、宣城木瓜；江苏的苏薄荷、茅苍术、太子参、蟾酥等；福建的建泽泻、莲子、建厚朴、闽西乌梅(建红梅)、蕲蛇、建曲；江西的清江枳壳、宜春香薷、丰城鸡血藤、泰和乌鸡；湖北的大别山茯苓，鄂北蜈蚣，江汉平原的龟甲、鳖甲，襄阳山麦冬，板桥党参，鄂西味连和紫油厚朴，长阳资丘木瓜、独活，京山半夏；湖南平江白术、沅江枳壳、湘乡木瓜、邵东湘玉竹、零陵薄荷、零陵香、湘红莲、汝升麻等。

(六) 川药产区

川药是指四川、重庆所产的道地药材。常见的药材有四川阿坝藏族羌族自治州的冬虫夏草、江油的附子、三台的麦冬、都江堰的川芎、石柱的黄连、遂宁的白芷等。

(七) 云、贵药产区

云药包括滇南和滇北所出产的道地药材。较为著名的药材有文山的三七；此外尚有云黄连、云当归、云龙胆、天麻等。其中云苓体重坚实，个大圆滑，不破裂；天麻体重、质坚、黄色、半透明；半夏个圆、色白似珠，称"地珠半夏"。

贵药是指以贵州为主产区的道地药材。贵药多生产在地形崎岖的高原、山岭、河谷、丘陵和盆地。贵州重要的道地药材有天麻、杜仲、天冬、朱砂等。

(八) 广药产区

广药是指广东、广西南部及海南、中国台湾等地出产的道地药材，其中包括"南药"。槟榔、砂仁、巴戟天、益智仁是我国著名的"四大南药"。桂南一带出产的道地药材有鸡血藤、山豆根、肉桂、石斛、广金钱草、桂莪术、三七、穿山甲等；珠江流域出产的道地药材有广藿香、高良姜、广防己、化橘红等；海南主产槟榔等。

(九) 西药产区

西药是指"丝绸之路"的起点西安以西的广大地区，包括陕西、甘肃、宁夏、青海、新疆及内蒙古西部所产的道地药材。包括"秦药"和青藏高原及新疆的名贵药材，如西牛黄等。甘肃主产当归、大黄、党参；宁夏主产枸杞子、甘草；青海生产麝香、马鹿茸、川贝母、冬虫夏草、肉苁蓉；新疆盛产甘草、紫草、阿魏、麻黄、伊贝母、红花、肉苁蓉、马鹿茸等；内蒙古西部的甘草、麻黄、肉苁蓉、锁阳等为本地区大宗道地药材。

(十) 藏药产区

藏药是指青藏高原所产的道地药材。本区野生道地药材资源丰富，有冬虫夏草、麝香、鹿茸、熊胆、牛黄、胡黄连、大黄、天麻、秦艽、羌活、雪上一枝蒿、甘松、雪莲花、炉贝母等。

第二节 中药可再生资源配置概念及特征

一、资源配置与配置效率

（一）资源配置的概念与功能

1. 资源配置的概念 在《简明不列颠百科全书》中,资源分配是指生产性资源在不同用途之间的分配。《现代经济词典》中,资源分配是指资源在不同用途和不同的使用者之间的分配。一般而言,资源配置又称作资源分配,是指将稀缺性资源通过一定的方式把它合理分配到社会的各个领域中去,以实现资源的最佳利用,即用最少的资源耗费,生产出最适用的商品和劳务,获取最佳的效益。

资源配置问题源于资源的稀缺性。没有稀缺性,就不存在资源配置的问题。研究如何将这些具有稀缺性的资源在不同生产部门之间和不同行业之间分配才能生产更多的商品,实际上就是资源配置问题。现代经济发展过程中,相对于人类比较热衷的经济增长,所有可用的资源都是不足的,在这一条件之下,资源配置就是把相对稀缺的、有限的资源在各种不同的生产用途方面进行更为合理的配置,利用更少的资源,以最小的生产成本去生产更多的、更有价值需求的商品,获取最大的利益。

对于实现合理配置资源问题,一般有两种途径。其一,在有限的资源的约束条件之下,通过不同生产部门、不同行业及不同生产区域之间合理分配,来实现最大的产出收益。在这一过程中,前提约束条件是有限的资源成本,而资源合理配置的最终目标是产出收益的最大化。其二,为取得计划既定的收益或目标的生产产量,如何去合理地配置不同的资源在不同部门和不同产业之间的比例,使得生产成本或资源的消耗最小。在这一过程中,前提约束条件是固定的目标收益或生产产量,而资源合理配置的最终目标是资源的消耗最小化。两种途径既可以作为效益最大化的最优规划问题,也可以作为成本最小化的最优规划问题,其本质是相同的。资源配置合理,进而成本资源消耗较低,经济效益或目标相对较高;反之,资源配置不合理,导致成本资源消耗较高,经济效率或目标下降。

在人类发展进程中,对于自然资源来讲,也是经历一个从"相对丰富"到"日益匮乏稀少"的阶段,稀缺性日益突出,其对经济增长的约束作用逐渐明显。在自然资源"相对丰富"的阶段,经济效益较低,经济增长的效益稀缺性大于自然资源的稀缺性,两种配置方式区别不大,都是合理配置自然资源,并不用在意自然资源的绝对消耗量。每个国家或地区可以设定自己的增长目标,合理配置资源,利用最少的资源成本,即可实现目标。当自然资源逐渐进入"日益匮乏稀少"阶段,两种配置方式有了较大的区别,如果一个国家或地区在此时设定自己的增长目标的话,那么即使合理利用资源,尽可能降低成本,资源的消耗绝对值仍旧是增加的。此时,自然资源的稀缺程度已经超过了经济效益的稀缺程度,需要做的不是为经济效益设定目标,而是为自然资源成本设定约束条件,进而对有限资源进行合理配置。自然资源存量绝对有限,使得经济发展必须考虑其稀缺性导致的不可持续性。因此,在经济发展的今天,自然资源的约束条件应该受到重视,第一种资源配置方式的实现途径对于现实经济增长与自然资源限制问题较为契合。

2. 资源配置的功能

(1)调集功能:调集功能是资源配置的基本功能,主要是通过计划、市场等手段把资源配置到更合理的行业或领域等。通过对资源的调集,一方面能有效降低资源的闲置,另一方面能提高已利用资源的使用效率。资源配置的目标是有效地利用全部社会资源,实现整个经济社会的高效率运转。但现实上,这一目标往往难以实现,从整个社会资源的配置来看,总有一部分资源无法得到有效利用或者是被闲置。其主要原因是在资源配置过程存在以下矛盾:微观有效与宏观无效的矛盾;经济有效与社会无效的矛盾。单纯从资源配置的角度往往难以解决这两对矛盾。资源配置关注的重点是该资源是否具有流动性。如果资源没有流动性,则缺乏资源重新配置的基础;如果资源流动性差,则实现资源有效配置的难度就大。所以,要有效发挥资源的调集功能,首先要考虑的是使资源合理地流动起来,然后再来考虑资源的配置。目前理论界关于资源配置争议的焦点问题是资源配置是应该从存量入手,还是从增量入手,这一问题的实质是解决资源流动性的不同视角而已。对这个问题的争议,再一次说明了要发挥资源配置的调集功能的重点与核心仍然是解决资源的流动性问题。

(2)生长功能:资源配置不是简单地将资本和劳动要素进行重新分配,来获得效率的提升。生产函数的投入要素不仅包括劳动和资本,还包括一个非常重要的因素,那就是技术水平。资源配置的生长功能是指通过提高技术水平,充分利用技术资源替代物质资源的投入,使产品价值构成中融入更多的技术成分,来实现社会产出水平的提升,进而提升整个社会效益。实物资源与技术资源对资源配置的作用与效果相差较大。实物资源是有形资源,其作用效果易于观察,且具备调整周期较短、见效较快的特点;而技术资源是无形资源,其发挥作用的时间较长,调整速度较慢,且不易被发现,但这种资源是可再生资源,一旦投入生产领域产生的效果往往能持续发挥作用。要发挥资源配置的生长功能,重点要做好以下两个方面的工作:一是加快技术资源的流动,将现有的技术应用到更广泛的生产领域;二是加大新技术的投入力度,尽快开发新技术并应用于生产领域。一个社会的资源配置,如果不能盘活现有技术,则会导致技术利用率较低,那整个社会的生产水平将会处在较低的状态,社会总产出也将处在较低水平,对新技术的研发投入也势必不足,进而形成社会运作的非良性循环;相反,如果技术利用率较高,则社会较易进行良性循环。因此,要充分发挥资源配置的生长功能,就必须在全社会形成尊重人才、尊重知识、鼓励创新的良好氛围。

(3)辐射功能:经济系统是一个复杂的巨系统,它由多个子系统组成。贝塔朗菲系统论认为,系统是一个整体。系统内任何一个子系统的变化,都会给整个系统带来影响,经济系统也是如此。经济体中一个因素的变动势必引起其他因素的变动,但变动的幅度、范围各不相同,涨落也可能截然相反。不同的资源配置必将产生不同的经济行为,有些产业经济行为的改善能带动一大批产业经济行为的改善;而有些产业经济行为的改善对社会其他产业的经济行为影响却相对较小。发挥资源配置的辐射功能主要是通过优化资源配置将社会资源更多地配置到能带动其他产业发展的领域或产业中去,以此带动整个社会经济的发展。当资源较多地配置于具有较强辐射作用的产业时,尽管关联产业并没有得到直接的资源投入量,但依然可以通过供需调节获得更多资源,进而促进其快速发展。这种配置较之直接将资源分散配置于各个产业上具有更大的增长效应,这就是产业发展的辐射作用。完善的资源配置机制,表现为对辐射主体的优先选择。只有这样,才能充分体现对稀缺资源的有效利用,促进经济社会发展目标的实现。

(二)资源配置效率

1. 资源配置效率的概念 在经济学中,通常把投入与产出的比率,或者成本与收益的比率叫作效率。在日常生产经营活动中,人们为了满足自身的需要,一般要投入人、财、物等生产要素;但产出的高低又受到诸多要素的限制,如资源的投入量、技术水平等。资源配置效率是指在给定投入和技术等条件下,某种资源分配方式所带来的人们愿望和需要的满足程度。一般而言,高效率的资源配置能较大程度上满足人们的需要,而低效率的资源配置则恰恰相反。因此,如何提高资源配置效率是经济学研究领域的一个重点课题。

2. 资源配置效率标准 针对如何判断各种不同资源配置的优劣,以及如何确定所有可能的资源配置中的最优资源配置这一问题,经济学家们进行了深入的探索与研究。新古典经济学认为,完全竞争的市场环境是实现社会资源的最优配置的先决条件,不完全竞争环境是无法实现资源的有效配置的。但是,完全竞争市场的条件十分苛刻:一是要满足市场上有大量的买者和卖者;二是市场上每一个厂商提供的商品都是同质的;三是所有的资源均具有完全流动性;四是信息是完全的。在现实经济活动中,完全竞争市场是不存在的。因此,通过完全竞争来实现资源的最优配置,只有理论上的价值,而无法进行实际操作。

1897年,意大利经济学家、边际学派的代表人物帕累托在研究资源配置时提出来一个资源配置效率标准,即著名的"帕累托效率"准则,也称作"帕累托最优状态"标准,简称"帕累托标准"。如果对于某种资源配置状态,任何改变都无法使至少一个人的状况变好而不使其他任何人的状况变坏,则该资源配置状态达到了帕累托最优状态,也就实现了社会福利的最大化。帕累托最优状态要求社会成员任何个人利益的增加都不能以牺牲其他人的利益为代价,从而这种状态虽具有理论上的可行性,但在现实经济中很难实现。因为变革往往会使一部分人受益,同时就不可避免会使一部分人遭受损失。为此,希克斯等为解决这一现实难以操作的问题,提出了"补偿原理",又称"潜在帕累托最优状态",即改变资源配置时,出现一部分人的利益增加,而另一部分人的利益受损,如果利益增加者可以通过适当的途径补偿利益减少者,使补偿后的双方利益均不降低,并存在剩余,则整个社会福利状况会进一步增进。

二、中药可再生资源配置方式

(一)自然配置方式

自然配置方式是指由于地形、地貌、温度、湿度、光照等自然环境的不同,而形成的中药可再生资源配置方式。该种资源配置方式主要受限于自然条件,自然条件不同,其拥有的资源相差较大。野生的中药可再生资源基本上是按自然配置方式进行资源配置的,野生药材的分布主要是自然配置的结果。部分人工栽培的中药材,由于其受气候等自然条件影响较大,也适合采取自然配置方式进行配置。

(二) 计划配置方式

中药可再生资源的计划配置方式主要是指计划部门根据社会需要,结合中药材发展规律,以计划配额、行政命令来对中药资源进行配置。在计划资源配置方式中,政府可以在宏观上协调中药资源的生产与供给,确保满足人们医疗保健中的中药材需求,并完成重点中药资源的保护,实现中药资源的可持续发展。如麝香的供给与生产。

(三) 市场配置方式

市场配置方式是中药可再生资源配置的主要配置方式。该种资源配置方式主要通过发挥价格机制的作用,通过价格变动来影响中药材的供给与需求,并最终实现供需平衡。市场配置方式与其他配置方式相比,具有明显的优越性:一是中药材生产企业或中药材种养户能直接与市场发生联系,并利用价格的涨落来进行生产决策;二是市场机制有利于促进中药材种养技术的进步与管理水平的提升,进而实现生产效率的提高,优化资源配置。但这种方式也存在着一些不足之处:一是由于市场机制作用的盲目性和滞后性,有可能产生部分中药材的供需失衡;二是由于私人部门的逐利性,会导致中药材生产品质的下降等问题。中药资源的市场化配置主要集中在中药材的人工种养领域。中药材的人工种养量的大小,直接与市场的需求相关,价格在其中起着不可替代的作用,价格高时,中药材人工种养量会增加,价格低迷时,其供给量则会出现明显减少。利润最大化是中药材人工种养户和种养企业的唯一目的。正是由于这一原因,使我国中药材的供应出现了较大的质量差异,不同产地、不同种养方式供给的药材,在疗效上差异明显。

三、中药可再生资源配置特征

(一) 地域性

由于气候条件、海拔高度、土壤等自然环境对中药可再生资源的生长产生重要影响,从而使中药可再生资源配置呈现明显的地域性特征。我国地域广阔,从南到北横跨 8 个气候带;由于离海距离的不同,从东到西,又分为湿润、半湿润和干旱区。不同地区的气候条件迥异,使得我国的中药动物资源与中药植物资源配置呈现明显的地域性特征。

中药植物资源中的不少种类,对日照、气温、降水量、海拔高度、土壤等有特殊的要求。地域不同,中药材的质地与药效也相关较大,于是形成了基于地域分布的道地药材。如枸杞的生长受到气候条件的影响较为显著,其药效也因产地不同而产生明显差异。如宁夏中宁县由于其得天独厚的气候与地理条件,使得当地产的枸杞闻名海内外。"天下枸杞出宁夏,中宁枸杞甲天下"便是对中宁枸杞品质的高度肯定。中药动物资源也呈现明显的地区适应性。如马鹿、梅花鹿等主要产于我国的东北三省及内蒙古的东北部;而金钱白花蛇、穿山甲等则主要产于亚热带的华南地区。

(二) 技术性

现有的中药可再生资源储量有限,野生中药资源尤其突出,资源量远不能满足人们的日常用药需求。近年来,中药材价格的不断上涨,尤其是野生名贵药材的价格暴涨,加重了人们的就医负担。因此,必须加大中药可再生资源的技术研发力度,以技术促生产,不断提高生产效率,扩大生产规模,才能从根本上解决目前的供需矛盾。

当前,中药材的种养技术成为决定中药可再生资源供给量的一个重要因素,也使得中药可再生资源的配置呈现明显的技术性。目前,我国中药材的人工种植与养殖水平还较低,大多数地区还无法实现中药材的大规模生产,家种家养技术还比较落后,有些关键技术还没得到突破。为实现中药可再生资源的有效配置,还必须加大野生中药材的家种家养技术的研发,培养一批高产、优质的中药材品种,提高中药材的生产水平与生产能力。

(三) 政策性

中药材的种养工作属于农牧业范畴,而农牧业的生产受到政策的影响较大,从而使中药可再生资源的配置呈现较大的政策性。政策扶持力度大的地区,中药材的生产规模将会扩大,其生产效率也会随之提高。如云南省在《云南省中药材种植(养殖)科技产业发展规划》(2008—2012 年)政策的引领下,实现中药材生产的快速发展,2010—2015 年中药材种植面积增长十多倍。目前,云南的中药材种植面积达 665 万亩,居全国第一。

第三节　中药可再生资源的优化配置

在中药可再生资源管理问题的经济分析中,财产权问题是至关重要的。在明确财产权的情况下,例如个体户和企业人工种养的中药材,该类中药可再生资源可以被管理得和一般生产过程中的投入差不多,可运用一般的经济学供求规律加以解决。另一方面,如果中药资源的专有财产权不能确立,中药可再生资源必然得不到有效管理,如野生中药可再生资源。

野生中药可再生资源的最佳利用不仅要考虑生物学意义上的最大可持续产量,还要考虑经济上的效率最大化,即最大经济产量,也就是有效可持续产量。因此,中药可再生资源的优化配置实际上考虑的是对其可持续产量的最佳利用。

一、中药可再生资源的最大生物可持续产量

中药可再生资源是中华民族的宝贵财富,也是保障人们健康的重要物质基础。要实现中药可再生资源的持续利用,必须使得该资源的采猎量少于或者等于其自然增加量,否则就难以保障该类中药资源的可持续利用。

以野生药用植物红景天为例,设在某一段时期内以野生红景天的采摘量为 Q,资源存量为 b,而红景天的净增长量与红景天存量的大小相关,所以可设红景天的净增长量为 $G(b)$。如果在一个连续的时段内,红景天的净增长量 $G(b)$ 等于采摘量 Q,且为一常量,就称之为稳定态,则有:

$$\frac{\mathrm{d}b}{\mathrm{d}t} = 0 \qquad\qquad 式(6\text{-}1)$$

式中，$\dfrac{db}{dt}$ 表示的是一段时间内野生红景天的自然增长数量，而不是增长率。显然，当野生红景天的自然增长率为最大时，且满足采摘量等于增长量，此时便实现了最大可持续产量下的稳定态。

为具体分析该类资源的最大生物可持续产量的具体数量，由于野生红景天的再生量服从生物生长的 Logistic 规律，可得出如下方程：

$$\frac{db}{dt}=G(b)=\alpha b(b_{max}-b) \qquad \text{式(6-2)}$$

式中，α 为野生红景天的存量系数，b_{max} 为野生红景天的最大生物存量，则稳定态的必要条件为：

$$\frac{db}{dt}=G(b) \qquad \text{式(6-3)}$$

当野生红景天的净增加量最大时，其一阶导数为 0，因此，最大可持续产量必须满足以下方程：

$$G'(b)=\alpha b_{max}-2\alpha b=0 \qquad \text{式(6-4)}$$

由式(6-4)可得出野生红景天的最大生物可持续产量 b^* 为：

$$b^*=b_{max}/2 \qquad \text{式(6-5)}$$

二、中药可再生资源的有效可持续产量

最大生物可持续产量不一定是实现经济效率最大化的产量。经济上的效率最大化，是指净收益的最大化，即总收益减去总成本的最大化，也称之为有效可持续产量，又称作最大经济产量，它又可分为静态有效可持续产量和动态有效可持续产量。静态有效可持续产量是指不考虑贴现时的有效可持续产量，而动态有效可持续产量是指考虑贴现时的有效可持续产量。

（一）静态有效可持续产量

在不考虑贴现的情况下，先分析采猎中药可再生资源的总成本，再分析其总收益，然后分析其净收益，进而分析静态有效可持续产量。

仍以野生药用植物红景天为例，由于野生红景天的采摘量的大小，首先取决于采摘者付出的"努力"，如采摘的时间及采摘的劳动强度等；其次，采摘量还与野生红景天的存量的大小密切相关。在其他条件相同的条件下，当野生红景天的存量大时，单位努力采摘量大；当野生红景天存量小时，单位努力采摘量则较小。当然，野生红景天的采摘量还受到其他诸多因素的影响。为了简单起见，假设野生红景天的采摘量只与努力程度和野生红景天存量相关。则有：

$$Q=Q(a,b) \qquad \text{式(6-6)}$$

式中，Q 为野生红景天的采摘量，a 为努力程度；b 为野生红景天的存量。

野生红景天的采摘量函数的具体形式多种多样，为不失一般性，现假定：

$$Q=Aab \qquad \text{式(6-7)}$$

式中，A 为常数，表示技术效率系数。

如果采摘野生红景天的成本为其努力成本的线性函数，设 TC 为总成本，w 为单位努力成本，则有：

$$TC = wa \qquad\qquad 式(6\text{-}8)$$

进一步可以得出：

$$TC = \frac{wQ}{\mathrm{A}b} \qquad\qquad 式(6\text{-}9)$$

由式(6-9)可知,采摘总成本为采摘量与存量的函数。

又因为野生红景天的生长过程符合 Logistic 方程,即:

$$G(b) = \alpha b(b_{\max} - b) \qquad\qquad 式(6\text{-}10)$$

实现均衡时,有 $Q = G(b)$,可以得出:

$$a = \frac{\alpha}{\mathrm{A}}(b_{\max} - b) \qquad\qquad 式(6\text{-}11)$$

进而可得:

$$TC = w\frac{\alpha}{\mathrm{A}}(b_{\max} - b) \qquad\qquad 式(6\text{-}12)$$

再考虑总收益,则有:

$$TR = PQ \qquad\qquad 式(6\text{-}13)$$

式中,TR 表示总收益,P 表示野生红景天的销售价格,并设其为不变量,即其不随销售量的变化而变化;

设 π 为野生红景天的经济利润,则有:

$$\pi = TR - TC = P\alpha b(b_{\max} - b) - w\frac{\alpha}{\mathrm{A}}(b_{\max} - b) \qquad\qquad 式(6\text{-}14)$$

当利润函数的一阶导数等于 0 时,即 $\dfrac{\mathrm{d}\pi}{\mathrm{d}b} = 0$ 时,实现经济利润最大化。于是有:

$$P\alpha b_{\max} - 2P\alpha b + w\frac{\alpha}{\mathrm{A}} = 0 \qquad\qquad 式(6\text{-}15)$$

由式(6-15)可得,静态有效可持续产量 b_{M} 为:

$$b_{\mathrm{M}} = \frac{b_{\max}}{2} + \frac{w}{2PA} \qquad\qquad 式(6\text{-}16)$$

显然,自然环境的承载力不变的情况下,野生红景天的存量水平与单位努力成本变化方向相同,与其市场价格和采摘技术水平变化方向相反,即当单位努力成本变大时,如采摘劳动力价格上涨,野生红景天的存量水平将进一步提高,反之,其存量水平将降低;当野生红景天的市场价格和采摘的技术水平提升时,野生红景天的存量水平将进一步降低,反之,其存量水平将提高。

比较最大生物可持续产量和静态有效可持续产量可知,实现静态有效可持续产量时的野生红景天的存量水平将高于实现最大生物可持续产量时的存量水平,但这并不能说明自利的经济行为必然导致野生红景天的可持续利用,因为这一结果成立的条件是没有考虑需求的变动。当需求增加时,野生红景天的价格将上升,则收入函数将发生变化,收入水平会进一步提高,则该资源的采摘量也将上升,从而可能出现资源的存量水平将降低,严重时,可能导致资源的枯竭。

以上静态有效可持续产量模型可由图 6-1 表示。图中 TC 为总成本,TR 为总收益。由图可知,前一阶段,随着采摘努力水平的不断增加,总收入也不断增加;当努力水平达到a_m点时,总收入实现最大值;再进一步提高努力水平,总收入不增反减。因此,a_m点为取得最大可持续产量的努力水平。

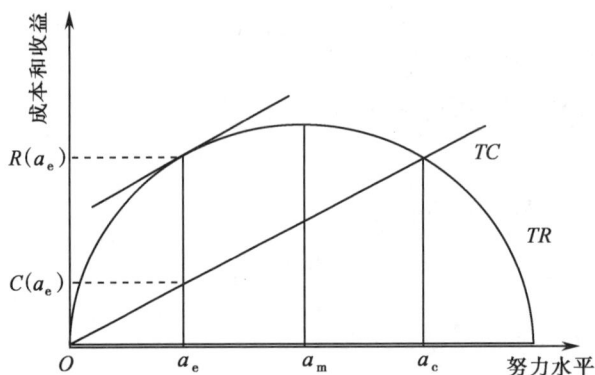

● 图6-1 静态有效可持续产量

经济利润可以由总收益TR和总成本TC的垂直距离来表示。由图6-1可知,在a_e点时,实现了最大经济利润。在该点,边际收益等于边际成本,在图形中表现在该点时总收益曲线的切线与总成本曲线平行。超过该点,成本增量大于收益增量,a_e为静态有效可持续产量的努力水平,其对应的产量为静态有效可持续产量。在a_c点,总成本等于总收益,净收益为零。若再继续增加努力水平,则会由于总成本大于总收益而产生亏损。

(二) 动态有效可持续产量

根据经济学观点,资金是有时间价值的。资金的时间价值也称作货币的时间价值,是指货币会随着时间的推移而发生增值,从而使当前所持有的一定量货币比未来获得的等量货币具有更高的价值。资金的时间价值的产生可以从两个角度加以解释:一是从投资者的角度来看,资金投入到流通过程,会得到一定回报,从而产生价值增值;二是从消费者的角度来看,如果减少当前消费,则会产生部分资金投入流通领域,一样会产生价值的增值。未来的收入和现在的收入如何比较,通常通过把未来的收入贴现到现在再进行比较,而贴现率就是一个很重要的指标。贴现率是指将未来支付改变为现值所使用的利率。一般而言,贴现率越大,说明等量的未来的收入与现期收入差距越大,未来的收入越不值钱。

静态有效可持续产量是在没有考虑资金的时间价值的条件下得出的最大经济产量。如果考虑资金的时间价值,计算出的最大经济产量,称之为动态有效可持续产量。因此,静态有效可持续产量是动态有效可持续产量的一个特例,此时的贴现率为零。一般情况下,贴现率为正值。如果贴现率的值越大,则野生红景天的保存成本越高,当前采摘就更划算,野生红景天的存量水平就会越低;相反,如果贴现率越低,则越有利于资源的保护,越有利于中药资源的可持续发展。因此,可以得出,如果考虑贴现率,野生红景天的有效采摘努力水平将上升,资源的均衡存量将减少。

由前述分析可知,当对野生红景天的采摘工作量高于有效可持续产量所需采摘工作量水平而低于最大生物可持续产量水平所需的采摘工作量水平时,净收益会由于采摘量的增加而增加,且资源的存量水平不会降低。当采摘量超过中药再生资源的最大生物可持续产量时,资源的存量就会减少。资源的存量减少,又会导致单位采摘量下降,即采摘成本的上升,进而使采摘工作量水平降低。最后,当采摘努力水平保持不变时,就会形成一个新的较低的均衡水平,此时野生红景天的采摘量又等于其存量的增加量。当贴现率增加时,动态有效采摘努力水平就会增加,如果贴现率为无穷大,努力水平会等于 a_c,在这一点上净收益为零。此后,采摘的努力水平将不会再提高,否则将出现经济利润为负。由此可见,在实施动态管理的情况下,野生红景天物种是不会灭绝的。然而,如果存量资源的增加率低于贴现率,且采摘最后一个单位的成本足够低,不实施动态有效管理就有可能导致野生红景天灭绝。

三、中药可再生资源的可持续发展措施

(一) 健全相关法律法规,提高中药资源保护意识

如果中药资源遭到严重破坏而面临枯竭,则中药资源可持续利用将无从谈起。因而,加强中药资源保护,提高中药资源保护和可持续利用意识,是保证中药可持续利用的关键。

一是要加强中药资源保护与可持续利用的宣传,组织学习中药资源保护与可持续利用的相关知识。首先,要广泛宣传《生物多样性公约》《野生药材资源保护管理条例》等有关公约及政策,让人们了解保护中药资源的重要性,从而增强保护中药资源,特别是野生中药动植物资源的自觉性,不盲目采猎。其次,要加强可持续发展理论教育,帮助人们树立正确的生态观,进而提高人们保护中药资源的意识。

二是要进一步建立健全保护野生中药资源的法律法规体系。首先,立法部门要在充分调研中药资源开发的基础上,制定出更加切实可行的保护野生中药资源的法律法规,同时加强执行部门的组织机构建设,切实做到有法可依、有法必依、执法必严、违法必究。其次,各级政府要结合本地野生中药资源实际,联合农业、林业及牧业部门,建立固定的中药资源监察点,常态化检测中药资源状况,针对本地区中药资源的特点制定相关资源保护法规条例,用法律法规促进中药资源保护。

(二) 加大中药资源普查力度,指导合理开发利用

借助第四次全国中药资源普查建立的三级中药资源普查数据库。弄清中药资源的分布等信息,明确重点中药资源的蕴藏量、实际产量、实际需求量,从资源种类、资源数量、资源质量等方面建立科学合理的中药资源评价体系。针对中药资源现状,确定合理开发规模,制订相应地区中药资源保护与合理开发利用的方案,指导中药资源的保护与开发。建立中药资源的动态监测系统以便实时掌握中药资源情况,实现对中药资源开发有度、保护及时、先保护后开发的良性循环。依据普查结果,对符合条件的区域,建立中药资源保护专区,对资源破坏严重的濒危药用植物,根据需要,加入保护名录或提高保护级别,进一步加强中药资源保护。对普查发现的濒危野生中药物种,实行预警机制,并提出有针对性的保护措施。

(三) 扩大家种家养,推行中药材的科学化生产

由于野生中药资源数量有限,其生物可再生能力也有限,难以满足人们日益增长的需求。因此,除了要加强野生中药资源的保护之外,还必须大力发展中药材的家养家种。药用植物的栽培

和药用动物的驯养是保护野生中药资源的主要途径,也是扩大利用药用动植物资源的有效手段与途径。近几十年,我国中药材野生变家种家养工作取得了长足发展,我国现已有人工种养的药用动植物200多种,有效地弥补了中药材市场供给不足问题。例如,当前人工种养的人参、天麻等品种已成为主流商品,并完全能够满足市场的需求。

虽然许多中药材通过人工种养方式,基本满足了市场需求,但人工种养中药材的品质如何保障,是亟待解决的一个难题。物种资源是决定人工种养中药材品质的重要基础,也是提高中药材产量与品质的基础。在进行中药材的家种家养实践中,应该优选优质物种资源,并结合不同地域气候、地貌特点、生态环境和中药材习性,以及中药资源与中药生产的地域分布规律,因地制宜,合理推进中药材的家种家养工作。要依托中药种质种苗库的建立,正本清源,指导药农采用种质优良的种子种苗,同时参照 GAP 要求,合理使用化肥农药,建立科学化、统一化、标准化和现代化的中药材生产基地,从源头上保证中药材的质量,进而提高栽培药材资源的储量和质量,促进中药资源保护和可持续利用。

此外,现代生物技术的发展,中药资源产业发展政策的实施等,均对中药资源的可持续利用产生深远影响。

[本章小结]

本章介绍了中药可再生资源的概念、分类与基本特征。在介绍资源配置与配置效率生物基础上,阐述了中药可再生资源的三种配置方式:自然配置方式、计划配置方式与市场配置方式。重点在中药可再生资源的最大生物可持续产量的基础上,探讨了中药可再生资源的最佳经济产量,并重点从三个方面对中药可再生资源的可持续发展提出有针对性的措施。

[复习思考题]

1. 中药动植物资源各具备哪些特征?
2. 资源配置的功能主要有哪些?
3. 如何理解中药可再生资源有效可持续产量与最大生物可持续产量的关系?
4. 促进中药可再生资源持续发展的主要措施有哪些?

第六章同步练习

第七章　中药不可再生资源的优化配置

07章 课件

[学习目的]

通过本章的学习,掌握中药不可再生资源的概念、基本特征与稀缺性度量;熟悉中药不可再生资源的代际最优配置模型;了解目前我国中药不可再生资源储备的制度,了解中药不可再生资源的稀缺性与可持续发展的解决途径。

[学习要点]

中药不可再生资源的概念、基本特征与稀缺性度量,中药不可再生资源的代际最优配置模型。

第一节　中药不可再生资源的概念及特征

不可再生资源,又称耗竭资源,或耗竭性资源,是指相对于人类活动而言,其再生速度非常缓慢,甚至可以忽略不计的资源,包括各种能源及矿产,如石油、矿石、化石及煤炭等。因其具有不可再生性,必然会随着人类的开采而不断减少,甚至完全消失。不可再生资源,其质量几乎不发生变化,但储藏量会随着人类的开发而不断减少。

一、中药不可再生资源的概念

中药不可再生资源,是指相对于人类活动而言,具有不可再生性的药用资源,是指地球在亿万年的漫长地质年代演化中,在特殊的地质条件下(如高温、高压、火山喷发等),经过长期的物理或化学变化,形成并储存于地下或地表的能作为中药使用的自然物质,如矿物药雄黄、朱砂、石膏、青礞石等;动物化石龙齿、龙骨等。这些自然物质的数量、质量、性能、地理分布等能被人类开发和利用,具有现实和潜在的经济价值和社会价值。

二、中药不可再生资源的基本特征

由于中药不可再生资源形成的过程长,成因复杂,用途特殊和广泛,其具有以下特征。

(一)稀缺性

中药不可再生资源是稀缺的,随着我国人口的逐年增加而带来对中药不可再生资源需求的不断扩大,这种稀缺性表现得越来越明显。近年来,出于对短期经济利益的追求,大量中药不可再生资源被开采,导致部分资源被严重消耗,稀缺性体现得尤其明显。

(二)不可再生性

中药不可再生资源因其数量有限,往往是经历了亿万年的演变而形成,不可通过人为的方式扩大其数量,因而具有不可再生性。中药不可再生资源一旦被开发、利用,开采一部分便减少一部分,直至消耗完为止,资源的实物形态将会永远消失,这势必要求对其加以保护并做到合理开发和利用,否则将造成永远的枯竭。

(三)地域性

地域性,是中药不可再生资源的另一个显著特点,与其他自然资源相比,中药不可再生资源具有典型的不均衡性特征。不同的气候和地质条件决定了中药不可再生资源不同的地理分布。由于地壳的演变,药用矿物资源只有在特定的地区和岩层内才能形成,因而具有显著的地域性。如朱砂在我国主要分布于湖南、贵州、广西等地;雄黄主要产于湖南、云南及甘肃、四川等地;硫黄主要产于四川、甘肃、青海、台湾等地;龙齿、龙骨主要分布于内蒙古、山西、陕西、甘肃、青海、河南、四川等地。

(四)国际性

我国古代使用的中药不可再生资源来源非常广泛,且分布在不同的国家、地区。我国跟多个国家接壤,某些药用矿物处于不同国家的相同的岩层范围内,这就决定其储存和开发具有国际性。同时古代中医药影响日本、朝鲜、越南等国家的传统医药发展,还有华侨在海外、境外需要使用中医药,导致中药资源的进口和出口贸易频繁而广泛。我国周边各国相同或相似的药用矿物资源互补利用,增进了医药国际交流的展开。因此在研究我国中药不可再生资源开发利用时,应立足国内、国外两个市场,做好更加广泛的和更加科学合理的供给和需求预测,以便在更大尺度范围联合进行分工和合理的开发和利用。

三、中药不可再生资源稀缺性的度量

中药不可再生资源具有典型的稀缺性特征,需要找出衡量其稀缺性的方法或指标。理想的指标应具有可预见性、可操作性的特征。

可预见性,指理想的度量指标应具有一定的前瞻性,既需要考虑现阶段中药不可再生资源的供求,也需考虑未来市场对其供求的变动情况,还应包括影响因素、其他可替代的资源形式、开采成本的变动、国家法律法规的变动等方面。

可操作性,指理想的度量指标应具有较强的可操作性,能根据客观的数据及现有方法进行准确的计算,以做到合理的开发和利用。

中药不可再生资源稀缺性的度量一般有两种方法:一是物理度量,二是经济度量。

(一) 中药不可再生资源的物理度量

中药不可再生资源物理度量是指从储存量或已探明储量等物理指标对中药不可再生资源进行度量评价的方法,以确定其稀缺性程度。通常可以用绝对量指标、相对量指标进行衡量。绝对量指标是从资源储存量的大小进行度量,通过比较各种资源储存量的绝对大小进行比较。但不同资源的年开采量或利用量往往不同,导致资源的使用年限存在差异,因此,用相对指标来进行度量更为合理。相对量指标是指用资源的储存量与年开采量或利用量的比值来对资源的稀缺性进行度量,反映该资源在多少年之内将被耗尽,即用静态耗尽年限指标来衡量各种中药不可再生资源在一定时期内的稀缺程度。首先,计算出某种中药不可再生资源已探明的储存量;其次,根据市场供求计算出年消耗量;最后,计算出该资源的可使用年限,以切实反映其稀缺程度。

资源的储存量一般包含两种状态:一是在现行的技术条件和经济条件下已探明的储存量,二是未发现和技术、经济条件不可开发利用的部分。后者因存在较大的不确定性,很难准确进行预估。因此,在计算相对稀缺性时,一般只用已探明储量,即只考虑在现行的技术条件和经济条件下已探明的储存量。

按照中药不可再生资源储存量使用年限计算,根据每年开采量或利用量是否有变化,分为静态储量指数和动态储量指数两种方法。静态储量指数适用于资源每年的开采量基本保持不变的情况,利用资源储存量与年开采量的比值进行计算,如式(7-1)所示:

$$N=S/R \qquad\qquad 式(7\text{-}1)$$

式中,N 表示该中药不可再生资源的可使用年限;S 表示该资源的储存量;R 表示该资源年开采量,且每年的数值基本不变。但实际上,中药不可再生资源每年的开采量不会保持不变,一般随着技术的进步和资本的积累,资源年开采量会逐渐增加。因此,应采用动态储量指数来计算,如式(7-2)所示:

$$N'=\ln(c \times n+1)/c \qquad\qquad 式(7\text{-}2)$$

式中,N' 表示中药不可再生资源的可使用年限;c 表示该资源平均开采变化率;n 为静态储量指数。

储量指数的计算过程简单、易懂,具有可预见性和可操作性等特点,储量指数越小,表示该资源可使用年限越短,资源就越稀缺,反之亦然。

(二) 中药不可再生资源的经济度量

在现实经济中,资源的稀缺性往往不是物理上的概念,更多指的应该是经济上的概念。因此,经济度量在衡量中药不可再生资源的稀缺性中占有重要作用。

中药不可再生资源稀缺性的经济度量是指利用一套科学的、完整的经济指标对其相对稀缺性程度进行度量,主要涉及资源获取的代价大小,包括资源的开采成本、资源市场价格和租金等。

1. 资源的开采成本　对于中药不可再生资源的开采,其成本并不遵循经济学中的边际成本(即边际开采成本)递减规律,而是具有李嘉图效应,即单位开采成本会随着开采规模的扩大而增加。原因在于容易开采的资源早已被开采完毕,剩下的大部分都是开采成本很高的资源,这也正好可以反映其稀缺程度。

中药不可再生资源多为中药矿物、化石等,其多分布于土壤、水体中,开采过程还存在负外部性,随着绿色 GDP 核算的推广,中药不可再生资源开采后环境生态的恢复费用也计入成本。

2. 资源市场价格　在市场经济条件下,价格是反映资源稀缺程度的重要信号。对于中药不可再生资源的市场价格,其变动一般呈现为 U 形,即当新资源难以发现、成本居高不下时,其价格自然会趋于上升。因此,资源市场价格也可以反映中药不可再生资源的稀缺程度。

3. 租金　租金一般是指资源产品的现行市场价格与边际开采费用的差额,也称为使用者成本。租金实际上是存量资源的影子价格,用以度量资源的稀缺程度。但资源的边际开采费用往往难以准确计算,常用资源的勘探成本来进行替代使用。最优的资源勘探条件是边际租金等于边际开采成本。

影子价格

第二节　中药不可再生资源代际分配理论与方法

不可再生资源在不同时期配置的核心问题是实现高效率的资源配置,要求资源利用净效益的现值最大化从而使资源在现在(现代)与未来(后代)使用中达到均衡,这需要合理分配不同时期的资源使用量,做到代际公平。

一、中药不可再生资源代际最优分配原则

1. 保证国民经济稳定、持续发展的原则　经济发展必须建立在物质基础之上,中药不可再生资源的跨期配置必须保证国民经济稳定、持续的发展。从历史发展来看,人类在利用资源发展经济的同时,都必然会将一部分资源储存起来留给后代使用。因此,对中药不可再生资源的利用,也不能例外。

2. 维护社会长远利益最大化原则　中药不可再生资源跨期配置的矛盾主要体现在短期利益和长期利益的矛盾,以及局部利益与整体利益的矛盾。在经济发展过程中,短期利益和局部利益往往是看得见、摸得着的利益,容易受到重视;而长期利益和整体利益往往是看不见、摸不着的,容易受到忽视。因此,如果只重视资源的短期开采和获利,必将影响长期利益,给将来带来不良影响。那么,必须正确处理好中药不可再生资源的短期利益和长期利益。

3. 保护生态环境原则　环境恶化在我国很多地区都有发生,水土流失、气候异常等灾害屡见不鲜。中药不可再生资源绝大部分深埋于地下,是经过成千上万年的历史演变而成的,如果短时期内大量开采必将带来生态环境的破坏,容易导致不可逆的环境恶化。必须重视生态环境的有效保护。

二、中药不可再生资源代际最优分配模型

中药不可再生资源作为一种特殊的耗竭资源,其合理配置管理的模型一定程度上遵循帕累托最优原理,不可能在减少一部分人福利的情况下使其他人的福利增加,也就是说,当中药不可再生资源的开发利用在不同时期的转移不能增加总效益时,该资源的配置利用方式便是最优的。中药不可再生资源的代际分配模型主要分为两期模型、N 期模型以及资源之间的替代模型。

(一) 两期模型

假定一种具有固定供给的不可再生资源,在两期内使用,且资源在两期内储量是充足的。同时,在两期中需求不变,保持常数,边际支付意愿如式(7-3)所示:

$$P=8-0.4Q \hspace{4cm} 式(7-3)$$

式中,P 为价格,Q 为资源量,不可再生资源的边际开采成本 MC 为 2,且固定不变。

从图 7-1 可见,需求曲线与供给曲线相交,对应的均衡资源是 15 个单位。在两期模型中,如果资源总供给量大于等于 30 个单位,两个时期间的配置就很容易实现高效率,每个时期都能得到所需的 15 个单位资源量,时期 I 的消费不会影响时期 II 的消费。在这种情况下,两个时期均实现本期的静态高效率标准,时间不是一个重要标准。但是,当供给数量小于 30 个单位,按照动态效率标准,有效配置是指两期净收益的现值最大化,两期净收益的现值为每期净收益的现值和,这种情况下通常借助计算机试算所有和的组合,选择收益净现值最大组合;或者根据经济学基本原理,资源动态优化配置必须满足的条件为:两个时期边际净收益现值相等。

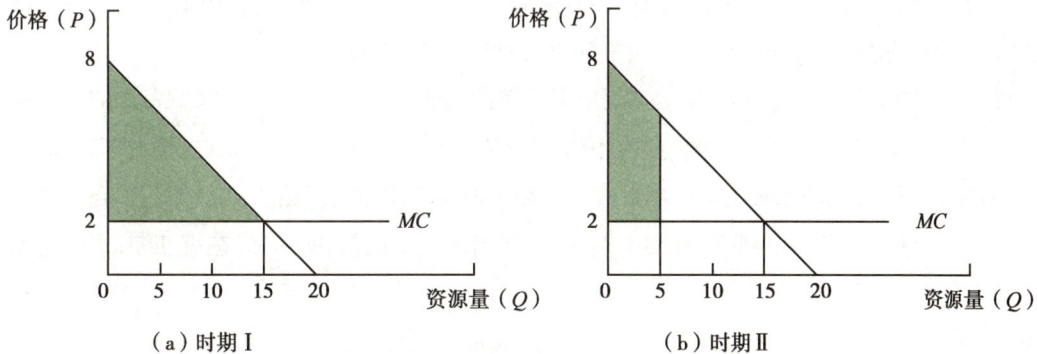

● 图 7-1 不可再生资源充分供给时期两期有效配置

不可再生资源的动态有效配置见图 7-2,它描述了两期边际净收益的现值。时期 I 的净收益曲线从左向右看,净收益曲线与纵轴交于 6,因为在 8 时需求为 0,边际成本为 2,而最大边际净收益等于最大边际收益减去边际成本,所以最大边际净收益为 8-2=6。在需求为 15 时,其边际净收益为 0,因为在那个数量时支付意愿正好等于成本。

第 II 期净收益曲线从右向左看,第 II 期使用资源的数量从右向左增加。这样沿着水平轴的任何一点,形成了两期配置的 20 个单位,轴上的任何一点形成两期间的唯一配置。另外,由于第 II 期边际净收益需要贴现,时期 II 边际净收益的现值曲线与纵轴的焦点不同于时期 I,交点较低。

假设贴现率 $r=10\%$，则边际净收益为6，其现值为 $6/(1+0.1)=5.45$。

两期有效配置就是两期边际净收益的现值曲线交点，即边际净收益相等。净收益总现值就是时期Ⅰ的边际净收益曲线下从原点到有效配置点的面积，加上时期Ⅱ的边际净收益的现值曲线从右轴到有效配置点的面积，即 $aebO_2O_1$，此时面积最大。

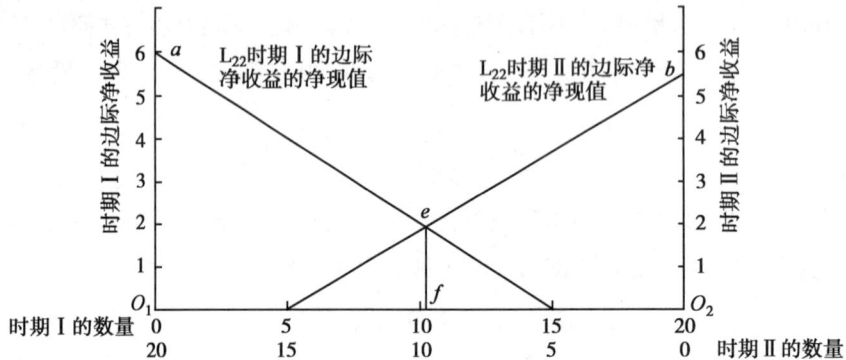

● 图7-2　不可再生资源的动态有效配置

当稀缺的资源跨时配置时，存在一个机会成本，称为边际使用者成本。由于资源是稀缺的，现在较多的使用会减少未来使用的机会，因此，必须考虑边际使用者的成本。当存在30单位以上资源时，边际使用者成本为0，但当仅存20单位资源时，就存在资源的稀缺性，在这种情况下边际使用者成本不再为0。从图7-2可以看出来，边际使用者的现值用两个现值曲线交点 e 来表示，e 为高效率资源配置点，从图上或者公式可以计算得到为1.905。在 e 点上两个时期净收益限值之和最大，每期的边际净收益的现值也是相同的。

根据两期的边际净收益现值曲线得出两期的有效配置数量分别为 $Q_1=10.238$ 和 $Q_2=9.762$，代入式(7-3)中，可得资源在两个时期的价格为 $P_1=3.905$ 和 $P_2=4.095$。

在一个有效的资源市场中，供给不仅应考虑资源的边际开采成本，也应考虑资源的边际使用成本。在资源充足的情况下，资源的供给价格等于边际开采成本；在存在稀缺的情况下，资源的供给价格等于边际开采成本和边际使用者成本之和。因此，每期的边际使用者成本是价格与边际开采成本间的差值，如图7-3所示，在第Ⅰ期，边际使用者成本的值为1.905，在第Ⅱ期，边际使用者

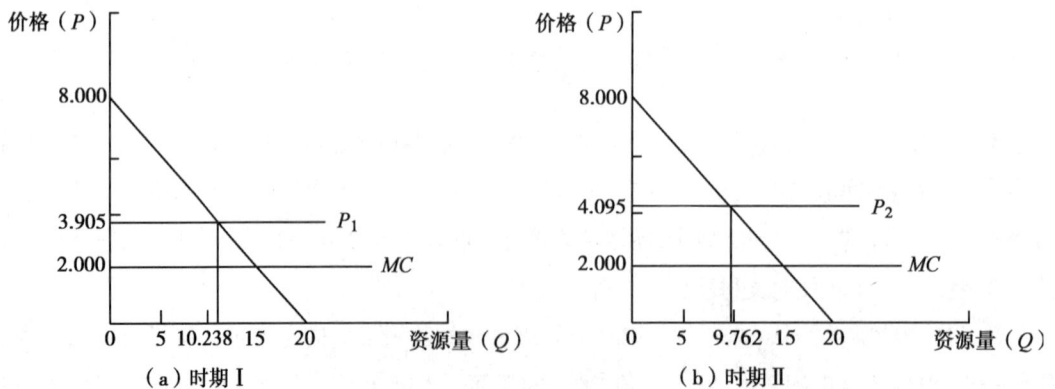

● 图7-3　边际开采成本为常数时不可再生资源的两期有效配置

成本为 1.905,而实际边际使用者的成本为 $1.905(1+r)$,当 $r=10\%$ 时,第 II 期的边际使用者成本为 2.095。因此两期边际使用者的表现值是相等的,实际的边际使用者成本随时间不断上升。

将上述案例用一般数学公式表达,考虑资源配置净收益的现值在两期内达到最大,设 r 为贴现率,Q_1 表示在第 t 期的资源利用数量,第 t 期的需求函数为,$P(Q_1)$ 总收益 B 为需求的函数积分(即需求曲线以下面积),则:

$$B(Q) = \int_a^0 P(x)\,\mathrm{d}x \qquad\qquad 式(7\text{-}4)$$

则边际净收益 $B'(Q)$ 为反需求函数,即 $B'(Q) = P(Q)$,假定资源的边际开采成本为常数,即 $C(Q) = c$,因此在第 t 期开采数量为 Q 的资源总开采成本为 $C = cQ_1$,c 为边际开采成本,则资源在两期的动态配置必须满足净收益最大化:

$$\overset{\max}{\scriptstyle Q_1,Q_2}\left\{ B(Q_1) - cQ_2 + (\frac{1}{1+r})\left[B(Q_2) - cQ_2 \right] \right\} \qquad\qquad 式(7\text{-}5)$$

如果资源的总有效数量为 $\overline{Q}$,约束条件为两期总的开采率不应超过 $\overline{Q}$。

$$Q_1 + Q_2 \ll \overline{Q} \qquad\qquad 式(7\text{-}6)$$

建立拉格朗日方程求解最大化问题:

$$L = B(Q_1) - cQ_1 + (\frac{1}{1+r})\left[B(Q_2) - cQ_2 \right] + \lambda(\overline{Q} - Q_1 - Q_2) \qquad\qquad 式(7\text{-}7)$$

最大化的必要充分条件如下:

$$\frac{\partial Q}{\partial Q_1} = P(Q_1) - c - r = 0 \qquad\qquad 式(7\text{-}8)$$

$$\frac{\partial L}{\partial Q_1} = (\frac{1}{1+r})\left[P(Q_2) - c \right] - \lambda = 0 \qquad\qquad 式(7\text{-}9)$$

$$\frac{\partial L}{\partial r} = S - Q_1 - Q_2 = 0 \qquad\qquad 式(7\text{-}10)$$

式(7-8)表示在动态有效配置中,时期 I 的边际净收益的现值 $P(Q_1) - c$ 应等于 λ。式(7-9)表明,时期 II 的边际净收益的现值也应等于 λ,因此,两边净收益的现值必须相等。这种关系在图 7-3 中已经清楚地显示出来。

边际使用者成本的现值用 λ 表示。因此,式(7-8)表明,第 I 期价格 $P(Q_1)$ 应等于边际开采成本 c 和边际使用者成本 λ 之和。将式(7-9)乘以 $(1+r)$ 可以看到,第 II 期的价格 $P(Q_2)$ 等于边际开采成本 c 加上第 II 期高的边际使用者成本 $\lambda(1+r)$。这表明,边际使用者成本的当期值随着时间不断上升,而其现值不变。

(二) N 期模型

首先,保持前述边际开采成本为常数、需求为常数的假设,时间由两个时期延续到 n 个时期,如图 7-4 所示。

图 7-4(a)表示不可再生资源开采量随时间的变化趋势,图 7-4(b)表示不可再生资源的总边际成本和边际使用成本随时间变化的趋势。总边际成本为边际开采成本和边际使用成本之和。从图中可见,多期配置情况与两期配置情况相似,尽管边际开采成本不变,但边际使用成本随时间

逐渐增加。边际使用成本的增加,反映了随资源稀缺性的增加,资源消费的机会成本提高。

随着时间的延续,边际成本上升,资源的开采量逐渐下降,直到最后为零。在图7-4中,当时间 $t=9$ 时,总边际成本为8,等于人们愿意支付的最高价格,资源需求(消费量)和供给(开采量)同时为零。可见,即使边际开采成本是不变的,通过有效的配置,资源可呈现出平滑的耗竭,避免了时间上的突然耗竭。

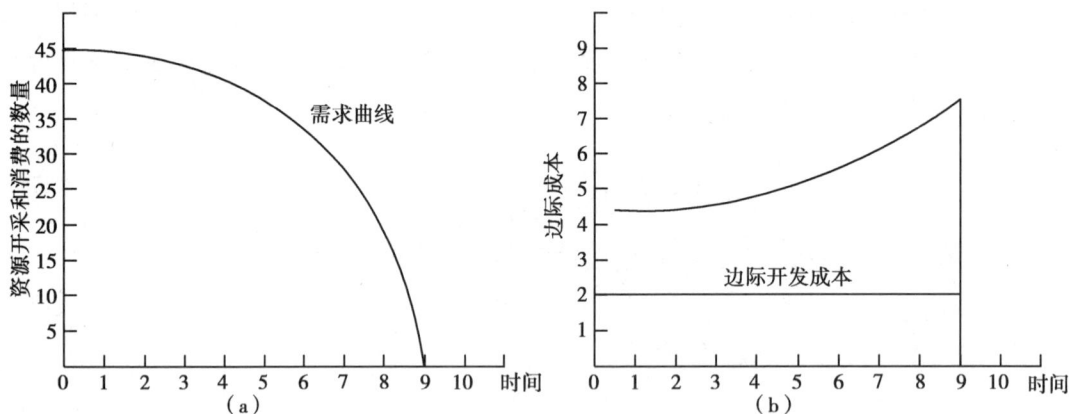

● 图7-4　没有替代资源且边际开采成本为常数时开采数量和边际成本之间的关系

用一般数学公式表达多期、不变成本、无替代的不可再生资源跨时期最优配置。根据前面的净收益现值最大化条件式(7-8)至式(7-10),可得:

$$\frac{P(Q_1)-c}{(1+r)^{t-1}} - r = 0, t=1, 2, \cdots, T \qquad \text{式(7-11)}$$

$$\sum_{t=1}^{T} Q_t - \overline{Q} = 0 \qquad \text{式(7-12)}$$

从约束优化理论来讲,λ 可以理解为 t 时间资源约束的影子价格。在这个案例里,λ 表示边际使用成本的现值,也可把 λ 称为稀缺租金(scarcity rent),因为在最优解中 λ 等于价格和边际开采成本之差,是稀缺资源拥有者所获得的租金。

(三) 耗竭资源之间的替代模型

中药不可再生资源作为人类医疗卫生事业的物质基础之一,在一定条件下边际成本低的资源品种可以被边际成本高的资源品种替代,如果存在可替代耗竭资源的可再生资源时,也可以使用相应可再生的中药资源。另外,随着现代科学技术与中医药现代化进展,某些中药不可再生资源,已经被化学制剂所代替。

三、中药企业最优配置的基本条件

按照经济学原理,企业最主要的目标是获得利润最大化,即达到企业资源的最优配置,中药企业亦是如此。达到该目标的基本条件是企业的边际收益等于边际成本。所谓边际收益,是指企业最后一单位投入所获得的收益增量,边际成本,是指企业获得最后一单位产出所需投入的成本,当这两者相等时,企业即实现利润最大化,资源配置达到最优。

四、中药不可再生资源勘探与挖掘决策

中药不可再生资源的供给主要包括勘探和挖掘两个主要阶段,勘探的作用主要是确定资源的储存量,探明资源的相关特征。挖掘的作用是从地下取出资源,形成实际的市场供给。资源的市场价格会影响到勘探和挖掘决策,同时勘探和挖掘的成本也会影响到市场价格。

中药不可再生资源因其数量有限。增加现阶段的开发就必然会减少将来的开发利用。资源的开发是多时期的生产活动,其成本和收益均涉及较长时期。因此,该类资源的勘探与挖掘量就是要把企业和社会的资源利用决策规范化、科学化,寻求有效利用资源的相关条件,确定不同时期的开采规模,以达到最大的社会效益。

第三节　中药不可再生资源的市场利用与储备制度的构建

发展生产、保障供给是一切生产事业的根本目的和方针。保障中药不可再生资源的持续供给,从根本上必须依靠发展矿产资源生产,因其具有不可再生性,这就要求必须保持必要的储备。

一、中药不可再生资源的不确定性

中药不可再生资源的自然客观属性决定其丰富度和地理分布均具有较大的差异,有些国家或地区某种资源的储藏量很丰富,而另外一些国家或地区另外一些资源的储藏很丰富,没有哪个国家所有资源的储藏都很丰富。随着 2013 年"一带一路"经济发展倡议的提出,在中药不可再生资源利用方面,各国从技术、人力、资金、政策等形成资源互补,相互促进,形成了共同发展的良好合作关系。各国充分合理地开发利用沿路各个合作国家的资源,达到了双方或多方共赢。因此,我国在中药不可再生资源的利用方面必须着眼于国内、国外两个市场,利用好国内、国外两种资源。

当今的国际经济和政治形势并不十分稳定,地区性争端甚至战争不断,许多国家和地区的政局尚不十分稳固。因此,为了保持中药不可再生资源较为稳定的供给,防范出现危机和障碍,必须进行必要的资源储备;否则,一旦出现危机、战争等意外事件而导致资源供给中断,必将影响到中药不可再生资源生产乃至国民经济的正常进行。

二、中药不可再生资源储备的类型及特点

不可再生资源具有重大的战略价值,需要进行战略储备,这是西方很多发达国家的经历,我国可借鉴其经验,尽快开展中药不可再生资源储备工作。

综观国内外矿产资源的储备,中药不可再生资源的储备类型主要有以下几种。

（一）中药矿产品储备和中药矿产资源战略基地储备

中药矿产品战略储备是指针对矿产资源本身的储备,中药矿产资源战略基地储备是指对于那些已经探明或可能蕴藏有中药不可再生资源的地区作为战略保留基地,禁止商业性资源勘探和开采,仅供国家在非常时期使用。国家可制定专门的法律、法规,在战略基地内禁止所有针对中药不可再生资源的商业性开发。这种类似的做法在国外早有先例,如美国将阿拉斯加的部分地区作为国家铁矿石的储备基地,只探不采。另外,玻利维亚、墨西哥等国家也均有此类做法。

（二）战略储备和商业储备

战略储备是指由政府或公共机构直接投资、开采和控制的资源储备。商业储备,又称为民间储备或公司储备、企业储备等,是由相关企业按照国家相应的法律、法规规定,在维持正常的市场供给量之外保有的储备量或相关企业根据国家法律、法规规定,必须存储的与企业生产规模相适应的最低库存量,还包括在国际资源市场中必须保有的期货储备量。政府战略储备可以是矿产品储备,也应包括战略基地储备。目前,国外和我国战略基地储备的产品主要是石油,因此,国家应尽快建立中药不可再生资源的战略基地储备,以确保国内资源的长期稳定供应和中药产业的长期发展。

中药不可再生资源储备的特点主要表现为国家性质。中药不可再生资源作为国家重要的战略资源,必须由国家作为储备的主要主体,其动用的条件和程序必须有严格的法律、法规加以约束。

三、中药不可再生资源储备制度的构建

中药不可再生资源储备制度是指各级政府机构依据法律和法规,通过行政或经济手段对中药不可再生资源进行科学储备的制度。储备制度的构建一般包含储备的主体、资金的筹集、动用的条件和流程等要素。

（一）储备的主体

现阶段,资源储备的方式主要有两种:一是美国模式,即由国家作为储备的主体建立资源储备;二是日本模式,起始阶段以民间主体为主,最终形成国家和民间共同建立资源储备的制度。我国中药不可再生资源的储备属于国家战略性储备,储备主体应以国家的形式进行。但在国家财政资源有限的情况下,可积极鼓励民间资本进入储备领域,形成以国家为主、民间为辅的储备模式。

（二）资金的筹集

中药不可再生资源的储备需要大量资金,其来源成为储备制度能否顺利实施的关键。作为战略性资源的中药不可再生资源,其储备主体应以国家为主,资金以政府拨款为主,民间资金为辅进行筹集,具体的资金来源包括以下几种。

1. 建立特别消费税　中药不可再生资源储备所需资金多,必须建立稳定的资金来源,可参照石油等矿产资源建立相应的特别消费税筹集资金。资源的消费者是储备的直接受益者,可按照谁受益谁缴费的原则进行征税,为资源储备提供长期、稳定的资金来源。

2. 发行储备债券　在建立资源储备的初期,固定资产等投入较大,特别消费税相对较少,不可能依靠系统内部的资金积累维持平衡,因此必须借助外部资金的投入,发行债券便成为一种可行的选择,国家可通过发行储备债券,为储备制度的建立提供资金来源。发行对象应以长期投资者为主,如养老基金会等,也可以向国外主体发行。该债券因有资源的长期收益作担保,风险相对较小,预计会有广泛的市场,可为资源储备建立的初期提供资金来源。

3. 政策性银行贷款　政策性银行是指为实现国家特定的社会、经济目标而组建的不以营利为目的的金融机构。我国现阶段的政策性银行主要包括国家开发银行、中国农业发展银行和中国进出口银行,其中国家开发银行的主要职能是为涉及国家战略层面的重大项目提供资金支持。中药不可再生资源的储备具有重大的战略意义,追求的主要是国家长远的社会效益,而非短期的经济效益,属于国家重要的基础性设施。国家开发银行为中药不可再生资源的储备提供资金支持属于其正常业务工作范畴。另外,从经济层面而言,可获得长期稳定的消费税作为未来的收益,也符合银行贷款的相关要求。

4. 商业银行贷款　随着我国金融体制改革的不断深入,资金成本的下降应是一种趋势。违约风险小、具有稳定的未来现金流的主体应是商业银行提供贷款的首选客户。中药不可再生资源储备的主体是政府,违约的可能性几乎为零,特别消费税可为其提供较为稳定的未来现金流,因此,通过商业银行贷款可为中药不可再生资源的储备提供资金支持。

5. 企业的投入　我国中药不可再生资源的开发企业主要是国有企业,为了合理规划、避免重复建设,在满足日常生产经营所需的存量的情况下,可将企业的储运设施纳入国家战略储备中进行统一管理,在确保国家绝对控制的前提下,积极鼓励相关企业参与。

(三) 动用的条件和程序

建立资源储备的目的是当出现非正常情况时,开启动用程序加以应对,因此储备动用的条件和程序成为制度是否有效的关键因素。

1. 动用条件　对于储备动用的条件,各国的规定不尽相同,一般考虑的因素有:储备资源的市场价格、紧急状态、国内市场需求变动等。如美国国会授权总统在紧急状态下可动用储备资源,对于紧急状态,法律有明确规定,即对国家安全或国家经济可能带来重大不利影响:事件的范围和持久性具有危机的典型特征;事件可能会造成储备资源的供给中断。符合上述条件即为紧急情况,才可以动用储备资源。2015 年我国首次将中药资源提到国家战略资源的层面,而在储备方面尚无完整、明确的法律保障,应尽快建立符合国情的中药不可再生资源战略物资储备法律体系和储备动用的具体条件。

2. 动用的程序　当市场达到储备资源动用的条件时,即可开启动用的程序,对此各国的规定不尽相同,如美国规定经由国会批准,总统签署命令方可动用储备资源。我国可规定,当市场情况达到动用的条件时,由主管部门向国务院提出申请,再由总理下达动用命令,正式动用储备资源。那么,我国也应当及时地构建中药不可再生资源的储备动用的程序。

　　中药不可再生资源主要指中药的矿物药（包括化石药），它们是我国中医药宝库的重要组成部分，如何科学地、可持续地开发利用这些资源宝藏，是中药资源经济学的重要研究内容。本章介绍了中药不可再生资源的概念及特征、稀缺性度量、代际最优分配与储备制度构建，重点在中药不可再生资源的代际分配模型，主要包括最优分配原则、代际最优分配的模型，难点在于中药不可再生资源代际最优分配模型的理解，尤其是边际最优分配的掌握，然后介绍了中药不可再生资源的储备制度构建。

　　1. 中药不可再生资源的稀缺性度量方式有哪些？

　　2. 简述中药不可再生资源的代际最优分配原则。

　　3. 结合帕累托最优，解释中药不可再生资源的 N 期代际分配模型。

第七章同步练习

第八章　中药资源的保护与开发利用

[学习目的]

通过本章的学习,熟悉中药资源保护的现状与开发利用的特点;掌握中药资源开发利用的模式;了解中药资源开发利用中的保护问题。

[学习要点]

中药资源保护的现状与开发利用的特点,中药资源开发利用的模式及开发利用中的保护问题。

第一节　中药资源保护与开发利用的历史与现状

中药资源的开发是指人们对中药资源进行劳动(调查、经营等),达到开采和形成产品的措施和过程;中药资源的利用是指人们对已开发出来的资源进行一定目的的使用。中药资源开发与利用的途径越来越广泛,已经从以生产药材为主的初级开发,扩大到了中药新药开发、新资源开发以及传统资源再开发与综合利用等方面。

中药资源物种丰富,蕴藏量大,用途广,开发利用前景广阔,从神农尝百草到东汉《神农本草经》问世,从明代《本草纲目》到现代《中华本草》,浩瀚的本草文献深刻反映了我国劳动人民开发利用中药资源的丰富历史,总结出了诸多朴素而实用的经验教训,尤其现代中医药发展面临新的挑战,可持续开发利用与科学保护已经成为长期存在的核心问题。

一、中药资源保护与开发利用的历史

古代中药资源的利用主要是采集、猎取自然界可供药用的野生性植物、动物和矿物,很少进行有目的的人工栽培或饲养,亦无开展保护的迫切性。中药资源的开发利用自人类发现其药用价值即已开始,而达到规模化与现代产业化程度,以及由此衍生的可持续保护思维则始于近现代。中

华人民共和国成立以后,在继承和发扬祖国医药学遗产的基础上,中药资源的开发和利用进入新的发展阶段,取得了明显的经济效益和社会效益,同时也形成了"在开发中保护、在保护中开发"的可持续发展共识,资源保护与开发利用已经相提并重,缺一不可。

我国中药资源保护与开发利用的历程大体可分为四个时期,即萌芽时期(公元前 221 年以前)、古代时期(公元前 221—1840 年)、近代时期(1841—1949 年)和中华人民共和国成立以后(1949 年以后)。

(一) 萌芽时期

早在远古时期,我们的祖先在采集食物的过程中,经过无数次的口尝身受,逐步认识到哪些植物可以食用,哪些植物可以治疗疾病,初步积累了一些关于植物药的知识,形成了原始的食物疗法和药物疗法。但是,当时人们对自然资源的利用是盲目的、随机的,且没有确切的文字记录。远古时期人们尚无自然资源的保护意识,而是附带于农业生产、经济建设实践的不自觉过程中,是一种朴素的可持续发展思维。

(二) 古代时期

秦汉时期,国家统一,经济发达,为汇集整理先秦时期大量蕴积的药物开发利用经验创造了良好的条件,《神农本草经》既是先秦时期中药资源开发利用的经验总结,又是后世本草和开发利用的楷范。历代本草中药用资源种类的增加也从一定程度上反映了人们对中药资源开发利用的水平。唐代时开发利用的中药资源已达 1 500 多种。宋代文化繁荣,开发利用的药物资源品种更多,极大地丰富了中医药宝库。明代是我国古代史上中药资源开发利用和本草理论发展的鼎盛时期,特别是中期,随着生产水平的提高及国内外市场的开拓,商品经济有很大发展,医药界人文荟萃,名著迭起,举世闻名的《本草纲目》收载药物 1 892 种,把古代中药资源开发利用推向了顶峰,并以博大精深的内涵总结了明以前中药资源开发利用的经验,图文并茂,提高了本草学的编撰技能和水平,开拓了后世中药发展的新局面。清代中药商品经济进一步发展,不仅中药行、店林立,还形成了一些全国性的药材集散市场,中药资源开发利用的范围又进一步扩大和提高。

此时期人们对自然资源的保护意识仍附属于农业生产、经济建设实践活动中,但受人类生产建设以及战争活动影响,我国的自然生态环境已出现被破坏乃至程度愈加严重的状况。这时期政府集权管理不断加强,经验教训不断积累,自然资源的保护力度和保护范围也在强化。

(三) 近代时期

清朝时期虽有封禁山林湖海的政策,但自然资源的无意识保护工作总体上处于弱化状态,大规模的农垦和基础建设进一步加剧了生态环境与自然资源的破坏。鸦片战争后,由于帝国主义列强侵略、清政府管理无力,中药资源的开发利用也受到很大影响。

民国、抗日战争时期,民生凋敝,又有西医西药的强势竞争,中药资源开发利用已经基本处于停滞不前的状态。

（四）中华人民共和国成立以后

中华人民共和国成立以后,中医药事业发展迎来了良好的社会环境。中药资源普查工作为研究开发中药资源奠定了基础,在此基础上,中药资源开发利用的各项工作出现了蒸蒸日上的大好局面,这也造成我国野生中药资源被过度利用、珍稀濒危物种急剧增加、药材质量难以达标等问题,中药资源保护工作面临着严重的挑战。我国对于中药资源保护的较大范围研究开始于20世纪80年代,尤其是第三次中药资源普查促进了较多业界学者将研究焦点集中在中药资源保护与合理开发之间的关系。2015年4月发布的《中药材保护和发展规划(2015—2020年)》成为我国历史上第一个关于中药材保护和发展的国家级专项规划,以发展促保护,以保护谋发展,实现开发与保护的协调已经成为长期存在的核心问题。目前正在开展第四次全国中药资源普查,尤其是对濒危药材预警机制的建立,充分体现可对中药资源保护与可持续发展的高度重视。

二、中药资源保护与开发利用的成就与问题

新时代,我国中药资源受到前所未有的关注,中药资源在中医药事业和健康服务业发展中的基础地位更加突出,中药资源具有国家战略性资源的作用,中药资源的保护与开发利用迎来前所未有的发展机遇,取得了非凡成就,同时中药资源的保护与开发利用也面临着极大压力,存在诸多问题。

（一）中药资源保护与开发利用的成就

中国经济飞速发展,中药资源全产业链各环节均获得了显著成就。2017年我国中药工业产值达到7 900亿元之多,超过医药总产值的三分之一,出口中药材及饮片数量超过22万吨,中医药产品和文化传播到世界近200个国家和地区。近年来,在年均约40万吨中药资源消耗需求中,野生药材资源依然是主要组成部分,野生中药资源破坏十分严重,有些品种几乎已经无法延续。

自20世纪80年代我国提出可持续发展理念以来,对中药资源的开发和保护从来没有间断过,主要体现在经济领域、生态环境领域、医药领域和政策规划领域等方面。例如,国家生态建设和环境保护工程大大改善药用动植物的栖息地,有力地促进了野生资源的天然更新;农民生产生活方式的改变与农村产业结构的调整,直接或间接为中药资源的恢复和发展创造了有利条件;中药现代化战略的实施为中药材种养殖与中药资源发展带来了强大的动力;有关生物与环境保护的国际公约以及中国有关法律法规的密集发布和实施,为珍稀濒危中药资源支起了一张张保护大伞,《中华人民共和国中医药法》中第三章专门规范了"中药保护与发展"的相关内容;正是药用植物保护评价体系与中药资源评估技术的逐步完善,将进一步保障实现中药资源的良性循环即可持续发展。

（二）中药资源保护与开发利用的问题

中药资源的保护与开发利用是项综合性、系统性的战略工程,也称为绿色可持续发展,涉及诸

多行业领域的融合,而不同专业角度发现的不足之处也是不同的,从资源经济学角度分析,主要存在如下问题。

1. 野生中药资源破坏严重　这个问题是影响中药资源可持续发展的刚性"瓶颈"。我国中药资源 70%~80% 的品种目前还主要依赖野生资源,而野生中药资源的生物学物种数量不断减少,某些野生品种甚至出现濒危状态,造成全国常用的 600 余种药材中每年有约 20% 的短缺,而且个别品种在今后的较长时期内仍将长期处于资源紧缺、濒危甚至灭绝状态,如川芎、三七等中药材的野生资源几近灭绝。科学研究阐明,我国药用物种濒危、资源减少的两个主要原因是过度采挖和生态环境的恶化。

2. 生态环境恶化　最主要的是对野生贵稀中药资源的灭绝性采挖,无序开发,致其所属的生态环境质量下降和破坏。如对野生冬虫夏草资源的大量采挖,使得当地植被严重破坏,造成大面积水土流失,而其生态环境的完全恢复甚至需要上万年的时间。另外,我国目前还未专门建设野生中药资源保护区、野生中药动物保护区,对于中药矿物资源、化石资源也未对采掘进行限制性保护,这方面的经费投入也有限。

3. 缺乏可持续的有效管理措施　我国中药资源可持续发展的顶层设计还不足。中药资源事务的规划和监管处于"九龙治水"状态,虽然多部门均可以管理中药资源,但不能全面统筹保护与开发利用的协调发展。在中药资源的价值和配置体系认知不清的背景下,我国中药资源长期奉行重开发轻保护的发展思想,而有限的保护政策也处于长期落实不到位的状况。由于中药资源的来源复杂,陆地、高山、江河、湖泊、海洋、沙漠、湿地等都有生长,在这种情况下,往往难以协调,而且存在一些部门利益,最终很容易造成"多人管反而无人管"的局面。

4. 市场体系运行不畅　在经济领域,中药资源市场的价格失灵以及中药产业的不规范是影响可持续发展的关键因素。中药材市场还存在一定的信息不对称,且有大量人为的恶意炒作,中药资源价格的不正常波动较多。另外,我国中药资源本身的产业化程度不高,产业本身集中度低,种植、加工、科研能力较低,生产工艺、产品质量较低等,这导致国内尚未形成一个有龙头、有基础的产业体系,而国际上与日、韩等国天然植物药的竞争能力不足。

5. 中药资源保护效率不高　以迁地保护为例,从经济学角度,我国中药资源保护存在配置不合理的情况。一是大量常见药用植物重复保存率超过受威胁品种,大宗常见中药材和濒危资源迁地保护频率较少或没有;二是我国药用植物园和资源库经济效益较低或没有,物种保护和科研投入较多;三是中药资源保护科研与产业发展对接存在壁垒;四是迁地保护的中药资源与原生境的资源存在较大差别,还没有较为成功的药用植物野外回归取得理想效果的案例。

6. 先进性技术与人才不足　中药资源开发利用长期以来依靠传统技术,其相对落后,更新换代速度极低,中药农业缺乏严格现代意义的品种,而且生产中重产量轻质量,滥用化肥、农药、生长调节剂现象较为普遍,即便如此,其标准化技术的推广进展也不理想,这导致中药材品质下降,影响中药质量和临床疗效,损害了中医药信誉。此外,中药材生产经营管理较为粗放,供需信息交流不畅,价格起伏幅度过大,也阻碍了中药产业健康发展。

另外,中药资源可持续性发展,还缺乏多方位的学科人才,既需要环境保护和生态学方面人才,从自然的宏观和微观层面进行把握,也需要经济学和国际贸易学人才从社会的宏观和微观层面进行指导,还需要配合中医药的理论和用药习惯,将多种学科和知识交互融合。

三、中药资源保护与开发利用的策略

目前,中药资源一方面被大量开采、挖掘、浪费和破坏;另一方面,又面临严重资源不足的困境。如果限制中药资源的开发,将影响中医药事业的发展,而单纯地保护中药资源又代价太大。因此,只有合理而充分地开发中药资源,实现综合利用,最大限度地提高中药资源的利用率,才能更好地保护中药资源,而中药资源保护与的开发利用要考虑以下几个策略。

(一) 系统性

中药资源保护与开发利用的过程,是一个系统化的工程,既凝结了中华民族几千年来的医药体系传承,又不断引入和融合新理论和新方法。从中药资源的调查,到珍贵资源的保护、引种驯化,再到中药新资源的发现与开发;从中药资源药效物质的提取,到组分的分离、分析与结构鉴定,再到新型药物的设计开发;从我国古代对中药资源进行煎煮得到的汤剂,到丸剂、散剂、膏剂,再到滴丸、缓释控释制剂、软胶囊、微囊、注射液等。然而,中药资源的保护与开发利用,始终是在传统中医药理论指导下开展,并遵循中医药发展规律,保持和发挥中医药特色和优势。现代社会中药资源开发利用形式多样,如保健品、康养产品、旅游产品的开发等,但要以保障国家基本药物供需为前提,这种高度的系统性是中药资源保护与开发利用异于常规自然资源的不同之处。

(二) 实用性

中药资源保护与开发利用的最直接目的和最本质的出发点是满足中医药事业的需求,就是要从中药资源中开发出疗效好、见效快、无(低)毒的药物和其他产品,并保证原料的充足供应,以取得显著的生态环境效益、社会效益和经济效益,这就是中药资源保护与开发要具有鲜明的实用性。

(三) 参与性

首先,中药资源大部分为共享型资源,实质为公共产品,任何具有能力和意愿的实体都可以实施开发利用行为;其次,中药资源关系着全民健康卫生事业的物质基础,这也决定着人人均能以不同方式参与其开发利用过程。现代社会,中药资源的开发利用涵盖全产业链,并陆续有新的环节涌现。当找到一种疗效确切、具有强烈应用需求的中药材之后,人们可以从不同的产业环节切入,开展种质优选与培育、栽培模式创新、新型机械化研发、电子商务与物联网建设等等,以发掘中药资源的经济潜力。

随着社会需求发展与科学技术进步,中药资源开发利用已经不仅仅局限于中医药行业,还可应用到食品、化妆品、畜牧业、化工、环保、电化学等领域。比如,某些药食同源的中药资源可以开发为食品、保健品,在采摘过程中产生的非药用部位可以通过进一步提取制备纤维素类保健品;中药资源副产品可以作为原料制备出具有特定孔道形貌的碳材料,从而应用到化工、环保以及电化学等领域。另外,随着中国复兴的世界步伐,中药资源的开发利用还成为中医药文化符号与品牌战略的一部分,凝聚着中华民族传统文化的精华,是中华文明与沿线国家人文交流的重要内容。

（四）创新性

现代社会中环境污染、生态破坏、药物滥用等问题日益突出,使得中药资源在开发利用过程中要不断响应社会、自然环境的变化趋势,聚焦国家战略和人民需求。比如雾霾对人体健康的影响已受到广泛关注,中药资源的开发就要适应这种自然环境的变化,有针对性地研发出能够有效抗击雾霾对人体侵害的有效药物。另外,现代科学技术的更新与衍生速度趋快,中药资源开发利用的方法手段也在随之不断更新和兼容,分子条形码技术、辅助育种技术、互联网信息技术等都已经融入中药资源开发利用的体系中。在创新的过程中,还要不断进行跨学科、跨领域的融合,从而保证中药资源的开发始终站在科技发展的前端。中药资源开发利用内容的创新性,还体现在对"中药"原有内涵的发挥,中药国际化、"一带一路"等在开创全方位对外开放新格局的同时,中医药逐步融入国际医药体系,实质上已将"中药资源"的概念向更广泛的"药用动植物资源"延伸。

（五）可持续性

中药资源的可持续利用包含了两方面含义,一方面要保证质优的中药能够源源不断、持续地供应,既要防止短缺或断档,又要防止过多或过剩;另一方面要保证中药资源与生态环境协调地发展,保证人们赖以生存的良好环境条件得到有效保护,从而能够长久生存下去。

我国是中药资源生物多样性最丰富的国家,但是不断扩张的中药开发与应用给中药资源保护带来的压力与日俱增,也为中医药事业可持续发展蒙上一层阴影。影响中药资源变化的因素有该物种自然分布的地域差异性、开发利用程度、物种繁殖能力、栖息地变化等,主要表现在部分中药资源受到破坏,生态环境恶化,中药资源主题自然保护区建设和种质资源保护严重滞后,中药资源保护与利用缺乏科学管理等,对中药资源进行科学管理和宏观调控,已成为中国经济可持续发展和中药现代化迫在眉睫和势在必行的重要环节。中药资源可持续开发利用涉及多个方面和多个部门单位的建设,目前我国还未形成有效的"宏观管理系统"进行统筹。从中药学科角度,中药资源的可持续开发利用也需要多方面的配合,离不开植物分类、环境、生态、自然地理、计算机人工智能、中医中药等领域的人才,但现在中国还十分缺乏这方面的专门人才。

近年,我国推动生态建设、环境保护、农林产业结构改革等工程,大大改善了药用动植物的栖息地,有力地促进了野生资源的天然更新。中药现代化战略的实施为中药材种养殖与中药资源发展带来了强大的动力,特别是中药材规范化种植与 GAP 基地建设得到了各级政府的高度重视、引导和扶持,一些名贵中药材的生产得到较大的发展,部分中药材长期紧缺的矛盾得到了有效的解决;有关生物与环境保护的国际公约以及中国有关法律法规的实施,为珍稀濒危中药资源支起了一张张保护大伞,这些措施均是中药资源可持续性开发利用的有力探索。

第二节　中药资源保护与开发利用的经济模式

中药资源按照来源,分为植物药、动物药、矿物药三大类,其中矿物药为不可再生资源,又称耗竭资源,动、植物药为可再生资源。在自然资源经济学中,耗竭资源为早期关注热点,其开发利用与配置问题也是重点研究方向,而在中药资源经济学中,可再生资源占有99%以上比例,而且是中医药产业与市场的绝对主体。不管哪类中药资源,在产业开发的同时,走可持续发展道路是当今国内乃至全世界共同认可的必然趋势。

一、新时代健康产业经济对中药资源开发利用的影响

随着我国逐步迈入全面小康社会,我们也将更多的目光投向世界,中医药可持续发展也进入新时代,保障全民健康,助力我国全面小康,在大时代背景下重拾民族自信和文化自信,是中医药发展在变革中准备迎接的时代机遇。

(一) 中药资源与大健康产业

近年来随着国家中医药政策扶持力度加大,以健康中国为核心的大健康产业战略出台,以及社会经济发展的突飞猛进和人们生活水平质量不断提高,同时亚健康和老龄化人口数量也在增加,传统中医药对于健康保健、慢性疾病疗效逐渐受到重视,人们对健康的追求已经超越过去任何一个时代,中医药与互联网、养老、旅游和食品等融合形成新业态,医药产业迎来前所未有的发展契机。中药工业和健康产业的发展都要求有丰富的、可持续利用的中药资源,这无疑扩大了本已日益稀缺的中药资源总需求量与总供给量的缺口,同时也给自然生态环境造成了很大的压力,使中医药产业的可持续发展受到威胁。

2015年5月,《中医药健康服务发展规划(2015—2020年)》发布,第一次提出"中国特色的健康服务体系",中医药健康服务体系从医疗、养生、康复、养老、文化旅游以及相关支撑产业六大方面(图8-1),第一次全面阐述了宏观的中医药健康服务体系,而中药资源作为基础资源直接渗透到各个方面。

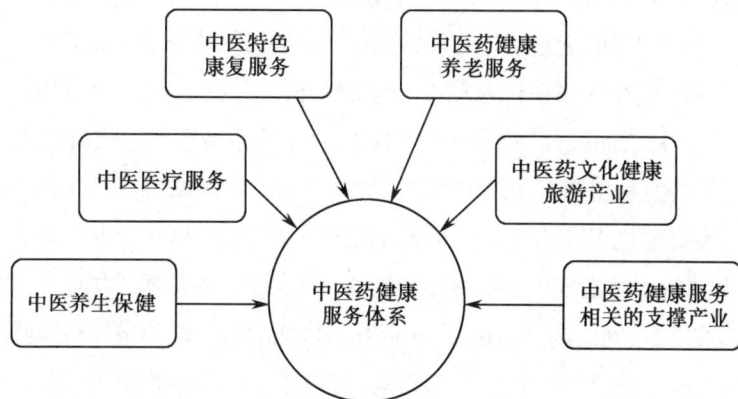

● 图 8-1　中医药健康服务体系建设的六大任务

(二) 中药资源与国际贸易

中医药是世界传统医学体系中最杰出的代表,随着天然药物逐步深入人心,世界卫生组织也已制定《世界卫生组织传统医学战略2014—2023年》,以推动各国传统医学的规范发展。中药资

源国际贸易的经济理论与实践活动更为重要,我国中药资源的优势明显,不足之处也很多,中药资源的贸易产业结构、国际(标准)化、技术壁垒因素、生态环境因素、法律因素、文化因素等等均有较大攻关和提升空间。

在过去的20年,我们坚持中医药传承创新发展,中药现代化和国际化取得了突出进展,中国医药市场愈来愈融入国际医药的大市场,中药资源出口整体呈现上升趋势,而且近几年涨幅更加明显突出,但更多的是面临强大跨国医药集团的激烈竞争。中国传统中药资源众多产品,由于尚不能符合国际医药市场的标准和要求,销售份额有限,同时还受到日本、韩国、印度、泰国等亚洲国家传统医药产品和德国、法国等欧洲国家植物药的巨大冲击。另外,现代科学技术能够更多更快地转化为生产力和经济催化剂,也促使我们努力发掘中药资源这个伟大宝库,更好地满足人民保健和经济建设的需要。

新时代背景下,我国发布《中医药"一带一路"发展规划(2016—2020年)》,重点提出"五通"任务,即政策沟通、资源互通、民心相通、科技联通、贸易畅通,开创了中医药全方位对外开放新格局。

二、新时代健康产业经济下中药资源开发利用模式

中药资源作为我国特殊自然资源,其属性与战略地位决定了既要开发利用,又要有保护意识;既要保护中药资源,又要保护生态环境的基本原则。探索可持续的,尤其是能够维护代际平衡的中药资源开发利用模式,是中药资源经济研究与管理的重大任务。

(一)共生共享经济模式

共生(symbiosis)理论最初产生于生物学领域,由德国真菌学家德贝里(Antonde Bary)于1879年首次提出,意指"不同种的生物共同生活",彼此取长补短、互通有无,共同适应复杂多变的环境。共生模式,也称共生关系,是指共生单元相互作用的方式或相互结合的形式。它既反映共生单元之间作用的方式,也反映作用的强度,既反映共生单元之间的物质信息交流关系,也反映共生单元之间的能量互换关系。共生关系在行为方式上有寄生、偏利共生、非对称性互惠共生、对称性互惠共生等四种共生行为模式,而只有"对称性互惠共生"才是实现双赢的理想模式。

首先,中药资源开发利用的产业结构中,传统的中药材、中药饮片、中成药生产经营都是相互独立的异构系统,没有建立相应的接口来保证各系统产品信息数据和标准数据的一致性,这对产业的发展和现代化进程必将造成极大的瓶颈和桎梏。从共生关系的协作层面上,传统药乡或药材主产区可通过产业结构之间的沟通与连接,实现互为依托的共生产业链,对基地建设、提取加工、销售、物流配送等全过程进行专业化的分工,重构产业价值链,控制成本中占重大比例的价值活动的驱动因素,降低产业进入壁垒,使交易成本最小化,经济效率最高化,抗风险冲击稳定化,达到生产资源的配置优化,从而共同构筑一个相互完善、相互补充、相互利用、联合竞争的和谐中药资源经济生态系统。从资源经济学角度,此又称为集约开发模式、系统开发模式。

其次,从中药资源开发利用的实体角度,药材产区或相关企业群体也成为共生体或共生的基本单元,多共生体企业又构成一个扩大化的共生网络。就中药种植产区而言,传统上各地药源基地建设都自成体系,各单元之间的技术信息缺少有效的沟通和共享,形成"信息孤岛",很容易出现

重复建设和盲目发展趋势。

单个药源基地或企业的竞争力毕竟有限。中药材产业涉及种子种苗生产基地、GAP技术体系及设备配置等基础设施和技术,这些基础设施和技术如只由一家企业来建设,或只为单一品种所利用,不仅大大地增加了企业的投资风险和成本,也实在是极大的浪费。而打破区域和个体界限,联盟建设各单元共同依托的GAP科研工程中心、良种繁育中心等技术服务平台,为各个基地开展土壤信息、育苗技术、施肥技术、病虫害防治、质量检测认证等技术服务,共享资源设施,使基础设施建设一体化,可形成"规模经济",大大减轻基地建设过程中人员、管理、技术、认证等负担和成本,减少资源浪费,同时保障药材质量稳定,避免探索基地建设的风险和生产的盲目性。

近年来企业集群已成为中国区域经济发展中引人注目的现象,也是地方经济增长最重要、最有活力的因素。而促进企业"集群"的动机,在产业生态系统中就是因各种协作与竞争等"共生"关系而形成的。中药材基地建设涉及政府、企业、农户等多个层次和不同对象,各方面按共生关系,将其管理、人才、信息、物质、能量的循环与共享通过集成的方案整合在一起,建立共同依托、相互关联的生产价值链,由龙头企业带动,配套企业跟进,发挥各自的核心竞争力完成价值链中的不同活动,构成自发性企业群落,逐步形成"一地一品"的新格局,通过衍生、扩张、拓展为更大范围、更大影响的区域布局,从而集聚生产要素和释放规模效应,既可提高专业化程度,避免重复建设、恶性竞争,又可推进更多中药材品种GAP基地的建设。

从资源经济学角度,这种以地域关联、企业关联为基础,资产链接为纽带,以群体形式实施资源开发利用的模式,又称为企业集团模式。

(二) 循环经济模式

传统经济以高开采、低利用、高排放为特征,遵循的是"资源 - 生产 - 消费 - 废弃物排放"单向流动的线性经济模式,造成了严重的资源环境问题。20世纪60年代美国经济学家K·波尔丁在论述生态经济时提出了"循环经济"概念,90年代后成为国际社会的一大趋势,其倡导在物质不断循环利用的基础上发展经济,将经济活动组织成"资源 - 生产 - 消费 - 二次资源"的闭环过程,对供应链管理要求在传统产业经济的线性模式基础上,增加反馈机制,延长生产链,即从生产产品延伸到废弃物的处理与再生。所遵循的原则是减少资源利用量及废物排放量(reduce),大力实施物料的循环利用系统(recycle),努力回收利用废弃物(reuse),使资源和能源得到最合理和持久的利用,从而实现可持续利用所要求的环境与经济双赢的战略目标。

循环经济的上述要求切合以中药资源为依托的产业开发利用属性和发展要求。作为中国传统的中药产业,其发展面临野生资源耗竭,药用植物副产物综合利用率低下,药材生态系统不断受到破坏,中药生产的比较效益不高等因素的制约。发展中药资源产业循环经济,就是运用生态学规律来指导中药产业的生产经营活动,以中药材种植、加工为载体,针对中药产业各阶段废物产生情况,充分利用占单位药用植物总物量约90%以上的中药生产副产物,设计其循环方式,尽量做到物尽其用,不给环境造成危害。其构成单元以药源基地、药材加工、中药提炼厂、中成药制药厂为主单元,以药渣回收厂、生物肥料厂、饲料厂等为辅助循环单元,根据实际组合循环模式。

1. 企业层面的小循环 要求中药企业从微观层面来遵循循环经济的思想,以循环经济的理论来规范自己。在中药资源开发利用过程中,应合理使用化肥和农药,减少资源的消耗和残留,倡导建设绿色中药材生产基地,从而减少随径流进入水体的氮、磷污染,防止耕地质量的退化。对于非药用部位的药用植物废弃物,秸秆可利用其培育食用菌,栽培食用菌后的废渣可作为肥料进入药园,有效改善土壤结构,茎叶可收集并加以发酵处理,作为绿色肥料。此外,还应加强对药用植物非药用部位的成分开发研究,如将其作为提取物原料用于制药,或作为副食品、饲料等。制药企业应重点改进提取生产工艺,降低水、电、气和有机溶剂的消耗,排放的药渣、沉淀物等废弃物应尽量回收,用作生物肥料的原料,进入再循环。

2. 区域层面的中循环　要求产业的相关利益群体按照生态学原理,通过企业间的物质集成、能量集成和信息集成,形成企业间的物质代谢和利益相关模式。如药源基地、制药企业、生物肥料企业要按照生态产业链发展的要求,将一系列彼此关联的生态产业链组合在一起,通过企业和产业间的废物交流、循环利用和清洁生产,帮助企业摆脱高投入高消耗的粗放型增长模式,提高能源和资源的利用效率。既可减少或杜绝废物的排放,也能减少因交通带来的物质与能源消耗,在较大的范围内实行中药资源的共享,形成企业间的工农业代谢和共生关系,这在传统自然经济学中又称为利益相关模式。

3. 社会层面的大循环　社会层面的大循环要求政府、企业、药农乃至消费者共同参与,促进中药产业循环经济理念的实现。中国中药产业以中小企业居多,由于生产规模小,分布较散,技术水平参差不齐,管理水平较低。尤其是中药提取生产工艺,是中药生产消耗水、电、气和有机溶剂以及排放药渣、沉淀物等废弃物的主要环节。这道工艺几乎所有的中药制药企业都有建设,但绝大多数规模很小,工艺条件和生产方式都比较落后,不仅对资源的消耗大,生产成本高,且因企业分散,远离药源基地,不利于对废弃物的集中回收处理和管理。因此,行业管理部门应对该行业进行重新规划,发展中药中间体生产,促进中药提取物商品化,像化学原料药和中间体一样,形成中药原料提取物产业,提倡生产中成药的企业购买标准提取物或委托提取加工。而提取加工的企业应引导其相对集中于药材主产区,这样既有利于提高中药生产经营的规范化和集约化水平,提取后的废渣也可方便地回收加工成生物肥料,返回农田系统,减少污物的排放量,补充农田肥力,而且可减少药材运输成本,提高效益。

目前,我国中药资源开发利用过程中,循环经济已在大量实践应用,行政规划、政策法律也有大力倡导,但理念仍需深入。

(三) 两个市场模式

现今我国中药资源开发利用过程中,两个市场模式的概念极为重要,尤其是中医药国际化决策与实施中必须秉持的思想。它强调要充分利用国内、国际两种资源和两种市场,实现中药资源产业"走出去"的发展战略,通过合作开发、独自开发等方式积极参与到国际药用动植物资源开发市场中的竞争,从而提高我国中药资源产业企业的竞争能力。对中药资源开发利用产业,现代中药是中药现代化国际化的产物,中药现代化是中药国际化的必要基础,中药国际化是中药现代化的重要目标。具体思路包括,以出养进,变中药资源的数量和种类优势为经济优势,努力开拓国际市场;充分利用国外药用动植物资源,满足我国经济建设日益增长的市场需求;制定符合我国国情和中药资源现状的进出口政策;提高中药资源高附加值和国际竞争力产品出口;控制国内紧缺大宗中药资源产品出口等。

两个市场模式中,国内、国际市场是相辅相成的,如我们在按照国际标准规范的《药物非临床研究质量管理规范》(good laboratory practice,GLP)、《药物临床试验质量管理规范》(good clinical practice,GCP)以及 GMP 等对中药进行研究、开发、生产、管理,并适应当今国际社会发展需求的同时,也要抓住机遇,争创中药资源国际标准研究与发布。

在国际贸易领域,两个市场模式存在诸多贸易理论,绝对优势 - 相对优势 - 相互需求理论的深入演化,认为每个国家开展生产的自然或可获得的要素是有差别的,每个国家各有自身绝对优势或相对优势,在自由市场条件下,如果一件商品的购买费用小于自己生产的成本,那么就不该自己生产,那么每个国家就应该只生产本国拥有优势的产品,而后进行国际贸易,而这种国家间的贸易利益分配是存在相互需求强度且是相对的,各国可以依据具有优势需求强度的生产要素或产品而选择贸易条件,但只有进行国际贸易才会实现两(多)国之间互惠的正和博弈(博弈论中参与人的效用都会增加)。

(四) 其他模式

中药资源作为特殊资源,除了经济学角度外,其保护与开发利用过程中还包括生命科学角度的其他经营模式,如生态区划适宜性模式、生态修复模式、中药资源替代模式、全程质量追溯模式等。

三、不同类型中药资源保护和开发利用方式的选择

随着科学技术的进步以及中药资源调查的逐步完善,中药资源开发利用的深度与广度明显提高,要做到中药资源物尽其用,使中药资源保护与开发利用相结合,经济、社会和生态效益相结合,同时遵循中药资源的区划分布规律等原则,不同类型中药资源开发利用一般采用多种模式相结合的综合方式开展,将地域、传统、人文、经济水平、技术水平、政策法规等进行模式组合搭配。

(一) 综合中药资源的产业结构与产业需求

首先,我国丰富的医药资源种类,尤其包括了复杂区域的道地药材,其与千差万别的气候、地形地势特征紧密结合,还有民族药、民间药等复杂属性资源,这些决定着中药资源的开发利用方式不尽相同。例如,内蒙古、新疆等地为我国生态环境脆弱区域,该区域在布局中药资源产业时需要偏重于甘草、黄芪、肉苁蓉等生态适宜性模式的品种;而江浙等沿海地区为中药资源储量较少但加工水平较高区域,该区域在布局产业结构时则需要注重企业群共生共享模式的应用。

其次,中药资源市场的供给与需求、质量与价格、优势生产要素、地域习惯经营的组织形式等,均存在复杂性,且目前中药全产业链发展观念早已深入人心。例如,在两个市场模式国际贸易中,我国是中药资源使用大国,而西方发达国家的药用植物使用量少,后者对中药资源的需求强度小于我国,对资源的议价能力更强,设置贸易壁垒的趋势也更容易,这将不利于我国医药贸易,为此我国有些学者提出"以医代药"策略,将需求强度大的"资源"要素向需求强度小的"医疗"文化要素偏重,增强国际贸易中的比较优势;近年来随着我国健康产业的繁荣,以及中药资源缺口的扩大,在可持续性保护国内中药资源的同时,加强国际贸易过程中相应品种的进口数量,从而打破资

源稀缺的瓶颈,这也是两个市场模式的重要应用。

(二)兼容多模式之间的共性内容

中药资源保护与开发利用的多种模式,多为相通相融的,无法绝对严格区分。在中药资源共生模式的实施过程中,产业结构的共生组合又称为集约开发模式、系统开发模式,产业实体的共生组合又称为企业集团模式,而在实体共生合作过程中,多企业之间还存在相互制约、相互竞争关系,这又成为利益相关模式的基础。例如,川滇地区是我国中药资源集中、生态环境重点保护区域,在中药产业规划过程中,"药 - 菌"结合等循环经济模式常为优先选项之一,而中药废弃物及副产物的循环利用又带动共生产业发展。

第三节 中药资源保护与开发利用中的措施

中药资源开发保护是指在开发利用中药资源价值的同时,又要保护中药资源及其密切相关的自然环境和生态系统,以保证中药资源的可持续利用和药用动、植物的生物多样性,挽救珍稀濒危的药用动、植物物种。中药资源保护是国家和社会为确保中药资源的合理开发和可持续利用而采取的各种保护行动的总称,也是自然资源保护以及生态环境保护的一个重要组成部分,其主要是对中药资源多样性的保护,包括中药资源物种多样性、遗传多样性、生态系统多样性、景观多样性等内容。

一、中药资源开发与保护并重的必要性

随着全民健康意识不断增强,食品药品安全特别是原料质量保障问题受到全社会高度关注,中药资源在中医药事业和健康服务业发展中的基础地位更加突出。中药资源的开发利用面临着三大严峻挑战,一是由于土地资源减少,生态环境恶化,部分野生中药材资源流失、枯竭,中药材供应短缺的问题日益突出;二是中药材生产技术相对落后,重产量轻质量,滥用化肥、农药、生长调节剂现象较为普遍,导致中药材品质下降,影响中药质量和临床疗效,损害了中医药信誉;此外,中药材生产经营管理较为粗放,供需信息交流不畅,价格起伏幅度过大,也阻碍了中医药产业健康发展。

我国中药资源种类繁多,但人均占有量较少;随着需求量不断增加,致使资源蕴藏量迅速减少,危及可持续发展。东北虎、华南虎等濒临绝迹;麻黄、冬虫夏草、野生甘草、黄芪等资源的开发利用过度;当归、杜仲、三七等的野生个体已难以发现。因此,开展中药资源保护具有重要的现实意义。

(一)有利于保护生物多样性

每一种药用生物对其生态环境都有特定的要求,同时在其生长发育过程中不断地适应和改变着生态环境。生态环境是中药资源分布和质量优劣的决定因素,生态环境一旦遭到破坏,药用动

植物的生存将会受到直接威胁。因此,中药资源保护与生态环境保护息息相关。生物多样性是生物(动物、植物、微生物)与环境形成的生态复合体以及与此相关的各种生态过程的总和,是人类赖以生存的条件,是经济社会可持续发展的基础,是生态安全和粮食安全的保障。中药资源保护与生态环境保护和生物多样性保护三者之间具有相辅相成、相互依赖的关系。因此,从根本上要保护中药资源就要保护其生存环境,保护了生存环境就直接或间接地保护了生态系统。这不仅保护了药用物种的生物多样性,同时也保护了生态系统中其他生物的多样性。

(二) 有利于实现资源的可持续利用

中药资源的保护与开发利用是矛盾的对立与统一,保护是开发利用的基础,开发利用则可促进保护。从长远的观点出发,搞好资源保护,则能更好地、永续稳定地对中药资源加以利用,以取得更长久的社会效益和经济效益。过分强调保护,而不开发利用,则这些资源不能产生效益服务于民,造福人类,从而失去了其存在的意义。因此,应正确认识和处理好中药资源保护与开发利用这对矛盾,对现有资源既要最大限度、充分合理地加以开发利用,使其充分发挥为人类服务的作用,促进地方经济发展,又要加强保护和管理工作,保护野生资源及其生存和发展所必需的生态环境,实现可持续利用。

(三) 有利于促进中药代际关系发展

中药行业是我国一个古老的行业,有许多因素制约其发展,影响其进入国际市场。经济的全球化对中药现代化和国际化发展提出了新的要求,WTO 的加入对中药现代化和国际化的进程起到了积极的推动作用。随着中药现代化的加速,必然促进中药产业化的发展。中药现代化与产业化的发展需要大量的中药资源作为保障。另外,中药资源也是保健品、食品、化妆品等产品的重要原料,而且需求量很大。

同时,新时代特色社会主义思想指导下,"金山银山不如绿水青山",大力推进生态文明建设及相关配套政策的实施,对中药材资源保护和绿色生产提出了新的更高要求。现代农业技术、生物技术、信息技术的快速发展和应用,为创新中药材生产和流通方式提供了有力的科技支撑,而全面深化农村土地制度和集体林权制度改革,又为中药材规模化生产、集约化经营创造了更大的发展空间。

二、中药资源保护与开发利用的措施

中药资源开发保护,已经成为国家基础政策,《中华人民共和国中医药法》专有"中药保护与发展"一章。目前我国主要从社会控制、技术研究以及国际合作三个层面开展中药资源的开发保护工作。

(一) 中药资源保护与开发的社会控制

社会控制指社会组织利用社会规范对其成员的社会行为实施约束的过程。而中国特色的中药资源保护涉及每一个人,需要全社会(以及政府部门)共同关注,从国家和社会层面来说,重点有以下保护策略。

1. 开展大范围的中药资源调查,摸清现有中药资源的种类及分布。我国正在进行第四次大规模的全国性中药资源调查研究,摸清中国中药资源的种类和数量。前三次普查已相继编著出版了《全国中草药汇编》《中药志》《中国中药资源》《中国中药资源志要》《中国药材资源地图集》等中药资源专著,对我国中药资源的种类和分布、蕴藏量和产量以及开发利用的历史和现状进行了总结,对中国中药资源的保护管理和开发利用提供了重要依据。

2. 建立中药资源保护法,提高全民保护意识。建立并健全中药资源保护相关法规,是宣传和约束全民行动,提高中药资源保护效率的重要策略。中国自 1956 年开始,至今已公布的涉及生物资源管理与保护的法、条例等有数十项,如 1984 年颁布的《中国珍稀濒危保护植物名录》等。同时,我国也制定了一系列保护中药资源的法律法规,如 1987 年颁布的《野生药材资源保护管理条例》等。1987 年,国家还颁布了《国家重点保护野生药材物种名录》,收载了野生药材物种 76 种,重要的物种有一级保护动物虎、豹等,二级保护植物甘草、黄连、厚朴等。依据《野生药材资源保护管理条例》,目前中国对野生药材采取如下保护措施:对于一级保护物种,严禁采猎,对于二级和三级保护物种,需要经过县级以上医药管理部门会同同级野生动物、植物主管部门提出计划,报上一级医药管理部门批准,获取采药证后才能采猎,此外,进入野生资源保护区进行科研、教学等活动也必须经保护区管理部门批准。1993 年 5 月,国务院发布了关于禁止犀牛角和虎骨贸易的通知,明令禁止虎骨、犀牛角及其制品的国际、国内贸易,禁止生产含有虎骨和犀牛角成分的中成药,从《中国药典》中取消虎骨和犀牛角的药品标准。2015 年,国家 12 部委联合编制了《中药材保护和发展规划(2015—2020 年)》,对当前和今后一个时期我国中药材的资源保护和中药材产业发展进行了全面部署。

3. 合理开发利用,争取资源最大效益。合理开发利用中药资源,提高资源利用效率,从而节约资源,也是对资源的一种保护。合理开发利用,必须注意保持中药资源增长量与开发利用量相一致,并争取资源最大效益。例如,对人参、三七、三尖杉等稀有濒危药用植物的新的药用部位的开发,以及利用药材加工的废弃物、药渣等生产家禽、家畜的饲料,加强开发药用之外的新用途等,这些措施对于提高中药资源利用效率、节约资源具有重要意义。为了保护野生中药资源,可以积极开展中药材的规范化种植或者人工饲养,从而减小对野生中药资源的依赖性,减小对野生资源的过度开发与破坏。

4. 加强中药资源物种保护,完善自然保护区及种质资源库建设。保护中药资源,尤其是珍稀濒危中药资源,需要对其物种加强保护,可以就地划定自然保护区进行保护,或者进行引种保护。建立和完善药用动植物自然保护区体系是保护中药资源的最根本最有效的措施。目前为止,我国还没有一个国家级中药资源保护区,只有一些地方积极建设各级各类野生植物引种保存基地,目前已建成野生植物就地或引种保存基地(包括植物园、树木园、各类种质资源圃)250 多个。其中国家级药用植物种质圃有 13 个,35 个综合性植物园中设有药用植物园或草药园,分别属于中国科学院等各级科学研究机构、城市园林部门、大专院校、医药企业以及中央直属或地方农林单位等,已基本遍布我国所有省、自治区、直辖市。就中国医学科学院在北京、海南、广西建的三大药用植物园 2009 年数据分析,其总共迁地引种保存药用植物种质资源 4 200 多种。

中药种质资源库是我国规划的新型中药资源种质(种子、果实、根、茎、苗、芽、叶、花、DNA)保存保护体系。2005年,国家药用植物种质资源库建设基本完成,收集种质近3万份;2012年建成的中国西南野生生物种质资源库,已采集了15 028份重要野生植物种质资源,完成3 000种10 129份种质资源的标准化整理,实现了710种1 764份种质资源的实物共享;截至2018年底国家中药种质资源库已经保存了中药材种质达3万份,近4 000种,是目前世界上保存药用植物种质资源最多的国家级种质库。此外,中药资源标本馆也作为中药资源库(离体库)的组成部分,可以保存药用植物蜡叶标本、中药材标本、药用动物及矿物标本等。目前我国以药用资源为主题的标本馆约70余家,以中国中医科学院中药研究所中药标本馆为主要机构,截至2017年底该馆已保存蜡叶标本达20万份,保存药材标本4.2万份。

(二)中药资源保护与开发的技术途径

由于我国药用植物园、资源保存库等的经济效益普遍较低,经营收支不平,以及中药资源保护科研成果转化对接壁垒较多,尤其是相应经济模式与体制政策的不足原因,目前针对中药资源保护与开发利用的技术研究,以研究为多、转化较少,以保护为主、开发为次。和其他自然资源保护一样,中药资源保护保存的途径较多,一般可以概括分为就地保护、异地保护和离体保护。

1. 就地保护　是将药用动、植物资源及其生存的自然环境就地加以维护,从而达到保护药用动、植物资源的目的,具体包括建立自然保护区和中药资源保护区,创新有效的生产性保护手段等。

就地保护可以最大程度保护中药资源生存的自然环境和生物居群,这也有利于中药资源功效的科学研究,以及利于中药资源与生态环境相互关联与进化的研究。限于中药资源物种极其丰富、分布广泛,我国不可能对所有的物种实施就地保护。目前中药资源的就地保护以建设保护区、基地、植物园为主,因占地面积大、成本较高,数量相对较少,且以归属农林环保部门为主,所保护物种种类也基本不成系统,还存在重复保护等弊端。

2. 异地保护　又称迁地保护,即将珍稀濒危药用种类迁出其自然生长地,保存在动物园、植物园、种植园内,进行引种驯化研究。主要包括建立中药资源种质圃、中药资源植物园、动物园或者家养家种基地。

异地保护的人为干预性、技术性与针对性均较强,尤其适用于接近灭绝和需要抢救性拯救的物种,通常被认为是对珍稀濒危中药资源保护的最后一道防线,而且异地保护可以突破时间、空间限制。中药资源异地保护的措施主要指引种园建设,包括动植物园、保存圃等,广义措施还有最新的种质库、繁育中心、标本馆和信息库建设等。

广义范畴的异地保护措施,是我国中药资源保护保存的主要技术途径,研究成果丰富,工作成绩也比较突出。根据现有的异地保护和发展模式,中药资源的收集、保存和成果转化是一个动态循环过程,结合目前日渐繁荣的全民健康发展趋势,其还具有经济市场化和提振社会、经济效益的巨大潜力。例如,异地保存过程中的中药资源种子种苗抚育及应用,可以有效弥补中药资源全程质量追溯经济模式的上游信息空白;在人参抚育技术研发过程中,我国创新制定了中药第一个ISO国际标准"人参种子种苗国际标准",提高了我国人参产业的国际竞争力,增强了中药资源在国际市场的需求强度优势。

3. 离体保护　即充分利用现代生物技术来保存药用动、植物体的整体、某一器官、组织、细胞或原生质体等。其目的主要是长期保留药用动、植物的种质基因,巩固和发展中药资源。

严格来讲,离体保护措施是异地保护的特殊方式,最典型的技术措施为组织培养。离体保护措施具有更高的人为控制属性,保护周期短,中药资源增值率高,节省空间,管理方便,利于工厂化和自动化控制,还可以降低运输成本。目前,离体保护措施除了基本的中药资源保存外,还主要应用于两个方面:一是开展中药资源种子种苗培育,这类似于其他异地保护措施的经济模式;二是应用于生产药用活性成分(提取物),以及开展合成生物学研究。目前提取物是我国中药资源大量出口的三大类商品形式之一,中药提取物产业的发展是丰富中药资源全产业链,调整中药资源国际出口贸易结构的重要突破点。

(三) 中药资源保护与开发的国际合作

由于国际上药用植物多数属于非国家医疗体系范畴,在少数国内仅取得替代医疗地位,专门针对中药资源的保护与开发共识不多,另外我国中医药现代化进程起步较晚,我国早期主要通过积极参与和履行相关的国际生态环境与生物多样性公约来开展中药资源国际合作,如《濒危野生动植物国际贸易公约》《国际植物保护公约》《生物多样性公约》等,2016 年我国加入《名古屋遗传资源议定书》,中药资源的保护、育种与国际贸易发展迎来新的国际机遇。此外,学术机构、行业协会之间的国际合作对中药资源开发保护也至关重要。例如,我国积极开展了国际交流与合作,与英国皇家植物园"千年种子库"签署了关于野生植物种质资源保护和研究的合作协议,与世界混农林业中心(ICRAF)共同签署了树种种质资源保存的合作协议,为世界各国了解我国生物资源搭建了一个新的平台。

在中药资源保护开发方面,在近 30 余年不断努力下,相关国际合作的成果逐步加快了步伐。早在 1976 年世界卫生组织即成立了"传统医学规划署"。随着我国针灸技术作为突破口的长期推广,以医代药,2008 年世界卫生组织成员国于北京联合发表《北京宣言》,旨在督促世界发展传统医药。在中国政府推动下,第 62、67 届世界卫生组织大会两次通过《传统医学决议》,并发布了《世卫组织传统医学战略(2014—2023 年)》。2009 年,ISO/TC249(国际标准化组织 / 中医药技术委员会)正式成立,旨在建立中医药标准化新格局,具体负责中药原材料质量与安全、中药制成品质量与安全、医疗设备质量与安全及信息等领域的国际标准制修订。至此,在全球最大、最权威的国际标准组织有了为中医药量身打造的国际标准研制平台。随着中国中医药"一带一路"倡议的深入实施,我国与东盟、欧盟、非洲、中东欧、美洲等地区开展各种国际合作,有力带动了中药资源的国际贸易开展,并推动着我国中药资源进出口结构的合理调整。

[本章小结]

本章介绍了中药资源保护与开发利用的历史和现状、存在的问题、开发利用的模式;重点阐述了中药资源开发利用的共生共享经济模式、循环经济模式、两个市场模式以及经济模式;介绍了不同类型中药资源选择适宜的开发利用方式。

1. 中药资源开发利用的策略有哪些?

2. 简述中药资源开发利用的循环经济模式,试举例说明。

3. 中药资源保护的技术途径有哪些? 试举例说明。

第八章同步练习

第九章　中药资源副产品的循环利用

第九章课件

[学习目的]

通过本章的学习,掌握中药资源副产品的概念与循环利用的意义;熟悉中药资源循环利用的理论基础和影响因素,掌握中药资源副产品的循环利用方式;了解国家关于中药资源副产品循环利用的主要政策措施。

[学习要点]

中药资源副产品的概念与循环利用的意义及模式,中药资源循环利用的理论基础和影响因素。

第一节　中药资源副产品及其传统处理方式

一、中药资源副产品相关概念

随着人们对中药需求量的不断增加与中药资源稀缺性的矛盾日益突出,如何实现中药资源的最有效利用已成为中药产业发展过程中亟待解决的问题。据统计,我国每年在药材生产过程中产生的非药用部位生物量高达 $1.1 \times 10^7 \sim 1.6 \times 10^7$ 吨,在其深加工过程中产生的药渣可达数百万吨。但总体上,我国对于中药生产过程中产生的废弃副产品的综合利用技术尚处于初级阶段。同时,中药生产中所产生的废渣、废水和废气等副产品的大量排放也给环境带来了巨大压力。因此,走一条资源循环利用的可持续发展之路已成为我国中药产业发展的迫切要求。

随着中药资源产业链的不断延伸,以消耗药用生物资源为标志的中药资源产业发展迅速,随之也产生了大量的中药资源副产品。

(一)中药资源副产品相关定义

1. 中药资源性产品　中药资源性产品(resource products of Chinese materia medical)是指消耗

中药及天然药用生物资源为主的医药原料、中间体及其制剂产品,保健食品与功能性产品,精细化工原料、中间体及其日用健康产品等。

2. 中药资源副产品 中药资源副产品(castoff from Chinese materia medica industrialization)也被称为中药废弃物,是指在药材及饮片生产过程、中药提取物制备过程或中药配方颗粒生产过程,以及以消耗中药及天然药用生物资源为特征的资源性产品制造过程中产生的未被开发利用的中药资源生物体废弃组织器官、未被利用的可利用物质以及中药废渣、废水、废气等。

3. 中药资源产业化过程 中药资源产业化过程(Chinese medicinal resources industrialization)是指以利用中药资源为目的的中药材种植、中药动物资源养殖、中药矿物资源开采、产地加工及饮片加工过程、中药提取物以及消耗中药及天然药用生物资源为特征的资源性产品制造过程等。

(二) 中药资源副产品的产生

中药资源在资源栽培、养殖和开采过程中及在产业化过程中经过产地加工、中药饮片加工、成药生产过程中,以及中药类健康食品等资源性产品制造的过程中都会产生中药资源副产品。主要包括:①中药材栽培、养殖或开采过程中所产生的传统"非药用部位";②中药材产地加工、饮片炮制加工、中药矿物资源开采初加工过程中产生的下脚料、碎屑粉渣等;③中药资源在生产制造过程各环节中所产生的废渣、废液和废气等;④以中药制药为主体的资源性产品制造过程中,由于提取和精制过程中资源性物质的转化及利用效率低而导致部分本可被利用的物质重新回到自然环境;⑤对中药多元功效物质基础的科学认知和精细化利用能力不足或技术受限而使中药资源的利用处于"总提取物""部位(群)"等尚处于粗放式利用状态,资源性化学成分的利用价值或潜在利用价值未能得到充分挖掘和利用。

二、中药资源副产品的分类

中药资源副产品虽然种类繁多,形态各异,产生条件也各不相同,但从资源经济学角度来看,中药资源副产品都是某种物质和能量的载体,是一种可经过技术加工而产生价值的资源。中药资源副产品可根据其理化性质的不同或产生在加工制造过程的不同阶段进行分类。

(一) 按中药材生产与加工过程中中药资源副产品产生的不同阶段分类

1. 中药资源生物生长过程中产生的副产品 这类副产品主要产生于药用植物生产的过程中,但又未被有效利用而是直接摒弃的根、茎、叶、枝、花或果实等组织器官以及分泌物等。比如忍冬属、五味子属植物及连翘等藤本或木本药用植物,在栽培过程中需要在冬季和春季两季进行疏枝、打顶等措施以保证植株的良好生长,这都会产生大量废弃的枝条和落叶等中药资源副产品。再如银杏以叶片入药为主时,其果实和种皮则随季节自行脱落堆放发酵,产生特有臭味并影响环境。

2. 中药材采收产地加工过程产生的副产品 这类副产品是指在采收或取用中药资源中的有效部位后,所遗留下来的传统非药用部位形成的中药资源废弃物。比如当归的药用部位是根,去除根后,地上部分的茎叶全部成为未被利用的中药资源副产品。而据统计,其茎叶部分的生物产量约为根的 1.5 倍。

3. 中药材与饮片加工过程中产生的副产品 这类副产品是中药资源在加工、炮制过程中产生的根、梢、皮、核等下脚料及破碎组织、碎屑、粉渣等废弃物。如白芍、大黄等药材在加工炮制过程中会产生大量的废弃物,污染环境。

4. 提取物及中成药加工提取产生的副产品 这类副产品主要是因提取后产业的大量药渣。

(二) 按中药资源深加工产业化过程中产生的中药资源副产品的理化性质分类

1. 固态副产品 在中药资源进行深加工的产业化过程中会产生废弃的固体副产品。即在中药资源提取物制备过程中或以消耗中药及天然药用生物资源为特征的资源性产品制造生产过程中产生的废渣、沉淀物等,或获取某一类或某几类资源性物质而形成且被废弃的其他类型可利用物质等。例如,将中药资源制备成中药配方颗粒剂的过程中,水提法是一种常用的制备工艺方法,但使用该法会产生大量的废弃药渣,而在这些废弃药渣中含有次生小分子脂溶性成分和大分子初生产物等可被利用的物质。

2. 液态副产品 在对中药资源进行加工的过程中产生液态的副产品,如中药资源有效物质提取或精制过程中所产生的废液。目前在中药产品制备过程中常使用大孔吸附树脂、聚酰胺、离子交换树脂等分离材料,以及以陶瓷膜、有机膜等超滤材料进行中药水提物精制处理,在处理过程中就会产生大量洗脱废水,这些废水水量小,有机浓度高,色度高,冲击负荷大,成分复杂,如不加处理就进行排放会带来严重的环境污染。

3. 气态副产品 中药资源在加工利用过程中还会产生气体类的副产品。富含易挥发化学成分的芳香全草类药材如薄荷、荆芥、佩兰、青蒿等在加工过程中会挥发或升华所含的单萜、倍半萜等小分子气体混合物,形成气态副产品。大黄、羊蹄等富含蒽醌类物质的中药资源及其相应饮片干燥过程中也因升华作用产生气态副产品。

(三) 按中药资源深加工过程中产生的中药资源副产品所含成分分类

1. 富含纤维素类的中药资源副产品 这类副产品主要是指中药资源在种植全过程和产地加工过程中产生的废弃的植株、茎、叶、枝、皮、木心等,以及中药资源性产品制造过程中所产生的根茎类、全草类、茎木类等富含纤维类物质的废渣。

2. 富含脂(烃)类的中药资源副产品 如苦杏仁、桃仁、郁李仁、紫苏子、五味子、红花子等在运用水提工艺生产中药配方颗粒或在深加工制造过程中常会产生富含烃类、油脂类等的副产品,这类副产品有极大的再利用价值。

3. 富含生物大分子物质的中药资源副产品 一些中药植株在采收或产地加工过程中会产生富含多糖、蛋白质类等大分子的根茎类、果实类、种子类、动物体或组织等废弃物质。如白芍、山药、藕、麦冬、白果、郁金、莪术、茯苓等在采收或加工过程中会产生外皮层及粉屑等废弃的副产品。

4. 富含具有生物活性小分子化学物质的中药资源副产品 如丹参的水提醇沉物中含有丰富的小分子物质——水苏糖,这是一种重要的制药原料,具有促进肠道功能的作用,它也可以作为制药、食品工业中优良的赋形剂和填充剂原料。

三、中药资源副产品的传统处理方式及其演变

过去,我国对中药资源副产品的处理方式仍以简单丢弃或焚烧为主。但随着国家对企业环保和清洁生产要求的不断提高,一些企业开始对中药资源副产品进行简单粗加工,进行资源化处理,将其制备成各类中药资源性产品。

中药资源副产品的传统处理方式主要包括:①不加处理与利用,集中堆放、焚烧或填埋,甚至直接排放等。这些处理方式除了占用了大量宝贵的土地资源外,还会对地下水源、空气、土壤等产生严重污染。同时随着环保要求的不断提高,企业也需为此承担高额的排污费用,进而增加了企业的运营成本。②初步加工利用。近年来中药企业已逐渐意识到中药资源副产品的经济价值,开始依据中药资源副产品本身的物理、化学及生物特性,对副产品进行简单加工、处理实现再利用,但多数企业对中药资源副产品的开发利用水平较为初级。主要的做法是对中药资源副产品以常规技术和工艺进行初级加工,制成有机肥料、纤维板、菌质材料、燃料以及饲料添加剂等。

近年来,随着中药产品市场需求的不断扩张,中药副产品产生量也逐年增加,环境承载压力进一步加大,加之国家相关清洁生产和环境保护法律的完善,学者和企业开始重视中药副产品资源化利用的研究与实践。由此也产生了两种新的中药副产品处理方式:①深度加工。根据中药资源副产品的组成成分和理化性质,运用现代工艺和技术手段,提取、纯化和富集具有再利用价值的有效成分,从而获得质量稳定,有效成分含量高,纯度高的高附加值产品。例如,采用 PVDF 超滤膜在制药后产生的废水中富集青皮挥发油,精油的截留率达到 67.5%,且通过气相色谱火焰离子化检测器(GC-FID)对膜过滤前后样品化学成分的比较发现超滤法富集的挥发油与原挥发油近乎一致。②综合利用。这种方式改变了传统对资源只实现部分或单一利用的做法,遵循循环经济"减量化、再利用、资源化"原则,通过生产全过程管理,以不同方法手段全面多次反复利用某种资源及废弃物,最终形成多种资源化产品和再生产品。例如,薄荷就是对《中国药典》规定的药用部位提油得到薄荷油制成的药品;对剩下的残草废弃物副产品进行加工制成有机肥料和基质;对提油后形成的资源副产品采用先进技术可提取出蒙花苷、香叶木素苷等三萜类化合物,制成高效免疫调节剂和抗肿瘤药物。

总体来看,我国目前中药资源副产品的利用方式仍以传统粗放型方式为主,但面对市场对中药资源产品需求日益增长的状况,中药企业已开始关注中药资源的充分开发与利用,通过技术创新和工艺创新,实现中药资源副产品的再利用,从而提高中药资源开发利用效率,实现新价值的创造。

第二节　中药资源副产品循环利用的理论基础

从资源经济学角度来看,中药原料生产和加工过程产生的副产品是一类具有特殊形态和蕴含着巨大利用潜力的物质,充分地将其加工转化不仅可以合理有效地发掘利用其资源价值还可减少环境污染,并且对改善药材种植生产基地生态,推进循环经济产业模式的转变具有十分重要的社

会、经济和生态效益。

一、中药资源副产品的外部影响

中药资源副产品的废弃问题在经济学中实质上是外部不经济问题,是市场失灵的典型表现。外部影响理论最早是由马歇尔提出,后被福利经济学之父庇古发展而形成。

马歇尔把企业内部分工所带来的劳动生产率的提高称为内部经济,即规模经济,而把企业间分工而导致的效率提高称作是外部经济。庇古继承了马歇尔的观点,并首次用现代经济学的方法从福利经济学的角度系统地研究了外部性问题。他将外部性问题的研究从外部因素对企业的影响效果转向企业或居民对其他企业或居民的影响效果。庇古将生产者的某种生产活动给社会带来的有利影响称为社会收益;把生产者的某种生产活动给社会带来的不利影响称为边际社会成本。外部影响是边际私人成本与边际社会成本、边际私人收益与边际社会收益的不一致。外部影响是指市场调节机制出现失灵,个人或企业在决策时既没有考虑外部影响,也没有对这种外部影响作出补偿,这必然影响到经济资源的有效配置。

当生产者的一项经济活动会给社会上的其他成员带来危害,但他自己却并不为此支付足够抵偿这种危害的成本,就导致生产者所付出的私人成本小于该活动所造成的社会成本。这种性质的外部影响被称为外部不经济。例如,中药制药企业在药物制备过程中产生的废渣、废水和废气等未经无害化处理就进行排放,企业行为除耗费自身生产要素产生的私人成本外,还致使周边生态环境破坏,甚至居民身体健康损害,进而导致居民产生就医费用、误工损失等社会成本。企业生产的边际社会成本大于边际私人成本,造成生产的外部不经济。如果仅通过市场机制调节,企业就只需承担私人成本就可经营获利,不必为其排污所造成的社会成本进行补偿。显然,从整个社会来说,中药资源并未达到最优配置。

二、公共政策理论

既然市场无法解决外部不经济的问题,即出现市场失灵,政府就需要承担其调节责任,通过公共政策的运用消除边际私人成本与边际社会成本的背离,保证资源配置的有效性。经济学家庇古从公共产品问题入手,提出对产生外部不经济的企业征收环境污染补偿税,实现外部影响的内部化,这种政策建议后来被称为庇古税。之后,制度经济学的代表人物科斯提出著名的科斯手段,即在交易成本为零的前提下,政府只要明确产权就可以解决外部不经济问题。比如,将不受污染的产权"判给"中药制药企业周边的居民。此时,对于企业来说只有两种选择:一是排污但需根据排污给居民造成的损害付给居民相应金额的赔偿;二是对生产中产生的副产品进行无害化处理或再利用,使企业排放不会对居民造成损害。因此,在产权清晰界定的前提下,无论企业选择哪种方式,只要企业付出赔偿费或处理费高了,企业生产成本相应也就高了,理性的企业会减少产量以降低成本,污染问题也就得以缓解。

庇古税的征收主要从企业外部考虑,强调对随意排放废弃物的企业进行严厉惩罚,进而对企业随意排污行为产生震慑作用。但庇古税主要考虑的是社会福利,较少考虑企业经济效益。同时,庇古税的征收是针对已经造成环境污染的企业,属于事后补救。因此,仅通过征收庇古税并不能真正实现中药资源的最优利用和配置。科斯手段是期望通过市场机制解决排污问题,有积极意义,但在实践中交易成本不但存在,有时还很高,因此要通过科斯手段达到既定目标有极大难度。

三、循环经济理论

20 世纪 60 年代美国经济学家 K·波尔丁提出了循环经济理念,这一理念的提出,为解决经济社会的负外部性问题和实现社会福利与企业经济效益提升的双赢目标提供了新的视角和思路。

循环经济倡导在物质不断循环利用的基础上发展经济,将经济活动组织成"资源 - 生产 - 消费 - 二次资源"的闭环过程,在供应链管理中增加反馈机制,将供应链从产品生产延伸到废弃物的处理与利用。实际上,循环经济就是按照自然生态物质循环方式运行的经济模式,它要求用生态学规律指导人类社会的经济活动。循环经济以资源节约和循环利用为特征,把清洁生产和废弃物的综合利用融为一体,要求合理利用自然资源和环境容量,在物质不断循环利用的基础上发展经济,使经济系统和谐地纳入到自然生态系统的物质循环过程中,实现经济活动的生态化。在实践中,循环经济遵循"减量化、再利用、资源化"原则,采用全过程管理模式,进行技术、工艺和管理创新,运用各种技术和工艺手段实现物品和废弃物的资源化,实现"资源 - 产品 - 再生资源"的物质闭环流动循环过程,达到最佳生产、最适消费、最少废弃的最佳资源利用效率。之后,德国学者 Manfred Eigen 提出了超循环经济理论,认为循环经济结构包括基础层循环(物质、能量和信息循环)与创新层(系统开放和发展效率创新),经济循环为"资源 - 生产 - 消费 - 再生资源 - 创新 - 新循环"。并将循环经济的原则拓展为"减量化、再循环、再利用和再创新"原则。强调产业发展与生态环境的共生,以及再循环和再利用过程中的流程创新、管理创新和技术创新。

此后,又有学者在资源价值评估和利用研究的基础上提出资源价值创新理念。该理念以循环经济理论为依据,提出运用现代科学技术与管理理念,创新性地挖掘现有资源的潜在利用价值。循环经济理论强调对稀缺资源要实现"减量化、再利用、资源化"利用,实现中药资源最大化和生态化利用。而中药资源价值创新则不仅注重中药资源的充分利用还强调中药资源利用效率与价值增值的最大化。具体来说就是尽可能运用先进科学方法和适宜技术工艺对于中药生产中未被有效利用的废弃副产品进行精细化分离和高值化加工,达到对中药资源物尽其用,用无可用。通过中药资源价值创新增值,中药制药企业及相关企业也可以实现更好的经济效益,从而激发其主动对废弃副产品充分利用的积极性和创造性。与此同时也实现了中药资源的最优配置和利用,减轻了环境污染压力。

第三节 中药资源副产品循环利用模式与选择依据

中药资源副产品主要由粗纤维、粗蛋白、粗脂肪等能提取分离的代谢产物以及含多种微量元素等可以再利用的成分组成,包括以某些初生代谢产物作为起始的原料,通过一系列生物化学反应生成的小分子次生代谢产物,如萜类、甾体、生物碱、多酚类等,以及多糖、蛋白质等大分子物质。

不同途径、不同阶段产生的中药资源副产品的理化特性也各不相同。选择适宜的中药资源副产品循环利用模式,运用有效的技术手段和工艺对其中有用成分进行再利用,有利于实现价值创新和中药资源的最充分利用,同时减少环境污染和生态破坏。

一、中药资源副产品循环利用模式

尽管中药资源副产品成分复杂,循环利用有困难,但基于现代技术和工艺还是可以分析出不同中药副产品的残留活性成分、含量、药理药化性质和功能等,从而确定其资源化潜力和利用价值,并设计出中药资源副产品循环利用模式与方法。目前中药资源副产品循环利用模式主要采用"粗放低值转化循环利用 - 减量增效循环利用 - 精细高效增值循环利用"相结合的"三位一体"综合利用模式。这一模式的优势在于综合考虑了中药资源产业化过程中产生的副产品中所含的资源性物质的理化性质、资源化潜力和利用价值,有针对性地实施中药资源循环利用,以实现中药资源利用的帕累托最优。

(一) 低值转化循环利用模式

低值转化循环利用是将中药资源副产品经过简单加工处理,实现饲料化、肥料化、基质化等,从而成为可利用的再生资源产品。部分中药资源副产品理化特性决定了其资源化潜力较小,或在现有科学技术的条件下无法进行精细分离提取利用,就适宜于低值转化循环利用方式。如对药渣类副产品如果无法对其有效成分进行高效分离提取,而其纤维含量高的药渣就可以制成纤维板。此外,也可直接与其他物料复配,制成各类优质肥料、食用菌培养基料等;或制成饲料添加剂、营养补充剂;或干燥处理后制成燃料转化为能源等。例如,酸枣仁药渣中含有大量的蛋白质,可用于制备动物饲料,酸枣仁药渣中的脂肪类物质经初步分离可以用作制皂工业原料。

(二) 减量增效循环利用模式

根据循环经济和超循环经济理论,对资源的利用都应遵循减量和再利用原则。对中药资源利用减量原则也可以理解为提高利用效率,降低副产品产生量。因此减量增效转化循环利用模式是指运用酶转化技术、微生物转化技术、发酵转化技术以及相关技术的集成提高现有中药资源的利用效率,降低排放量,或将中药资源副产品中可资源化的成分转化为具有较高利用价值的资源性物质。例如,基于五味子木脂素类化学成分或有效部位的需求,通常将五味子浸泡搓去果肉后种子用于处方药,被废弃的果肉进行分离破碎,再经过适当酶解处理形成浓缩汁液,对汁液进行均质调配,经喷雾干燥制成五味子果汁粉。另外,对甘草药渣中所含的总黄酮用复合酶进行发酵和超声处理,可使黄酮得率比直接醇提高出 25% 以上。

(三) 高效增值循环利用模式

高效增值循环利用模式是所有利用模式中对中药资源副产品利用效率最高、价值增值最大的利用模式。该模式基于最先进的科学研究成果和技术工艺,利用化学分离技术获得具有潜在开发价值的资源性化学成分,或利用现代生物技术将中药资源副产品转化为具有生物功能的高附加值资源性物质,进而通过产业化形成高附加值的产品,如药品、医药保健产品、化妆品、香精香料、化工产品和化学标准品等。例如,将丹参水提醇沉物加 2~5 倍水溶解,酸化至 pH 为 2~3,离心或过滤使药液澄清,柱色谱脱色,药液减压浓缩,喷雾干燥可得含量为 50%~75% 的水苏木糖,可制成高附加值的保健食品。又如废弃的酸枣果肉中富含活性产物三萜及皂苷类、脂肪酸(醇)类、有机酸(酯)类、甾体类、黄酮类、脑苷类及糖类等可再利用的活性成分。活性筛选显示其具有抗炎、抑制肿瘤细胞增殖、预防化学性肝损伤、调节免疫等多重活性,具有潜在的药用和保健功能。另外,废弃的大枣叶、酸枣叶中均富含三萜类成分,具有甜味抑制、降血糖、抗炎、抗氧化、抑制肿瘤细胞增殖、预防化学性肝损伤等多种生物活性。通过化学分离技术可将这些生物活性成分提取出来,用于制成药品或保健食品。

三种中药资源副产品循环利用模式的比较,详见表 9-1。

表 9-1　三种中药资源副产品循环利用模式的比较

	低值转化循环利用	减量增效循环利用	高效增值循环利用
资源化利用程度	低	中→高	高
技术要求	低→中	中→高	中→高
价值增值	低	中→高	高
利用成本	低	中→高	高
经济效益	低	中→高	高
社会效益	低→中	中→高	高
生态效益	中	高	高

"三位一体"的中药资源副产品循环利用模式也提供了中药资源副产品综合利用的思路,即对于中药产业链各环节所产生的副产品可以综合使用上述三种模式。

二、中药资源副产品循环利用模式的选择

三种具体模式的价值增值能力依次增强,分别适用于不同种类的中药副产品的再利用,同时也有不同的适用条件和环境。在中药资源副产品利用具体模式选择上,应主要考虑以下四个方面。

(一)工艺技术水平与创新能力

中药资源副产品循环利用模式的选择需与产业及企业的工艺技术水平与创新能力相匹配,即根据目前本地区内中药制药企业的技术工艺水平和技术实力来确定中药资源副产品循环利用模式。对于技术人才素质高、技术基础好、研发创新能力强、资金实力雄厚的中药企业及产业链上的关联企业(如保健食品生产企业、日化品生产企业、高值化工产品生产企业、生物制药企业等),特别是处于发展较成熟的医药产业集群中的中药制药企业,可考虑选择减量增效资源化模式或高效增值循环利用模式。如果当地相关技术人才相对缺乏,技术创新实力还不强,并且邻近区域建有燃料、饲料、肥料、基质等生产企业,可先选择粗放型的低值转化循环利用模式。

(二) 市场供求状况

  企业与科研机构等在进行中药资源副产品循环利用模式选择时必须充分调研市场供给与需求状况,包括中药资源副产品再利用产品及同类产品所处市场结构(完全竞争市场、垄断竞争市场、寡头市场还是垄断市场)、竞争企业与产品情况、市场供给规模、需求规模和市场需求潜力等。并根据这些情况对投入产出进行科学测算与预期,进而选择适宜的中药资源副产品循环利用模式。如果产品市场需求潜力大,增值能力强,市场供给不足,同时其他条件允许,建议选择高效增值资源化模式,形成企业的先发优势。如果现有市场需求有限,拓展市场困难又较大,企业预期投入产出比不佳,可采用粗放的低值转化资源化模式或减量增效资源化模式中投入相对较低的方式实现中药资源副产品的循环利用。

(三) 政策条件

  企业在选择中药资源副产品循环利用模式时需充分考虑当地政府的经济社会发展理念、对产业发展的统筹规划和中医药产业发展规划目标与要求等,以更好地获取中药资源副产品循环利用的政策红利。比如,当地政府对企业中药资源循环利用有明确的补贴政策或是对中药资源副产品循环利用的研发、创新、实践活动等有强有力的支持政策或者对循环经济社会发展有长远规划,企业就可以选择研发及处理成本高的高效增值型的中药资源副产品循环利用模式等。如果政府政策支持力度小,循环经济发展理念尚未得到当地政府的认可,则企业宜先选择利用成本相对较低、见效又较快的粗放型低值转化循环利用模式。

(四) 利益相关者影响

  在中药资源副产品循环利用过程中应充分考虑各利益相关者的利益诉求。这其中的利益相关者包括:中药材种植者、中药材供应商、中药生产企业、相关高校与科研机构、中药生产企业周围的社区居民、中药产品的消费者、政府,以及中药资源产业链上的其他相关企业等。需要根据各方利益的诉求及相互之间的博弈关系选择中药资源副产品循环利用模式。

第四节　促进中药资源副产品循环利用的政策

一、中药资源副产品循环利用的目标

(一) 创造良好生态环境

  随着中医药产业的迅速发展,中药资源副产品的产生量日益增加,有效地对中药资源产业化过程中产生的包含中药资源副产品的废水、废气和废渣等进行综合利用,使其发挥应有的资源价值,实现节能减排,减少中药资源在使用过程中对生态环境的污染和破坏,产生重要的生态效益,为人们创造良好的生态环境。

（二）实现稀缺中药资源的充分利用，建设资源节约型社会

随着人们崇尚自然、回归自然理念的提升，国内外市场对中药及天然药物资源性产品的需求量不断增加，导致中药资源利用和中药资源保护的矛盾日益突出。通过对中药资源副产品进行深入研究，对其中可利用物质的分离与利用等科学问题的系统探索，寻求循环利用中药资源副产品的有效方法与途径，人们可以实现对稀缺中药资源最有效和最充分的利用，建设资源节约型社会。

（三）拓展中药资源产业链，优化供给结构，提升供给能力

中药资源副产品种类繁多，所含化学物质复杂，循环利用的途径和价值增值空间巨大。通过对中药资源副产品进行充分研究，对其中所含有用成分进行再利用，可以拓展中药资源产业链，建立与其他产业链的联系，形成新型网状产业链、生态链和价值链，并在网状产业链中形成不同类型的资源性产品。如日化产品、轻工产品、燃料、辅料、饮料、食品添加剂和药品等。对中药资源副产品进行循环利用有利于优化中药资源产品的供给结构，提升供给能力，从而更好地满足人们对中药资源产品的多层次、多方面需求。

二、促进中药资源副产品循环利用的政策设计与保障措施

（一）通过制度创新解决中药资源副产品的外部性问题

中药资源生产利用过程中的负外部性问题突出，这是市场失灵的重要表现之一。一般可通过公共政策的建立加以解决。政府以法律形式确立排污权是企业在生产过程中有向环境排放适量污染物的权利。这种权利不是无限制地向环境排放污染物，而是中药企业出于维护自身正常的生产、生活需要，向自然环境排放适量的包含中药资源副产品的废气、废水、废渣等污染物的权利。政府建立排污权交易市场，即在特定区域内根据该区域环境质量的要求，确定一定时期内污染物的排放总量，基于该污染物排放总量，通过颁发许可证的方式分配排污指标，并允许指标在市场上交易。建立排污权交易市场，会促使排污中药企业意识到只要企业有效地减少了污染，它们就能同那些污染排放较多的企业进行交易从而获得经济利益。而对于中药企业来说，减少污染最有效的方法就是对中药资源副产品进行循环利用，这样就使得中药企业对中药资源副产品的循环利用从企业被动行为转变为自觉自愿的主动行为，企业对中药资源副产品循环利用的积极性也更高。

（二）统筹规划区域中药资源副产品循环利用，营造良好中药资源循环经济氛围

区域中药产业发展与中药资源副产品的循环利用是一个密切联系长期发展的过程，政府需制定科学缜密的发展规划进行统筹安排，同时保证规划及政策的稳定性，给予产业和企业以稳定预期。充分调研本地区中药资源利用情况，包括所利用的中药资源的种类、数量、利用率，中药资源副产品的种类、数量、目前处理利用情况、采用的技术工艺和循环利用的障碍等。根据调研结果，请专家评估目前中药资源副产品的利用潜力和可行性。选择适宜的中药资源副产品循环利用模式，制定详细的中药资源副产品循环利用发展规划，制定近期、中期与远期目标和行动指南，有意识地为本地区中药资源利用循环经济系统的建立创造良好环境并进行相应布局。

(三) 支持中药资源副产品循环利用技术开发,鼓励相关领域的产学研合作

实现中药资源副产品的循环利用和资源化需要强有力的技术创新支撑。为此,需要构建"政府 - 企业 - 社会 - 研究机构"四位一体的中药资源副产品循环利用科技创新体系,加大技术创新与开发力度。政府建立中药资源副产品资源化利用的专项基金,并以政策形式确定下来每年经费增加的幅度,基金主要用于中药资源基础性科学研究;企业加大对中药资源副产品循环利用的应用型技术工艺创新与改进研究的投入;政府通过政策引导社会资本进入到中药资源副产品循环利用这一领域中来。目前许多地方都建立了"产 - 学 - 研"合作平台,高校和科研院所等研究机构可通过评价激励措施鼓励相关研究人员依托该平台了解中药资源副产品资源化需求信息和研究进展,进行针对性的研究和科技攻关,真正发挥其服务社会的作用。

(四) 培育发展基于中药资源利用循环经济模式的区域产业集群

根据中药资源利用循环经济模式,构成资源链、生态链和价值链的各单元存在密切联系,它们的良性运转有效促进了资源利用、生态优化和价值增值。这也是中药资源产业未来发展的方向。可以培育和发展纵向一体化的区域中药产业集群,科学规划与合理选址布局中医药产业集群。根据中药产业资源链、价值链和生态链的构成,结合当地中药制药企业所利用的中药资源及其副产品的特点与理化性质,吸引相关企业进入集群,形成中药资源循环经济系统。比如当地中药制药企业生产使用的主要原料是五味子,则可以吸纳食品与保健品生产企业、饲料生产企业、饮料生产企业、中药种植企业以及污染物处理企业等,从而形成资源链、生态链和价值链。另外,建立相应的公共服务平台满足集群企业研发、小试、中试、知识产权服务、物流服务等各项需求,将中药产业集群建设成一个具有自组织自催化的循环经济系统。

(五) 培养与吸引优秀人才,打造中药资源循环利用的企业品牌

鼓励本地优势中药制药企业树立循环经济理念,采取各种措施帮助企业吸引和培养中药资源循环利用领域的高素质研发和管理人才,提高基于循环经济理念的企业运营管理水平,并运用现代营销手段打造资源产品、中药副产品资源化产品和企业的品牌形象,采用适宜的营销模式,降低交易成本,积极履行企业社会责任,提升企业的知名度和美誉度,积累社会资本,实现资源经营增值。同时,通过政策引导鼓励区域龙头企业充分发挥示范和扩散效应,建立其与本地区其他中药企业及相关企业如饲料加工企业、保健品生产企业的合作共赢关系或战略联盟组织形式,充分挖掘中药废弃物资源利用潜力,实现中药资源价值增值。

(六) 建立跨区域的中药资源循环经济系统

区域的中药资源副产品循环利用体系建立运行起来以后,通过跨地区互通合作,形成跨区域范围的中药资源利用循环系统,比如建立长三角中药资源循环经济系统。系统中的各地区中药产业集群或企业可以通过信息分享、人才流动、物质流转实现分工协作,资源链、价值链、生态链的有效衔接与延伸,开展协同创新活动,形成分层次、专业化和协作共生发展的跨地区中药资源循环系统,实现中药资源产业化过程中中药资源副产品的价值实现与增值,以及区域生态环

境的改善与优化。

实现中药资源副产品循环利用是解决中药生产负外部性问题和实现价值创新的必由之路。实现中药资源副产品资源化也是涉及众多领域并受到技术与工艺条件、创新能力、市场供求、资本充裕度、国家政策和各利益相关者微观行为影响的复杂过程和系统工程。目前，科研人员、企业、产业和政府对此都进行了有益探索，有效提高了中药资源的利用效率，为实现中药产业的可持续发展和环境友好型社会建设作出了贡献。随着经济社会环境保护意识的增强，对中药资源利用程度要求日益提高，特别是对中药生产中未被利用的副产品运用各类适宜技术进行开发、运用和实践的不断深入，必然会促使我国中药资源副产品资源化事业实现良性与可持续发展。

［本章小结］

本章重点介绍了中药资源副产品循环利用的"三位一体"利用模式，包括低值转化循环利用模式、减量增效循环利用模式、高效增值循环利用模式等。同时，中药资源副产品循环利用模式的选择受工艺技术水平与创新能力、市场需求、政府政策和利益相关者作用等因素影响；详细介绍了促进中药资源副产品循环利用的策略建议。

［复习思考题］

1. 什么是中药资源副产品，中药资源副产品有哪些类型？
2. 中药资源副产品是如何产生的？
3. 中药资源副产品的循环利用模式有哪些，试举例说明。
4. 促进中药资源副产品循环利用的政策措施有哪些？

第九章同步练习

10章 课件

第十章课件

第十章　中药资源产业的区域化与国际化

[学习目的]

　　通过本章的学习,掌握中药资源产业的特点、与区域经济的关系以及区划与中药资源产业的关系;熟悉道地药材、中药资源区划、区域经济的相关概念;了解中药资源产业国际化的策略。

[学习要点]

　　中药资源产业的特点及其与区域经济发展的关系;中药材区划与中药资源产业的关系;中药资源产业的国际化策略。

第一节　中药资源产业的形成及特点

　　中药资源是我国中医药事业传承与发展的物质基础,也是自然生态环境的重要组成部分。我国药用动、植物资源的来源有野生、人工种植(养殖)、国外引进等不同途径,体现出地域性、人文性、可变性、多样性等特点。我国中药资源开发从一开始就表现出明显的地域性特征,并在发展过程中开放包容、兼收并蓄,表现出一定程度的国际化特征。随着中医药的发展并逐步走向世界,中药资源产业的国际化越来越受到重视,也已成为中医药发展的一个重要目标。

一、中药资源产业的特点

(一) 资源型产业定义

　　资源型产业是以矿产、生物、气候、土地等自然资源的勘探、保护、开发、更新、利用等为基础,依托资源的开采、利用、加工而形成的对自然资源极度依赖的产业。

　　从资源范围来看,资源型产业包括可再生资源类产业和不可再生资源类产业。从自然资源的开发利用过程来看,资源型产业包括资源开采前、开采中及开采后的一切资源经济活动,是全部的生产和再生产活动的集合。

（二）中药资源产业的产业链构成

中药资源产业隶属于中药产业和大健康产业，是当今中药农业和大健康产业快速崛起后催生的产物。中药资源产业是指由中药材生产构成的上游原材料产业链以及简单功能性中药材产品开发构成的下游产业链的总和。上游产业链以中药材原材料的种植为主轴，包括中药材种苗产业、中药材专用农资产业、采收加工机械产业、加工仓储产业等；下游产业以功能性中药材产品开发为主轴，包括功能食品产业、功能性化妆品产业、功能性药膳产业、养生型观光旅游产业等。

（三）中药资源产业的特点

1. 中药资源产业既是中药产业的组成部分，也是农业产业链中的一个类别。中药资源产业以中药资源为核心，将产前、产中、产后环节紧密联系在一起，具有农业产业的一些共性，受农业生产的基本规律所制约，地理环境和气候条件对其影响较大，从而呈现出明显的地域性和季节性特点。

2. 中药资源产业既是经济产业的一部分，也是文化产业的一部分。中药资源产业在发展过程中一方面兼收并蓄，许多药材资源来源于国外；另一方面在中医药文化圈中的国家或地区享有很深的接受度，表现出一定程度的国际性。随着中医药的发展，中药资源产业的国际化越来越受到重视，也已成为中医药发展的一个重要目标。

3. 中药资源产业贯穿于农业、工业和服务业三大领域，呈现出丰富的业态。随着经济的发展、市场的繁荣、技术的进步，中药资源产业在传统中药材种植、加工、仓储、流通的基础上，已发展出保健品、功能食品、化妆品、药用日用品，以及由此衍生出的药疗服务业、养生型观光旅游等多种业态。

4. 中药资源产业链绵长，管理困难。中药材的质量控制涉及种质资源、种苗品质、栽培管理、炮制方法等各个方面，随着产业链的延长、环节的增多，技术和质量指标会逐渐产生偏离。另外，中药材原料是季节性生产、常年消费，而市场需求是由下游产业的需求所诱导的，随着产业链的延长，链中企业对信息的曲解有沿下游向上游逐渐放大的趋势。另外，随着产业链的延长、交易环节增加，搜寻交易对象和交易信息、谈判及签约、监督及履行、风险管控等方面的负担会加重，从而影响到整链效率以及链上各节点企业运作的进一步优化。

二、中药资源产业的形成和发展

（一）中药资源产业的形成

我国传统中医药在其绵延上千年的起源与发展历史过程中孕育并推动着中药资源产业的发展。除药用矿物之外，中药资源的生产过程包括野生中药资源的采收、加工，以及人工种植中药材的人工栽培、采收、加工，并在不同的发展时期呈现出不同的特点。早期的中药资源主要来源于野生，从唐代开始了中药材的栽培、种植实践，清代出现了中药材的大规模种植，并逐渐形成了丰富的道地药材及道地产区。中华人民共和国成立后，国家非常重视中药资源问题，组织科研力量开展中药材种植方面的科学研究，并积极进行技术推广，中药材人工栽培品种迅速扩大至300余种，并逐渐从分散化的个体种植向规模化、集约化、产业化、基地化发展。目前,三分之一以上的中药材品种已经具备较大规模的人工栽培面积,铁皮石斛、人参、三七、地黄、白术、川芎等众多品种已不再依赖野生资源。

(二) 中药资源产业存在的问题

随着中医药产业的不断发展,市场对于中药资源的需求越来越大,对野生资源的过度采挖,已导致多种中药材野生资源处于濒临灭绝的境地,并对生态环境造成了严重破坏。中药材人工种植虽然取得了很大的发展,但"小农户种植、大市场流通"的现状还没有得到根本改变,造成中药材质量参差不齐,供需不对称,价格失灵、大起大落,产业水平低成为制约整个中医药产业健康发展的瓶颈。

(三) 中药资源产业链的发展

近年来,部分医药企业为了保证其中药材原料的品质和成本的可控,引导众多社会资本涉足中药资源产业,一方面布局自己的中药材原料种植基地,另一方面开展功能性产品开发,延伸产业链,已呈现出多种业态。在上游产业,部分医药企业着手打造规模化、规范化、专业化的中药材产业基地,主要是针对各自对中药材的大品种需求建立核心中药材原料 GAP 基地。在下游功能性产品开发领域,部分医药企业利用中药资源开发的功能性饮料、保健药酒、卫生用品等已经获得了很好的市场占有率。

(四) 中药资源产业的发展趋势

随着中药资源产业的发展,上游产业从单纯的中药材种植逐渐发展到对土地资源、动植物资源、优势品种、栽培技术、人才队伍、劳动力资源、加工和可追溯体系以及交通物流等各要素的整合和优化。各大医药企业中药材原料种植基地的大规模发展,在不同的中药材大产区逐渐形成一批集中药材种植、采收、加工为一体的龙头企业,这些企业在资金、技术方面的巨额投入,加上畅通的销售渠道和可追溯的质量保障体系,在与个体种植户和药材商贩的竞争中拥有绝对的优势,正逐步改变我国中药材产业的家庭式经营模式。在中药资源产业的下游,各制药企业和社会资本纷纷介入保健食品、功能性化妆品、功能性药膳、中医药文化旅游产业以及绿色食品行业,逐渐形成跨界、跨国的大格局竞争。

第二节　中药资源产业的区域化

一、中药资源的地域性分布

(一) 中药资源的地域性差异

我国幅员辽阔,南北纵贯约 50 个纬度,东西横贯约 62 个经度,跨越从热带到寒温带等 5 个气候带,地形地貌复杂,环境多样,中药资源的分布具有明显的地域性差异。中药材种类的分布长江以南相对较多,黄河以北地区相对较少,按行政区划排序依次为西南、中南、华东、西北、东北和华北,其中西南和中南两地区的中药资源种类占全国的50%~60%;野生中药资源的蕴藏量分布具有明显的地域性差异,排序依次为高原和山地、丘陵区、平原区,北方多于南方,内陆多于沿海。

(二) 道地药材的地域性

1. 中药材的道地性 "诸药所生,皆有其境",中药材生长与当地地理环境的重要生态因子(如温度、湿度、降水量、日照强度等)密切相关,因此在分布上存在明显的地域性特征。各中药材出产区由于在地理、气候、人文等各方面的差异,不同产地出产的同种中药材在品质上良莠不齐。在长期的生产实践中,逐渐形成了"道地药材"的概念,对优质中药材冠以产地标签,如云三七、怀地黄、川黄连等。

道地药材是指经过中医临床长期应用优选出来的,产在特定地域,与其他地区所产的同种药材相比,品质和疗效更好,且质量稳定,具有较高知名度的药材。这种以"产地标签"作为中药材质量控制手段的理念和方法来源于生产实践,历经检验,行之有效,被视为古代药物标准化的约定俗成的概念,是中医药文化的精髓之一。道地药材不仅是药材生产的地理概念,更承载了"天、地、人"多种因素对药材品质影响的丰富信息,是重要的质量概念、经济概念和文化概念,具有自然和人文双重属性。

2. 道地药材的地域性特点 道地药材是各地区优质中药资源的代表,也是中药资源地域性的鲜明例证。这种地域性,或体现在药材对于特定产区的独特依赖性;或体现为其产地形成的独特种植技术;或体现在出产地传承的加工工艺;或是药材在特定产区的产量长期保持稳定,占据着药材交易的主流地位。因此,道地药材的地域性包涵着丰富的内容。

(1)种质资源:道地药材之所以不同于普通药材,根本原因在于其自身的品质优良。道地药材的种质资源是大自然馈赠以及上千年中医药文化传承给我们的宝贵财富,必须加以保护。

(2)自然环境:我国幅员辽阔,地形复杂,气候多样,不同地区的地形、土壤、气候等条件,形成了不同的道地药材。在适宜、独特的环境下,道地性药材形成了自己的生长、繁殖习性和药材品质。

(3)中医药文化:道地药材与中医药传统文化、中医药传统理论一脉相承,是在中医药的长期实践中被发现,并加以理论总结取得的成果,是中医药文化的精髓之一。

(4)农业文明:在农业文明的耕耘下,某一地区在具备适宜的生态环境的前提下,通过恰当的农业耕种方式和栽培技术,在长期实践中造就了某种道地药材。

(5)产地加工:基于长期生产实践和经验积累形成的中药材产地加工赋予了道地药材的性状、规格、品质、药性等诸多内涵,具有丰富的科学内涵,也形成了独具特色、内容丰富、较为系统的道地药材产地加工方法和技术体系。

(6)贸易流通:经济贸易对道地药材的形成也产生了重要的影响,药材商品化是道地药材形成和发展的动力。道地药材的产量与产值却占到了全部经营品种的80%以上。

3. 道地药材流通市场的地域性特点 与普通的农产品不同,道地药材具有很强的资源属性,由于种类繁多,产地相对集中,从唐代开始我国就出现了专门的药材交易市场。在自给自足的自然经济环境中,逐渐形成了具有区域特征的药材贸易中心。中药材流通模式虽几经变迁,但随着中药资源产业的发展,医药企业与中药材产地对接已成为新的趋势,中药材大宗交易持续向产地端下沉,行业资源不断向中药材产地尤其是道地产区、优质产区集中,已形成了吉林抚松的万良长白山人参市场、云南文山州的文山三七国际交易中心、甘肃陇西中药材市场等区域性的原产地市场。这些市场或是由于靠近产地,或是由于自然环境的禀赋,已发展成为规范的中药材市场。这种行业资源配置方式的持续优化,将进一步恢复在中药资源产业链条中已处于相对弱势地位的中药材产地的作用。

二、中药资源产业的区域化发展

(一) 中药资源区划与中药资源产业

1. 中药资源区划的概念　中药资源区划是根据各地域的差异和特点,研究中药资源及其地域系统的空间分布规律,并按照这种空间差异性和规律性进行区域划分,将不同地域划分为不同等级的中药生产区域,因地制宜、合理布局、正确区划与选建中药种植(养殖)基地,以便更好地发展中药资源产业,产生更大的社会经济效益和生态效益。

2. 中药资源区划的研究内容和方法　中药资源区划主要以区域内的中药资源、自然生态条件和社会经济条件为区划对象,依据区划的目的不同,可分为中药资源分布区划、中药生态区划、质量区划、生产区划等多种类型。近年来,随着中药资源区划研究的不断深入,中药资源区划逐步由定性分析转向定量分析,以及定性和定量分析相结合,而构建模板法、构建模型法和基于遥感数据等多种技术综合应用为主要发展方向。在传统方法的基础上采用统计分析、地理信息系统(geographic information system,GIS)、遥感分析等现代技术和手段相结合的中药资源区划方法,使中药资源区划的科学性、准确性、合理性得到了极大的提高。

3. 我国中药资源区划概况　我国中药资源区划的研究始于 20 世纪 90 年代,经过 20 多年的发展,已经取得可喜的成果。中药资源区划首次以我国的自然条件、社会经济技术条件以及中药材生产的特点为依据,在研究总结中药资源分布规律、区域优势和发展潜力的基础上,对全国 200多种中药材区划的结果进行了空间叠加分析,并根据需求利用全国行政地图进行空间切割,利用制图综合技术整理出图,分别形成了国家级、省级及县级中药材生产适宜性区划图,将我国中药资源划分为东北区、华北区、华东区、西南区、华南区、内蒙古区、西北区、青藏区以及海洋区等 9 个一级区以及 28 个二级区,前者主要反映区域间自然、经济条件和中药资源开发与中药生产的地域性差异,后者主要反映各区域中药资源优势种类及其组合特征和生产发展方向与用途。

通过中药资源区划的实施,了解了各区域中药药材特点及演变趋势,明确了各区域中药资源合理利用和中药生产的发展方向,为正确选建优质药材商品基地,逐步实现区域化、专业化生产,按自然规律、经济规律指导中药资源产业的发展提供了科学依据,有利于按市场机制配置中药生产和流通。

4. 中药资源区划与中药资源产业

(1)中药资源区划与中药资源产业密切相关:中药材生产受自然生态环境因素、社会经济因素的交互影响,表现出强烈的地域性。中药材生产相关工作的开展,需要落实到具体的地理空间上,而中药资源区划具有的地域性、综合性及宏观性三大特征,可以辅助中药材生产确定具体的空间范围,指导与中药资源保护相关的基地、保护区和示范区具体位置的选址和空间布局。

中药资源区划能够正确评价各地域中药资源特点及其优势,为合理布局中药材生产、保护抚育与研究开发中药资源提供科学依据;能够深入开展中药生产适宜性、道地药材相关性与生态环境相关性等研究,为发展中药材生产、合理引种驯化及变野生资源为家种家养提供科学依据;能够揭示各地域中药资源与中药材生产的区域性特点,以利因地制宜,合理布局,切实增强与规划中药材生产的科学性;能够研究分析与确定不同区域中药材生产的发展方向与途径,为加强中药材生产宏观指导与管理,为编制中药材生产与中药产业发展规划提供科学依据。

(2)中药资源区划与产业基地:自第一个"国家中药现代化科技产业基地"于1998年在四川建立以来,各中药产区利用自身资源优势、品种优势,结合科研优势、产业集群,已建立25个中药现代化科技产业基地。这些区域化的产业基地根据各自区域在中药资源方面的差异性和分布规律,了解和掌握本区域内中药材生产中面临的困难、存在的问题和发展潜力,确定中药资源产业发展的方向和途径,因地制宜地指导和规划区域内中药资源产业的生产实践。各产业基地内对中药材品质区划和生产区划的开展,能结合实际调整中药生产结构和布局,正确选建优质药材原料基地,科学指导中药生产与区域开发的需要,有助于充分发挥区域内资源、经济及技术等方面优势,实现资源合理配置、区域化与专业化生产。

(3)中药资源产业区域化的发展方向:近年来,中药资源产业区域化发展取得了很大的成绩,但还存在区域性中药资源综合利用的经济发展不平衡问题。要在发展过程中解决这一问题,首先应该正确评价不同地区中药资源的种类、数量和质量以及分布与生长规律,深入探讨药物功能与产地的关系,为合理利用各地的中药资源、发挥道地药材的资源优势提供科学依据,避免超越生态适宜区的"南药北移""北药南栽"等违背客观规律的盲目生产,放弃"小而全"的产业结构思想,要在各区域之间应寻求资源互补,从总体上解决区域性资源短缺问题。其次,各中药材区域需要积极探讨本区域中药资源的种类构成、质量特征与经济发展的关系,根据自身特点,因地制宜,合理布局,通过产业集群将本区域的中药资源优势转化为经济优势。

(二)中药资源产业集群与区域经济

1. 区域经济的概念　经济区域是按人类经济活动的空间分布规律划分的,具有均质性和集聚性,经济结构基本完整,在国民经济体系中发挥特定作用的地域单元。区域经济学是20世纪50年代在宏观区位论的基础上发展起来的一门经济学与地理学交叉而形成的应用经济学,是经济区域内部社会经济活动和社会经济关系或联系的总和。

区域经济学是研究和揭示区域与经济相互作用规律的一门学科。主要研究市场经济条件下生产力的空间分布及发展规律,探索促进特定区域经济增长的途径和措施,以及如何在发挥各地区优势的基础上实现资源优化配置和提高区域整体经济效益,为政府的公共决策提供理论依据和科学指导。

2. 中药资源产业集群与区域经济　中药资源的道地性特征决定了中药资源经济发展中也会表现出较强的集群特征,特别是一些大宗药材的主产区,中药资源产业集群得到了迅速发展。这些产业集群通常是一个多纬度的复合体,表现出以下几个特点。

(1)产业关联:以大宗道地性药材为纽带的关联性中药资源产业,在表现出产业集群特征的同时,也呈现出基于精细分工和专业基础上的产业链聚集。

(2)地理集中:中药资源分布的区域性特征强化了中药资源产业集群的空间概念,即便在大市场、大流通的经济全球化趋势下也没有改变这种空间上的产业集聚态势。

(3)互动关系:中药资源产业集群的本质还是构成集群的主体之间的互动关系。协同效应、合作创新、知识溢出以及外部效应等都是产业集群内部多个主体互动的结果,这种互动关系已经由以交易为基础转向以信息和知识的联系为基础。

江西省中药资源较为丰富,其中属于区域性资源的中药材有 52 种。江西省充分发挥区域内中药资源的优势,围绕中药资源合理布局、精细分工、协同合作,中药资源产业集群发展迅猛,已经形成了以中药为核心,涵盖种植、采购、粗加工、研发等精细分工体系,并集中药研发、职业培训、品牌打造以及市场销售等于一体的中药资源产业支撑体系。近年来,江西中药资源产业的年增长幅度超过 20%,形成了汇仁集团、江中集团、青峰药业、济民可信集团以及仁和集团等 30 多家规模较大、具有较强创新能力、年销售收入过亿元的企业组成的区域中药产业。南昌高新区包含 110 余家中药企业的生物医药产业集群被列入"创新型产业集群试点"。此外,江西省还建立了袁州医药工业园区、江西医药港、桑海工业园区、南昌小蓝工业园区和樟树福城医药园 5 个各具特色且相互推动的特色中药资源产业集群。

吉林省根据东北区域中药材资源的特点和环境的承载能力,利用"国家中药现代化科技产业基地"积极培育国家级医药高新区,打造医药特色产业集群,构建了以通化国家医药高新区和长春国家生物技术产业基地为核心,以 12 个中药产业基地县为补充的全省医药健康产业发展大格局。通化医药高新区成为我国首个命名的"中国医药城"和国家级医药高新区,先后被国家认定为"创新型产业集群试点""医药产业集聚区""新型工业化医药产业示范基地"和"医药产业集群品牌培育试点"。12 个基地所在县中药工业总产值占全省的 50% 左右,成为具有重要影响力和特色的中药资源产业集聚基地。

由此可见,中药资源因其道地性的特点使得不同地区之间存在禀赋差异。大宗优良药材的道地产区拥有相对较高的中药资源禀赋条件,当地经济往往在中药材种植的基础上形成集散、交易中心,并将中药资源产业链不断延伸、拓展和完善,形成具有地域特色的区域性中药资源产业集群,使得中药资源成为区域经济发展的天然禀赋优势,对当地区域经济的发展起到积极的促进作用。

第三节　中药资源产业的国际化

一、中药资源产业的国际化概况

(一) 中医药发展、成熟过程中的国际化

中医药以其简、便、廉、验的特点,为中华民族的繁衍生息作出了不可磨灭的贡献,并自隋唐时期就开始向日本、朝鲜等国家传播,逐渐影响并带动相关国家形成了以中医药理论为基础,又具自身特征的传统医药学,如韩国的韩医、日本的汉方医学、越南的东医等,造就了以东亚国家或地区为主的中医药文化圈。中国作为中医药的发源国,拥有世界上最为丰富的中药资源。中医药在漫

长的发展过程中,从西汉开始就在医药国际贸易中向世界输出中医药文化和中药资源,同时也从世界各地输入木香、丁香、豆蔻、沉香等药用资源,并在《海药本草》《胡本草》等医学专著中留有记载。这些海外药用资源的输入,丰富了中医方药和治疗方法,许多药物逐渐为中药本草学所吸收,被纳入中药资源体系之中。由此可见,中医药学并不是一门封闭的学科,在其发展、成熟过程中表现出开放包容、兼收并蓄的特点,由此也赋予了中医药的国际化特征,特别是中医药文化圈的存在,是中药资源产业国际化的既有基础和重要支撑。

(二)中药资源产业的进出口

1. 中药资源产业的主要出口市场　目前,我国中药资源产业的出口贸易,仍然以粗放型的原材料出口为主,主要品种包括人参、枸杞子、肉桂、红枣、茯苓、冬虫夏草、半夏、当归、党参等,出口地区高度集中于具有中药资源消费传统的中国香港、日本、韩国、中国台湾、马来西亚、新加坡、越南等亚洲国家和地区。近年来,我国每年对亚洲地区的中药材出口额近 10 亿美元,占我国中药材出口总额的八成以上。其中,日本、中国香港、韩国是亚洲地区的主要出口市场,主要出口品种有人参、枸杞子、茯苓、半夏、地黄等。在日本和韩国,85% 的中药材都从中国进口。目前,日本已超越中国香港成为我国中药材出口的第一大市场,出口占比超过 20%。我国对欧洲、北美洲等地区的中药材出口占比则相对较小。

随着"一带一路"倡议的实施,我国对东盟和"一带一路"沿线国家和地区中药材出口呈现高速增长势头。中药材对这些地区 2017 年的出口量分别占我国中药材出口总量的 13.70% 和34.01%,同比分别上升 80.33% 和 51.43%,出口金额分别占出口总额的 18.35% 和 25.89%,同比分别上升 54.40% 和 38.35%,远高于我国中药材出口整体水平。

2. 我国已成为中药资源的潜在资源消费国　尽管我国中药资源十分丰富,但随着中医药产业、大健康产业对中药资源的需求日益旺盛,再加上大宗药材的大量出口和过度利用,已经对资源和环境造成了破坏,导致我国中药资源退化,许多药材的资源储量下降,中药资源产业的可持续发展问题日益紧迫。

甘草是医药、化妆品、食品、保健品行业常用的大宗中药材,曾经是我国蕴藏量最大的野生药材品种,也曾是我国的传统出口药材。东北西部以往为"东草"的主产地,历史上是甘草的主产区之一。由于过度采挖,现在资源已严重枯竭,基本无商品可供应。内蒙古和新疆等地的破坏性采挖,也导致资源急剧减少,环境破坏严重,并形成恶性循环,造成甘草再生困难。随着我国野生甘草资源的枯竭,目前我国已经从甘草的出口国变成了甘草的进口国,并且进口量急速上升。

除甘草外,鹿茸、冬虫夏草等我国传统出口为主的药材都已经出现不同程度的进口。我国中药资源进口的最大货源地主要集中在亚洲地区,占进口额的一半左右,另外还有美国、加拿大等地区。我国主要进口品种有龙眼、西洋参、鹿茸、乳香、西红花、人参、甘草、加纳籽、龟甲、石斛等,其中鹿茸、人参、西洋参、西红花等贵细中药材进口额大幅增加,近年来已占中药材进口额的近 40%。

随着我国经济实力逐渐增强,人们对养生保健的需求快速增长,对中药资源的消耗也快速增加,我国已成为潜在的中药资源使用国。我国目前在国际市场上扮演的主要中药资源输出国角色已经不符合国内需求与发展需要,野生中药资源的紧缺和枯竭的危险信号已经发出,给中药资源产业的可持续发展提出了严峻的挑战,产业政策、产业结构需要逐渐适应从中药资源输出国向潜在中药资源消费国的转变。

(三) 国际竞争中的中药资源产业

中医药作为中国传统文化的一部分,是中国文化的瑰宝。中药资源产业作为我国目前最具有自主知识产权优势的中医药产业的一部分,有望成为进入国际市场的优势产业之一。但是,日本、韩国等传统中医药文化圈国家以及一些欧美发达国家在中药资源产业方面对我国构成了强大的压力。

1. 中药资源产业出口仍以低附加值的中药材原料为主。以人参为例,我国既是人参生产大国,也是消费大国,但人参的进出口状况却存在巨大反差。2017 年,人参出口量微弱上升,进口量大幅度增长;出口平均价格为 51.84 美元 /kg,同比大幅下降 27.32%,出口价格低于国内人参统货交易价;而进口平均价格却高达 361.81 美元 /kg,同比增长 4.85%。出口额是进口额的 8 倍,出口价格只是进口价格的 1/7 的现状凸显了我国人参资源产业主要以粗放型原料出口为主,量大而附加值低,在与国外量小而附加值高的精加工人参的竞争中处于劣势。

2. 我国成为他国的中药材原料基地。日本、韩国等国家从中国进口廉价中药材原料,在本国进行深加工后,利用自己的品牌在国际市场上挤占我国的市场份额,有的甚至直接在中国开设工厂,利用中国的经典方剂,就地采购中药材原料,生产出低成本、高利润的"洋中药"。由于传统中医药缺乏知识产权保护机制,造成以道地药材为特征的我国中药资源的知识产权被侵占,而中国还源源不断地为这些国家输送各种中药材资源,成为其原料供应基地。

3. 中药资源产业出口的技术壁垒仍然存在。我国中药资源产品在国际市场上会遭遇形形色色的贸易壁垒,其中尤以欧美国家的技术性贸易壁垒为甚,包括注册壁垒,认证制度壁垒,包装、标签和商标壁垒,以及绿色壁垒等。2004 年欧盟颁布《欧盟传统植物药(草药)注册程序指令》,2014 年 4 月英国终止了该指令的售卖宽限期,要求所有草药产品须获得完全市场许可或传统草药产品注册才能够在当地市场销售,给我国中药资源产品的出口形成冲击。我国中药产业的质量控制标准与欧美国家的产品质量标准和环保技术标准存在差距,造成我国的中药资源产品经常被对方以铅、汞等重金属含量超标,农药残留,以及含有高含量有害毒素为由进行封杀或限制。

二、中药资源产业的国际化策略

(一) 促进产业升级,调整出口结构,适应从中药资源输出国向潜在消费国的转变

中药材及其初级加工产品是我国中药资源产业出口的主体,其特点是技术含量低、产品附加值低。但和中成药相比,中药资源产业的初级原料型产品出口遭遇的技术性贸易壁垒相对较少,因此中药材仍然是我国中药资源产品出口的主体,大部分沦为发达国家医药产业的生产原料。仅从销量和现金流量来看,中药材似乎是中药资源产业的金牛产品,但中药材的大量出口会加剧我国中药材资源的消耗,在资源流失的同时将伴随盈利能力的下降,与环境保护和中药资源产业的可持续发展存在矛盾。因此,中药资源产业的国际化应该避免以总量增加为主的粗放式经营,需

要以总量控制、保证质量、培养品牌、增加附加值的原则进行结构性调整。

鉴于此,一方面我国中药资源产业要通过资产运作和结构调整,发展规模经济,提高产业集中度,鼓励中药材种植、中药饮片生产的规模化、规范化、集约化,促进中药材流通方式的改变,鼓励中药工商企业参与中药材基地建设,通过规范化种植,保证中药材质量的稳定性,打破欧美国家的技术性贸易壁垒。另一方面,在产业政策和出口政策方面要减少对中药材原料出口的依赖,逐渐将中药材原料内化为中药资源产业增值链的一部分,代之以中医药服务贸易为主的产业策略。

(二) 主动建立科学的中药规范和质量认证体系,争取中药质量体系的话语权

中药的国际化是我国中医药发展的战略目标之一,中药质量标准及相关质量控制技术是制约中药国际化的关键因素。中药国际化的主要障碍之一是相关质量标准尚未得到广泛承认。我国现行的中药质量标准还不能充分反映中药质量状况,与国际市场执行的标准存在差距,导致中药无法满足国际上现行的西药化检验标准,因而无法以治疗药物的形式进入欧美等发达国家。在这种情况下,中药标准的建立对中药现代化和国际化的实现都具有至关重要的作用。

2014年,《科学》杂志首次推出的《中医专刊》前言中指出:“在传统医学与西方医学之间,我们也许能够发现一条中间道路。”将西药的规范体系完全套用于中药是不科学的,中药的国际化仅靠与西方体系接轨是不够的,而且在国际上很多方面仍“无轨可接”。因此,中药质量标准的建立应该以我国为主,不能只是单纯地向欧美发达国家靠拢,要在中医药自身特性的基础上,以国际上现行的西药理论基础和规范体系为参考,建立并完善一套符合传统医学发展、适合中医药特点、独立的中药规范和认证体系,并逐步获得国际社会的认可。这是中药国际化过程中必须完成的一项长期而艰苦的工作,我国应该主动引领这一历史性任务,加强中医药标准体系的研究,主导国际中医药标准体系的构建,扩大在中药质量体系的话语权。

随着中医药国际化工作深入推进,在政府大力推动下,2009年国际标准化组织(ISO)成立了中医药技术委员会(ISO/TC 249),正式开展ISO中医药国际标准的研制。目前,中医药技术委员会(ISO/TC 249)已制定了一系列中医药领域的国际标准,涉及中药材、中药检测方法、中医术语与设备等领域,标志着我国从中药材源头构筑国际质量标准体系的策略迈出了坚实的脚步,国际话语权不断增强,必将为中药资源产业的国际化产生积极影响。

(三) 促进中医药服务贸易与货物贸易的协同发展

中医药拥有完善的知识体系和丰富的中药资源,中医药国际化的过程,既是一个市场营销过程,也是一种文化传播过程,两者相辅相成,互为促进。为此,国家战略性地提出了中医药服务贸易的概念,将中医药拥有自主知识产权、可衍生产品多、潜在附加值高的特点与服务贸易相结合,力图通过科研服务、医疗服务、教育服务、商务服务、文化服务、中医药主题旅游等方面的中医药服务贸易将我国从一个中药原材料主要输出国提升为中医药服务主要输出国,并借此扩大中医药文化的影响力,增加中医药产业的国际竞争力。

中医药服务贸易将逐渐改变中药资源产业国际化的态势。中药资源产业与中医药服务贸易在产品内容上有重叠,联系紧密,通过中医药服务贸易的海外输出将使我国相关企业或机构从中医药产品供应商向中医药服务提供商转变,这不仅是出口产品结构的转变,更是从生产型企业向

国际化服务提供商的转变。由于服务贸易与货物贸易存在极强的相关性,这种从生产型企业向国际化服务提供商的转变能够以"以医带药"的形式为中药资源产品的出口打开局面并创造刚性需求,对中药资源产业的国际化起到积极的推动作用。例如,北京同仁堂已在海外 25 个国家和地区开设了 30 多家公司,100 余家零售终端、中医诊所和中医养生中心,在海外累计诊疗的患者超过 3 000 万人次,服务贸易和货物贸易互相促进,进入良性循环。另外,随着中医药服务贸易的加深和服务水平的提高,还能够对中药资源出口产品的结构升级、高附加值中药资源产品的出口起到积极的促进作用。因此,将中医药服务贸易与中药资源产品的货物贸易相结合,将大力推进中药资源产业结构升级,加快我国中药资源产业的国际化进程。

[本章小结]

本章介绍了中药资源产业的特点及其与区域经济的关系,中药资源产业的区域化。重点阐述了道地药材资源区划、区域经济的相关概念,中药资源产业国际化的策略、中药材区划与中药资源产业的关系。介绍了中药资源产业的国际化概况。

[复习思考题]

1. 简述中药资源产业的国际化策略。
2. 简述中药资源产业的特点。
3. 以山药为例,阐述中药资源与区域经济的关系。

第十章同步练习

第十一章　中药资源互联网经济与共享经济

11章 课件

[学习目的]

通过本章的学习,掌握互联网经济的产生发展、基本特征及竞争原则;熟悉共享经济在中药资源产业链中的运用,中药资源生产的规模经济与范围经济,中药资源互联网经济发展的影响因素;了解共享经济的发展演变及构成要素。

[学习要点]

互联网经济的产生发展、基本特征及竞争原则,共享经济在中药资源产业链中的运用,中药资源生产的规模经济与范围经济,中药资源互联网经济发展的影响因素。

第一节　互联网经济的概述

一、互联网经济的产生与发展

互联网经济是继农业经济和工业经济之后的一种新的经济形态,它是以信息和网络产业为主导产业,是以信息和知识为主导资源的新型经济形态。互联网经济是以计算机信息网络技术为基础,以计算机网络为平台,在此基础上形成的各种经济活动和经济关系的总和。在网络经济中,网络已经成为企业价值链各个环节实现的主要媒介和场所。它表现为经济主体的生产、交换、分配、消费等经济活动,以及金融机构和政府职能部门的经济活动,这些经济活动不仅要从网络中获取大量的经济信息并依靠网络进行预测和决策,还要直接在信息网络上进行大量的交易。

互联网经济产生于网络信息时代,互联网经济的发展具有全球性。互联网不仅促进世界贸易的发展,而且也实现了全球资产配置一体化,推动着世界经济的蓬勃发展。近年来,随着我国互联网信息的迅速发展,许多传统经济通过与互联网的融合大大提高了经济效益。因此,互联网经济正成为新的经济发展方向,在"互联网+"理念与经济发展进行深度结合的背景下,运用互联网经济的全球化对未来经济发展进行构建和规划,可为信息时代创造一个新型经济社会的动力引擎。

二、互联网经济的基本特征与竞争原则

(一) 基本特征

1. 超越时空 互联网经济打破了时间、空间、地域等限制,可以实现经济活动全天候运行,有别于传统经济。世界上任何一个角落的人都可以通过互联网和另外一个角落的人建立某种经济联系,让世界上任何地方的人都可以访问他们需要的网站,寻找到所需要的经济信息。通过互联网,人们可以在任何地方保持实时通信和交流。在任何时候,企业在互联网上都可以接触到全球用户,将其产品推向全球领域。互联网已经把整个地球变成一个整体,极大增强了全球经济的粘连性。

2. 虚拟经济 建立在互联网虚拟电子空间上的经济活动被称为虚拟经济,它没有时间和空间的约束。这里的虚拟经济并不是指传统经济中金融市场的证券、期货、期权等虚拟资本交易活动。互联网经济的虚拟性是由互联网的本质决定的,网上销售、网上采购、在线支付、网上拍卖等网络商务活动都属于虚拟经济,虚拟经济可以是实体经济的虚拟表现。如利用互联网在购物网站上订购图书,通过实际的分销渠道购书,也可以实现虚拟经济。互联网经济是一个完全虚拟的经济行为,如在互联网上举办汽车展览会,它与实体经济在物理空间上是相互依存、相辅相成的,虚拟空间流动信息流构成了一个虚拟价值链,为企业创造价值和利润,为企业提供实体供给链。

3. 直接模式 网络已经改变了人们沟通的方式,使得企业的组织结构趋于扁平化,生产者和消费者,企业和客户、供应商、合作伙伴可以直接联系,这将不可避免地改变企业的组织结构和生产以及营销等商业模式。互联网可以作为软件、音乐、电影票、机票、经济服务等信息产品的分销渠道,保险和研究数据可以通过互联网进行分配。在互联网上,有关产品的特性、定价、分销时间或其他有用的信息可以通过互联网传输。互联网对现有的分销渠道有替代或扩展两种影响。当互联网以与旧分销渠道相同的方式为客户服务,而不产生新客户时,就会产生替代效应。

4. 知识和信息是关键 农业经济的核心资源是土地,工业经济的关键资源是资本,互联网经济的关键资源是知识和信息。通用汽车公司是工业经济时代的代表,依靠物质资本为社会创造财富,微软公司是互联网时代的代表。随着生产力的提高和互联网经济的发展,客户不仅需要自己的产品和服务,还需要基于自身需求找到解决方案。由于解决方案的知识内容和信息要素越来越丰富,所以企业必须通过自身的客户知识积累和信息积累为客户创造价值,人才作为知识载体越来越成为企业发展的支柱。

(二) 竞争原则

1. 以速度取胜 互联网经济是速度型经济,1999年4月24日,世界经济论坛总干事斯马加先生在中国工商管理协会成立20周年大会上发表题为"21世纪全球经济发展的四个特点"的主旨演讲中提出:"21世纪的经济是以知识为基础的经济,21世纪的经济将以技术和创新为动力,具有灵活性和多样性。21世纪的经济将面临高度流动的资本,人们将坚持不懈地追求更高的资本回报"。在互联网经济时代,消费者需求趋向多样化、个性化、易变,产品生命周期越来越短。企业的核心竞争力是不断引进新产品,创造新的服务模式。21世纪的竞争法则是"快鱼吃慢鱼"。胜

负的区别在于创造产品和服务的能力比竞争对手更快。

2. 创新是基础 互联网经济是创新型经济,美籍奥地利经济学家约瑟夫·熊比特认为,创新是促进企业成长的根本途径,互联网经济时代将更注重创新。创新活动包括市场创新、技术创新、产品创新、制度创新、管理创新等。企业可持续发展的动力在于企业的不断创新。在互联网经济时代,为了适应产品生命周期的缩短、客户的多样化、需求的个性化和市场竞争优势的获取,企业必须不断创新,创新成为企业利益之间的源泉。企业的长期可持续发展需要长期的竞争优势,而长期的竞争优势来自于企业不断改革和发展的核心能力。企业核心竞争力的形成、发展、维护和创新有赖于企业的不断创新。

3. 尊重客户主权 互联网经济是定制经济。互联网经济条件扩大了客户选择的范围,通过在短时间内对大量的供应商在互联网上进行比较,客户可以找到理想的供应商,而不是像现在这样花太多时间和精力在购物上;因为互联网减少了信息不对称,消费者和经销商拥有相同的信息,消费者的消费行为将变得更加理性,商品的价格可以仔细比较,不再被市场愚弄;消费者的需求将更加多样化和个性化,消费者可以直接参与生产和商业流通。向商家和制造商表达出对一种产品的渴望,定制生产将变得越来越普遍,客户成为市场上的主导力量。产品和以自我为中心的商业模式将受到挑战。

4. 重视相互合作 互联网经济是合作经济,互联网扩大了企业间的竞争与合作范围,加快了竞争与合作的转变。面对复杂多变的市场环境,任何企业都很难独立、全面地满足客户的多样化需求。企业已经进入了合作竞争的时代,市场经济的基本特征是竞争,即适者生存、优胜劣汰。在互联网经济条件下,没有合作,就不可能形成互联网;没有合作,企业就很难在互联网环境下发展。在竞争或合作竞争中,企业根据自身的优势和核心竞争力相互配合、互补,构建一个为客户服务的价值链体系。因此企业的竞争基础是企业是否有能力获得资产,而不是是否拥有资产。

三、互联网经济中经济理论的变化

网络经济对传统经济理论产生了巨大的冲击,其主要表现在以下几个方面。

1. 生产要素 传统经济理论认为决定生产总量的生产要素为劳动工具、劳动力和劳动对象。网络经济认为生产力是由多要素组成的,除传统生产要素外,尚有科技、教育、信息、知识等要素的影响,且认为科技是第一生产力。

2. 边际收益 传统经济认为边际收益递减规律普遍存在于一切投入产出生产系统中。网络经济认为信息是其主要资源,需求由供给创造。产品受市场容量饱和影响小,在投入产出生产系统中普遍具有边际效益递增的规律特征,随着消费单位的不断增加,对该消费商品的满足感不断提高。且网络信息可以重复使用,无排他性,具有技术发展快、变化大、生命周期短的特点。

3. 规模经济 传统经济认为提高经济的根本途径是"规模经济"。企业通过扩大生产规模,优化配置资源,改变固定成本的占比,加大了市场份额,降低了单位成本。网络经济认为由于互联网增加经济效益有多种途径,除了规模以外,尚有范围经济、关系经济、成长经济和时效经济。通过产品的组分,利用多样化的特点和一流服务使经济的成本和市场需求与传统经济相比,有了更大的有利空间。

总之,在网络经济时代,人们对市场、供给和需求,对经济活动的理论有更多层次的研究,这将对人类社会经济活动产生深远的影响。

第二节　中药资源互联网经济

一、中药资源互联网经济的产生与发展

互联网经济给传统农业的发展带来了机遇。我国中药资源丰富,具有较高的经济价值,中药产业的发展已成为国家的一项战略。将"互联网 +"与中药产业结合起来,有利于促进中药产业转型升级,增强我国中药产业竞争力和经济实力。

"互联网 +"概念的提出极大地推动了我国国民经济向高科技、现代化方向发展。国务院关于积极推进"互联网 +"行动的指导意见是落实创新、协调、绿色、开放、共享的理念。紧紧围绕推进农业现代化和农业供给侧结构改革的目标,坚持需求导向、创新驱动、强化应用和主导发展战略,重点推进现代农业生产经营信息技术。我们要继续推进管理、服务环节和农村经济社会各领域的深度整合,推动农业网络化、数字化,大力发展智能化农业,加强制度和机制创新,全面提高农业信息化水平。

中药资源如同其他传统产业一样,随着互联网时代的到来,带来了新的发展机遇,形成可具有时代特点的"互联网 + 中医药"产业发展模式。

2015 年在国务院《政府工作报告》中正式提出"互联网 +"行动计划,要求利用互联网技术、工具及应用将传统产业升级,创造新的形态,这对中药资源产业网络经济的快速发展提供了有力的保障。2016 年 2 月 22 日国务院颁布的《中医药发展战略规划纲要(2016—2030 年)》指出,中药产业已成为国民经济的重要指标之一。中药资源在"扶贫攻坚"中彰显和发挥了重要的作用,但在互联网经济条件下,中药资源作为产业链的供给端,尚有诸多的问题,迫切需要加强对中药产业的供给侧改革。

二、影响中药资源互联网经济发展的主要因素

中药资源由于受历史条件和生产与环境等多方面的影响和制约,在互联网经济时代有如下几方面的问题。

1. 生产条件落后,生产规模小。中药资源由于主要来源于野生,人工种植尚远落后于农业,且多为农户或规模不大的专业合作社从事其生产活动。因此,不利于需要以科技知识为支撑的互联网经济在中药资源中发挥其新经济形态中的促进作用。

2. 生产场地地处老、少、边、远地区。由于我国地域的因素,种植场地又多在老、少、边、贫地区,我国尚有不少地方的信息高速公路尚未完成建设,加之生产者多数人员素质和文化水平较低,不能有效地利用互联网经济的经济活动平台,仍然会存在供、销双方信息不对称的现象。

3. 中药资源互联网营销平台有待完善。目前,"互联网 +"中药材营销依然从属于综合的网

络营销平台,缺乏专业性,虽然也出现了一些有助于中药材网络营销的网站,如中药天地网、康美中药网、药通网等,但仅限于信息的传播,并不是真正意义上的网络营销平台,没有形成专业化发展的格局。

总之,中药资源互联网经济正在逐步形成和完善之中。

第三节　共享经济概述

一、共享经济的产生及发展

著名经济学家米·里夫金在《零边际成本社会》一书中提出:"共享经济带来了资源革命,改变了人类的生活方式,带来了经济生活的全新组织方式,将超越传统的市场模式"。当一个人或一个组织共享闲置资源或服务以收取需求者费用就是共享经济,共享经济是一种新的经济模式。据普华永道统计,2014 年全球共有共享经济为 150 亿美元,预计到 2025 年,共享经济规模的年均增长率将达到 35%,全球规模将高达 3 350 亿美元。据新华社报道,2015 年中国的共享经济规模及其相关市场规模高达 1.95 万亿元,未来 5 年,中国共享经济的年均增长率将高达 40%。中国的共享经济规模将占 GDP 的 10% 以上,共享经济将是中国经济的一个新的增长点。

近年来,随着移动互联技术的飞速发展,共享经济已从概念上向现实迈出了实质性的一步。通过第三方平台提供的信用担保,闲置产品最终可以转化为服务,与陌生人共享,产品供应商通过共享将闲置产品转化为利润。

共享经济又称合作消费或协同消费,其本质是共享使用权。共享经济属于"互联网 +"的新经济模式,是企业通过移动设备,利用在线支付等网络技术手段,整合闲散资源并以一定价格对供需双方进行精准匹配,降低交易成本并实现"物尽其用"和"按需分配"的一种资源优化配置,继而实现供求双方受益最大化的一种经济模式。共享经济既能满足人们的物质需求,又解决了资源配置不合理的问题,对我国经济提质增效有重大作用。

1. 共享经济的产生　共享具有"共同拥有"和"共同分担"的含义。共享自古有之,原始社会人们共同劳动、平均分配即是人类一种最初级的共享方式。随着社会分工和交易的出现,人们对物权的共享从所有权的共享转变为对使用权的共享,共享受时空的限制。随着现代企业制度的建立,人们实现了收益的共享,跨国公司的出现带动了资本、生产、贸易的全球化发展,而互联网的出现更深化了经济社会的共享进程,"互联网 +"成了经济全球化过程中最重要的社会经济发展的共享模式。

共享经济是最早由美国马科斯·费尔逊和琼·斯潘思共同首次提出"协同消费"的一种新的生活消费方式,后来保罗·瑞恩在 1984 年提出了倡导爱健康、爱地球的可持续性生活方式。但由于受限于当时的客观条件,其理念并未付诸实践。随着互联网平台的出现,美国蕾切尔·博茨曼在 2010 年提出了互联网时代协同消费的理念和发展模式,提出了代码共享、生活共享、离线资源共享三个发展阶段。共享从纯粹的无偿信息分享走向以获得一定报酬为目的、向陌生人暂时转移私人物品使用权或是提供个人服务的共享商业模式,实现了从共享到共享经济的锐变。尤其是 2010

年前后 Uber 和 Airbnb 等互联网共享网络平台的出现开启了共享经济时代,并引领着全球共享经济的发展,为共享经济的商业模式提供了理论依据。

2. 共享经济的基本要素及类型　共享经济的基本要素主要包括:一是对闲置资源的转化,网络平台通过技术整合过剩产能并将其转化为可以交易的产品或服务;二是共享经济的核心通过共享网络平台对限制资源进行分销和推广;三是每个参与者都各取所需地对共享经济进行创新,从而实现定制化和个性化。

共享经济可分为三种类型:产品服务系统、再分配市场、协同式生活的方式。

共享经济的基本理念是"协同"和"合作",强调"我的就是你的""我的就是我们的""我帮助别人""别人帮助我"的价值观。通过重复利用产品,充分利用每一个产品的价值,减少新产品的消费,达到"去物质化"。强调产品设计应该在个人消费需求与集体利益两者之间找到一个健康的平衡点,其实质是使用权的共享。对剩余物资或服务的分享,使闲置资源再利用,是共享经济的本质特征,也是共享经济之协作消费的核心价值。

3. 共享经济的快速发展　普华永道会计事务所于 2014 年的研究报告,2025 年英国 5 大主要领域的共享经济的经济规模将达到 90 亿英镑,而全球共享经济的经济规模将由 2015 年的 150 亿美元增长到 2025 年的 3 350 亿美元。总之,共享经济已成为社会服务行业最重要的商业模式(图 11-1)。

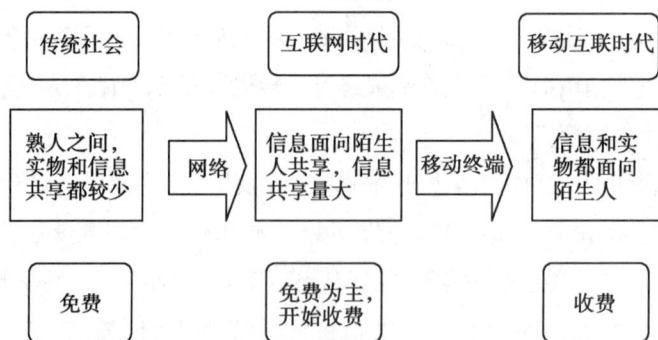

● 图 11-1　共享经济发展演变

二、共享经济的前提和基本条件

共享经济的产生依赖群聚的社会群体、闲置产能、共同享有的理念和陌生人之间的信任。共享经济模式应符合以下基本条件。

1. 共享经济需要一个网络平台,以形成社会群体的群聚效应。共享型企业主要通过创建 P2P 网络平台为供需双方提供商品或服务交易机会,或是把自己的商品或服务短期租给客户使用。网络平台公司主导着整个共享经济的发展和模式,它将共享经济所有元素通过平台以形成社会群体的群聚效应。

2. 共享经济需要有闲置产能。共享经济的目标是对闲置产能进行再分配,但共享的前提和物质基础是由不同个体提供的形形色色的闲置资产池,供给方提供的是个人的闲散物品或服务而非标准化的批量商品,因而具有量上的限制和质上的特殊性,一般均为各具特色的旧货或者专业服务。

3. 共享经济需要有共同享有的理念。协同消费的核心是共享,而共享的形式是使用权,通过使用权的共享实现对闲置资源的再利用。供给方在特定时间内通过提供服务或让渡物品的使用权来获得一定的回报,需求方通过租借等共享方式使用物品,而不是拥有物品的所有权,从而实现"物尽其用"和"按需分配"的资源再配置原则。

4. 共享经济需要有陌生人之间的相互信任。共享的文化理念是互帮互助,它需要人们彼此间的信任和互动参与,从而形成一种动态的社会行为,不断强化个体之间的分享、合作、社交和忠诚度。共享经济是基于陌生社群成员之间彼此的信任而发展起来的商业模式。网络平台通过内部监督为参与者搭建了信用评价体系,信誉成为网络平台运作的基础,失信者将被驱逐而丧失参与资格。

第四节　中药资源共享

一、中药共享资源的基本特征

中药共享资源是指中药主要资源开发利用中可供具有一定能力且有兴趣的单位及个人共同使用和消费的资源。其主要包括中药公共资源共享、中药培育开发共性技术共享、中药信息公共资源等。中药共享资源的基本特征包括:

1. 中药资源的共享性　中药资源的共享性是指以共享方式存在,这类资源对每个人、每个单位都能利用和消费其健康价值、生态价值、文化价值,不具排他性。

2. 供给的地域性　中药共享资源很明显的特征是地域性,由于我国地域辽阔,复杂多变的地域及气候条件,使我国中药资源丰富多样,造成了我国中药资源分布地域性明显,但人们对中药的需求几乎是普遍性存在的,往往一地出产全国使用,如许多道地药材。因此,中药原药材、半成品及成品,都有再分配的过程,以满足各地区、各区域人们对各种中药的需求。

3. 利用的外部性及拥挤性　中药共享性资源不属于任何单位和个人所有,资源的共享性促使使用者的经济行为的过度利用。人们对中药共享资源的利用超过了其自身的承受能力,资源使用者之间就会互相干扰和排斥,加重社会成员的其他代价,形成外部性;同时,由于一定时间内中药共享资源所能提供的服务是有限的,特别是不可再生资源储量的绝对有限性,过多的资源使用者进入,不可避免地造成中药共享资源利用中的拥挤,并产生物质损害和精神损害。

4. 管理的必要性　中药共享资源利用中使用者过度利用共享资源的外部性效果并不进入单位和个人的决策模型,因此,中药共享资源的开发利用具有超出社会最优水平的倾向。如果政府不采取有效的措施进行适当的管理,中药共享资源的过度开发利用倾向就会成为现实,并最终导致对中药资源的破坏。

二、中药共享资源利用的社会学分析

中药资源是国家医疗卫生战略性资源,具有私人品和公共品的属性。对其合理开发利用既需要运用市场机制,又需要社会机制的调节。

1. 解决中药共享资源权属问题的社会机制　中药资源具有品类的特殊性和生长环境的地域性,中药资源的权属性与市场需求的广泛性之间存在矛盾。许多野生药用资源分布在国家或地区保护区,属于公共性产品,而它们又是当地群众赖以生存的物质基础;在开发中可持续利用的关键问题,首先是产权;对这些资源的适度开发利用,应该是国家和地方政府的权利,但是他们的任务是管制,要开发也离不开当地群众的参与,政府要改变把村民视为破坏资源的主体的主观意识,认同村民是资源管理的重要力量,应与村民一起制定野生药用植物可持续开发利用管理的制度方案,有计划地指导村民进行科学采集、野生抚育和人工种植。如凉山州美姑大风顶国家级自然保护区专门划出一块地探索中药的利用和管理模式,让老百姓参与进去,打破社区和保护区的社会二元结构,共建和谐、可持续、共赢的中药资源利用共享局面。国家自然保护区的中药资源应归属国家,但是当地居民是有直接具体利益的群体,需要从社会机制着手兼顾双方的利益。保护区管理者要积极想办法帮助社区群众开拓经济发展新路子,帮助社区群众提高收入,使群众从"靠山吃山"的简单生产方式中解放出来。通过一系列的中药资源养护活动,有限适度开发利用方法可以缓和保护区与社会之间的矛盾,改善双方的关系,社区也可以在长期的合作共赢中接受中药资源可持续发展利用的意识,采取保护共享行为。

2. 中药共享资源发展的社会机制　我国是世界药用资源最丰富的国家之一,国家中医药管理部门应以各省的道地药材主要产地和未来市场需求为原则,结合中药产业发展的实际情况,确定道地药材基地建设的地域和规模,在当地建立栽培、繁育基地。这样可以保证具有相对一致的气候、土壤等环境条件,便于人工栽培、繁育种类的成活并保持良好的品质。因此,在国家层面根据野生资源分布的特征,在相应的地区建立人工栽培、繁育基地,建立各地间合作联盟,促进各区域间中药资源共享。

三、中药共享资源培育开发技术的经济机制

(一) 运用市场机制调控野生药用植物的野生抚育和经济价值

野生抚育指的是在生物的原生环境中,特别是生态环境明显退化、野生资源已急剧减少的地区,实行围栏保护封育和采收控制,同时充分利用和适当创造适宜生长条件,施行帮助繁殖和生长发育的措施,以增加生物个体数量和生长量为目标,促进植物的自然更新或人工辅助更新。野生抚育尤其适合于目前对其生长发育特性和生态条件认识上不深入,生长条件比较苛刻,种植(养殖)成本相对比较高或者种植药材与野生类型质量差别较大的药用植物。野生抚育具有较少投入管理,药材质量较少改变,不容易产生病虫害和一般远离污染源等优点,是生产绿色药材、保持药材特性、同时保护生物多样性和维护生态平衡的重要方法,更进一步,通过深入研究,繁育良种,种植于野生环境中,以及科学规范地采收和加工,可以达到质量稳定可控和提升的目的,因而是非常值

得提倡的、实现资源可持续利用的药材生产措施。

一方面，目前对一些野生药用植物的生长发育特性和生态条件认识尚不深入，其生长条件要求比较苛刻。另一方面，人工种植困难或成本相对比较高，或者种植药材与野生类型质量的差别较大。因此，通过野生抚育增加生物个体数量和生长量成为必然。这需要有市场实现机制，以人参为例，人参具有强身、健体、美容、延年益寿等功效，而野山参的疗效更为显著，目前资源却远远不足，野山参年出货量仅有50kg左右，但仅浙江省就有2亿元以上的销售市场。可见，野生抚育山参的需求量将越来越大，市场将有相当的空间。随着人民生活水平的提高、保健意识的增强，该药材使用人口率与区域逐年扩大，野生抚育山参的市场需求将会越来越大，随着市场需求量的增大，其价格上升趋势将更加猛烈。从实际市场来看，野山参货少价扬，野生抚育山参可有效地提高野山参的市场价值。同时，可以有效缓解野生药材资源紧缺导致的用药价格升高问题，降低对野生药材的依赖，保护濒危药材，满足中药产品快速增长的需求。

（二）发挥经济外部性作用促进中药共享资源的可持续发展

在减轻对保护区野生资源的开发利用压力的同时发展山区特色产业，通过对药用野生植物资源的引种驯化，达到人工再生性优质种源，形成社会生产力后，既可有效地保护我国保护区内药用野生植物资源，又可实现对资源的永续利用和促进社会与经济的可持续发展。目前，我国的栽培药材仅占常用中药品种的30%左右，因此中药引种驯化和人工种植还有相当大的潜力，要按照中药质量管理的要求，建立中药种质资源繁衍基地和中药生产基地，使一些濒危、稀有的野生中药资源实现人工种植替代，以满足中药产业发展对原料的需求，缓解保护区共享资源中野生中药资源保护工作的压力，缓解市场供需矛盾。由于人工种植的适宜区主要是贫困山区和生态脆弱区，在这些地区建立良种培育基地、人工种植基地、人工抚育基地和规范化示范基地时，可以利用国家财政转移支付政策给予专项补贴，要求结合山区特色农业产业的发展需求，进行规范化、规模化的种植，既保护野生药材资源，又保护生态环境，同时促进当地群众脱贫致富。

（三）中药共享资源发展的产业链分析

现代中医药产业应是利益共享的行业，中药共享资源需要保护和开发平衡。中药资源种植和加工、生产企业是共生与合作共赢的供应链组织。应仿照星巴克供应链模式和法国葡萄酒供应链模式，形成中药企业利益共同体。这需要探索从终端用户到中药原料产地之间的利益连接机制，建立有效的信息交流平台、技术合作平台、人才培养平台，使各利益相关者之间通过协作构建合作伙伴关系。

建立利益联结机制需要政府的政策促进机制，激励龙头企业发挥资金和技术的主导作用自觉构建供应链联盟，克服目前松散的市场联结方式。原来在产、供、销中各个企业都是孤岛，在这种市场模式下，企业根据市场行情和自己加工的需要量，在市场上随机收购原料，自由买卖，价格随行就市。这种利益关系的好处是企业都可凭自己的意愿自由决定交易对象，获取最大的市场利益；而这种方式最大的缺陷是加工企业和种植企业或农户双方都要承担着不确定的风险，双方关系不稳定，种植企业和农户往往处于被动地位，其利益会因市场供求不稳定因素而受到损害。药用植物作为一种特殊的农副产品，最大的不确定因素是受自然环境及生长规律的制约，仅仅依靠市的调节不能保证需求与采挖量、生长量的平衡。因此,政府应该有所作为,促进终端用户的企业与保护区原产地建立长期合作互利的利益联结机制,终端加工企业不仅保证了中药资源供应质量和数量的相对稳定,而且企业能够保证自身加工消费品质量,形成稳定价格和品牌效应。

四、中药共享资源社会利用的政策

(一)利用政策机制支持中药种质资源研究

中药种质资源是国家战略资源,政府应当出台促进社会选择、改良和利用优良中药资源品种的相关政策。广义的种质资源指一切可利用的生物遗传资源,是所有物种的总和。狭义的种质资源通常是就某一具体物种而言,是包括栽培品种(类型)、野生种、近缘种和特殊可遗传材料在内的所有可利用的遗传物质的载体。种质资源研究的主要内容包括对各种品种、类型进行考察、收集、鉴定、评价、保存和应用,以及遗传学基础、起源和演化的研究。同一种药材来源不同的物种、产地、个体可能包含有不同的遗传特性,是否具有所需的稳定的遗传特性,需要进行深入细致的研究,并且要排除产生目标特性的可能的非遗传因素。对于中药,具有高含量有效成分的种质是我们首先要选择和利用的优良种质。如有学者研究发现,淫羊藿药材来源的 8 个品种(5 个药典品种和3 个地方标准使用物种)所含的淫羊藿苷类成分的含量和比例均不相同,由于同一物种研究了不同产地和生态环境,而且取样时间相同,基本排除了环境和生长发育对成分的影响,天平山淫羊藿(即宽序淫羊藿)和朝鲜淫羊藿是首选的优良种质,这样引导社会对淫羊藿引种驯化和种植推广时将重点放在这 2 个品种上。

有不同遗传特性的种质资源是育种的物质基础,种质资源越丰富,育种的预见性就越强,越有可能培育出优良的新品种,而种质资源一旦消失则不可再造,所以,对于栽培药材,一些地方品种及野生种的种质资源显得尤为重要。这是因为随着药用植物品种改良水平的提高,遗传基础日益狭窄,遗传性状的储备逐渐减少,加速了某些种质的遗失,而野生种常常是抗病性、抗逆性、丰产性等优良品质的来源。三七、当归、川芎等一些有长期栽培历史的药材已经难以找到野生资源。一些历史品种由于没有注意收集保存已经难觅踪影,如苋桥地黄已很难找到。另外,优良的野生种质如不及时保存,历来使用的优质的药材将难以重现,如道地药材茅山苍术的野生植株已经极其稀少。目前,基于培育优质药材,实施良种化所必需的遗传种质资源搜集、整理和研究还未系统展开,远不能满足中药育种的需求,不利于中药生产的良种化。如人参人工栽培已有 300 多年的历史,目前已经产生了几种农家类型或称农家品种,大马牙、二马牙、圆膀圆芦、长脖等几种类型各有特点,但还没有形成人参的优良品种。

(二)对中药野生共享资源进行科学采收与监管控制

各类药材具有不同的采收期,不同药用部位的采收对资源可再生性的影响是不一样的,对于影响再生的采收方式,要通过生长恢复、繁殖特性等资源恢复的实验来测算"年最大允收量"。"年最大允收量"的经验数值:根和根茎类药材为 10%(即每年可采收 1/10),茎叶类药材为 30%~40%,花和果实类药材为 50%。但不同植物,其生活习性、繁衍方式、繁殖效率和药用部位的形成过程等各种因素非常复杂和多样,从而使其资源恢复特性也有极大的差异,相应地"年最大允收量"和特定的采收控制方式就不同,必须进行针对性的深入调查研究。

例如,近年来随着国内外甘草需求量的逐年猛增,我国的野生资源遭到了严重的破坏,有的地方甚至面临枯竭,生态环境严重恶化。有学者对我国中西部地区的野生甘草资源进行了深入调查研究,发现密度盖度大且连续分布面积较大的甘草部落主要分布于内蒙古杭锦旗、鄂前旗,以及宁夏盐池和灵武,主要是由于这些地区采取了围栏管护等封禁措施(封禁 3~5 年),而宁夏同心(曾是甘草密集的商品主产区)和甘肃黄土高原,以及其他地区甘草密集度异常稀少,是常年连续采挖的结果。可见,采取控制保护措施就会产生明显的效果。

(三) 支持开展中药野生变家种、家养的研究

药用植物栽培是保护、扩大、再生利用药用资源的最直接、有效手段。研究发现,任何药用植物当被人们利用时,野生资源就会受到威胁,直至枯竭,市场应用良好的中成药原料如果完全依赖野生资源时,往往 3~5 年就很难维持,如若政府进行有计划的种植就能有效解决这个问题。以银杏叶种植为例,20 世纪 70 年代国外刚刚开发利用时产量几千吨已经很可观,但是市场银杏叶供不应求,20 世纪 90 年代中期我国地方政府开始鼓励采用取叶栽培,5 年之后,我国银杏叶生产能力就达到 10 000 吨以上,远远超过了市场需求。其他如天麻、西洋参和人参,栽培生产的药材完全可以供应市场的需要。目前,一些野生药材如黄芩、细辛、五味子、半夏、栀子、绞股蓝、金银花、丹参、防风、知母、柴胡、甘草、款冬花、麻黄、中国林蛙、海马等已经先后引为家种家养,许多已经成为主流商品,解决了市场供应问题。一些过去依赖进口的国外药用植物如西洋参、番红花、丁香、马钱子、金鸡纳、儿茶等在很多地方引种成功。

但是,野生中药的家种家养会出现种质退化、药材质量下降问题。资源调查和研究过程中发现,由于近年药材的需求量不断增加,主要依赖野生的药材价格呈现不断增长的趋势,经济效益驱使很多农民自发地开始药材的引种栽培工作,如发现柴胡在陕西一些地区已经有 20 多年的种植历史。但由于引种过程中种源上不加选择,栽培技术上大多以追求产量为目标,施用化学肥料过多,采收年限过短,又缺乏质量检测,导致普遍出现栽培药材质量较野生药材为次的现象,长此以往必将严重影响药材的质量,因而国家需要制定政策鼓励积极开展引种驯化科学研究。

(四) 加强中药种质资源库和种质资源圃的建设

由于中药共享资源的有限性,国家应该在已建立的中药资源种质资源库和种质资源圃的基础上,支持中药种质资源的可持续发展研究。

中药野生种源栽培化终将带来多样性的下降和遗传资源的狭窄,必须不断改良,不断从野外收集种质资源,收集和保存栽培过程中发现的变异性品种。建立种质资源库和种质资源圃是收集和保存种质必不可少的措施。

药用植物园是实施迁地保护的主要场所,我国已建立国家药用植物园体系,对现有的主要药用植物园进行整理分析,明确已栽培的种类和数量,确定该地区可引种的范围和任务,适当增加种类和数量。再根据需要建立适合寒冷、干旱、湿地等特殊环境的药用植物园,将全国药用植物种质资源收集的植物园建成网络系统,进行动态智能化管理,使药用植物园真正成为药用植物迁地保护的有效基地。

为了国家战略资源需要,我国已建立了国家级中药种质资源库,在世界范围内保存中药的种质资源,为培育和选择高产、抗逆性强的新品种提供物质基础,为满足全国乃至全世界不断增长的中药资源需求发挥了十分重要的作用。

除了政府的公共政策责任,中药企业也应承担社会责任,对于以特定中药为主要原料来源的制药企业,应在建立生产质量规范种植基地的同时建立企业的种质保存圃,如贵州同济堂制药有限公司建立了淫羊藿种质圃,收集了国产淫羊藿属 80% 以上的种类,并在其基础上,开展淫羊藿种质资源自然生长与环境的关系研究,开展淫羊藿种质资源生物学特性、遗传学特性、多指标化学成分、重要种类的 DNA 分子标记、指纹图谱等的研究,建立世界上唯一的淫羊藿种质资源异地保存基地,成为淫羊藿引种驯化基地和良种培育基因库。其他中药制药企业应该要大力发展本企业大宗的主要中药种质圃和基因库,也要为生产的持续发展进行储备,大型企业集团有责任和能力保存开发量大的、新引进的、大宗的、濒危的、有应用前景的药材种质资源。建设种植基地观察和收集形态差异、具有优良性状的种质类型,保存和进一步繁殖,为中药共享资源事业作出社会贡献。

(五) 国家建立药用动植物原生地保护区,保护生物多样性和药用动植物多样性

2015 年 4 月,国务院办公厅转发工业和信息化部、国家中医药管理局等部门《中药材保护和发展规划(2015—2020 年)》(以下简称《规划》),对我国中药材资源保护和中药材产业发展进行了全面部署,为保护生物多样性和药用动植物多样性提供了政策支持。除了通过相关的法律法规体系、行政管理体系、技术措施、经济措施等对药用动植物及其原生地进行强有力的保护外,还需要在农业、林业、海洋管理方面进行协调管制,联合协同规制措施,使药用动植物及其原生地的保护者受到奖励,破坏者受到惩罚。

(六) 促进利用高新技术共享,提高中药共享资源利用的质量和效率

社会的健康需求是无限的,中药共享资源是有限的。经济学的任务就是要解决这个矛盾。只有提高中药资源利用的质量和效率,才会减少对资源的采挖和开发,从而保护资源。这需要创新和发明新技术,利用新技术才能提高中药资源开发利用的质量和效率,主要包括:①组织培养技术,如名贵中药白及的组织培养技术快速解决了资源的问题。又如肉苁蓉、麻黄、番红花等繁殖系数小,再生能力低,地黄和太子参由于易感病毒造成品质退化,有效成分含量降低等,都可以使种苗脱毒或实现种苗的快速繁殖。②人工种子技术,是将植物离体培养中产生的体细胞胚或能发育成完整植株的分生组织包埋在含有营养物质和具有保护功能的外壳内,在适宜条件下能够发芽出苗,与天然种子相比,具有可工厂化大规模制备、储藏和迅速推广优良种质资源等优点,目前人工种子技术已经用在铁皮石斛的生产中,为解决铁皮石斛的资源开辟了一条重要的途径。③转基因技术,通过转基因促进有效成分的生产。人们成功将莨菪胺生物合成的关键酶——莨菪胺 -6P- 羟化酶基因导入颠茄中,转基因植物中的底物天仙子胺被大部分转化为莨菪胺。④新的提取技术,可以提高有效成分提取率,通过化学反应促使天然化学成分的转化和半合成,使无用或利用价值不高的成分转化为有用的成分。⑤资源的综合利用技术,中药资源制造过程中的废弃物资源化利用技术能有效提高资源利用价值和效率。如人参过去只用根,现代

研究表明,人参茎、叶含有大量的人参皂苷,可作为提取人参皂苷的原料。枸杞传统主要用其果实,其叶也作为药用,具有较好的降血糖作用,但用量很少。中药资源废弃物的资源化利用可以制造一些食品、食用色素、香料和化妆品等。如药食两用的葛根、山楂、银杏等综合利用可以最大化程度地发挥资源的利用效率。

第五节　野生中药共享资源最优利用的经济学分析

一、野生中药共享资源利用问题的博弈模型

中药共享资源不属于任何人所有,应为社会共同所用。随着中药市场需求的日益增加,药用野生动植物资源的开发利用规模不断扩大,人们有过度利用中药资源的倾向。历史上曾经多次发生一些地区居民受利益驱动,掠夺性采集药用野生动植物资源的现象,而且屡禁不止。当中药资源被过度利用时,就会产生"公地悲剧"的现象。

设想有一个对所有人都开放的野生中药资源地,每一个药农都寻求使他个人利益最大化,他的想法是他采的药材越多,他的收益就越大,而且每个人都会这么想,这样每一个分享共有资源有理性的人都按这种逻辑去行为,采药者在公地上无限制地增加采药量,悲剧就发生了,在公共土地上分享中药资源的自由将给所有人和社会带来损害。

所以对野生药用动植物资源必须进行保护管理,这不仅和中医药事业的可持续发展息息相关,而且对保护我国生态环境也具有十分重要的意义。

这种经济行为的负外部性效应可以通过下面博弈模型对共享主体之间相互关系的分析,来解释野生中药共享资源利用问题。

假如我们社会有大小为 $y>0$ 的中药共享资源。有 N 个局中人来使用这项资源,N 个局中人分别提取 $c_1,c_2,\cdots,c_N$,用于消费;假设 $\sum_{i=1}^{N} c_i \leq y$,当总消费量小于 y 时,剩余量 $y-\sum_{i=1}^{N} c_i$ 形成了未来资源的基地。

假设这个模型中有两个时间周期。在第 2 个周期中,每一个局中人必须确定可利用量 $y-\sum_{i=1}^{N} c_i$ 内有多少可供消费。因为再也没有下面的周期,因此没有理由对第 2 个周期可用的量节省任何部分。于是,每一个局中人将乐意尽可能多地消费。因而,在第 2 个周期,他们平分余下的总量,即每个人得到 $(y-\sum_{i=1}^{N} c_i)/N$。

现在,回到第 1 个周期,如果局中人 1 在第 1 个周期放弃了 1 个消费单位,那么,他只能收回那个单位的 $\dfrac{1}{N}$ 作为下一个周期的消费之用。那将使局中人 1 极少愿意为未来留下任何的资源。如果局中人 1 猜测其他人在第 1 个周期消费的量将是 $\bar{c}$,那么,他的最大化效用为:

$$\max \log c_1 + \log \frac{y-[c_{1+(N-1)\bar{c}}]}{N} \qquad \text{式(11-1)}$$

由一阶条件,局中人 1 的最优反应消费是:

$$\frac{1}{c_1} = \frac{1}{y - [c_{1+(N-1)\bar{c}}]} \qquad \text{式(11-2)}$$

在每个人消费相同量的纳什均衡中,即 $c_1 = \bar{c}$,得到均衡消费水平是:

$$c_1 = c_2 \cdots = c_N = \frac{y}{N+1} \qquad \text{式(11-3)}$$

因此,在纳什均衡中的总消费量是 $\frac{N}{N+1}y$。结果,在第 1 个周期后留下的量是 $\frac{y}{N+1}$。y 是一定的,当 N 变得很大时,第 2 个周期使用的资源量变得微乎其微。所以,在人口众多的情况下加剧了共享资源的悲剧。

在人数众多的情况下,社会最优化就是最大化所有局中人的总效用,消费应该是:

$$c_1 = c_2 = \cdots = c_N = \frac{y}{2N} \qquad \text{式(11-4)}$$

在社会最优化情况下,在第 1 个周期后留下的量是 $\frac{y}{2}$。

社会最优化与纳什均衡相比较 $\frac{y}{2} > \frac{y}{N+1}$。

总之,对待中药野生共享资源利用问题,由于人的利己动机,人们面临的是一种囚徒困境式的局面,负外部性很难内部化是一个核心问题。囚徒困境模式揭示了一个非常深刻的问题:个人理性与集体理性的矛盾。这种市场失灵现象必须通过社会机制才能解决,政府或社会组织运用机制设计和监管制度来解决"公地悲剧"问题。依靠制度的力量和特有的监管措施,促进利益相关者走向合作共享,形成人类与自然的合作博弈目标。

二、野生中药共享资源利用问题的政策

中药共享资源在利用中私人成本和社会成本之间的矛盾,会导致中药共享资源利用的私人最优效益与社会最优效益不一致,私人最优决策会偏离社会最优决策,解决这一问题的关键是建立社会有效机制。目前,我国被列入中国珍稀濒危保护植物名录的药用植物有 168 种,列入国家重点保护野生动物名录的药用动物有 162 种。有些药用植物种群衰退,甚至面临灭绝,优良种质资源正面临消失的危险。政府和社会组织应从社会治理着眼,从法律法规、政策措施、文化教育、乡规民约等结构化、体系化管理入手,运用制度来切实保护好野生药用珍稀濒危动植物资源,除建立各级自然保护区,利用现代生物技术进行引种驯化,保护发展种质资源,科学采集野生资源等外,应进行制度供给工作。

(一) 建立生态文明教育制度,促进人人树立生态荣辱观

在党的十九大报告中明确提出"坚持人与自然和谐共生"的思想,论述生态文明建设的重要性,报告前所未有地提出了"像对待生命一样对待生态环境""实行最严格的生态环境保护制度"等方针。生态兴则文明兴,生态衰则文明衰,生态环境保护是功在当代、利在千秋的事业。因此,

要把生态环境保护放在更加突出的位置,需要采取综合治理的方法,把生态文明建设融入到经济建设、政治建设、文化建设、社会建设的各方面与全过程,作为一个复杂的系统工程来操作,加快建立生态文明制度,健全国土工程开发、资源节约利用、生态环境保护的体制机制,推动形成人与自然和谐发展现代化建设新格局。生态环境保护是长期任务,要久久为功,从娃娃抓起,使整个社会形成一种良好的道德风尚。

(二) 建设法治社会,严格执行国内外的有关公约、政策和法规

生态问题是个全球问题,近代以来,人们曾轻率地把自然界的存在仅仅看作人类满足自身需要的一种手段。于是,气候变暖、空气和水资源污染、土地退化、森林资源缺失、物种多样性锐减等生态问题便日益凸显。我国为解决全球生态问题一直在持续不断地努力,从积极促成《联合国气候变化框架公约》,到习近平同志出席气候变化巴黎大会签署《巴黎协定》,再到G20杭州峰会中国与其他国家达成共识要积极推动《巴黎协定》尽快生效,再到这次十九大报告提出的"积极参与全球环境治理,落实减排承诺""为全球生态安全作出贡献",中国政府向世界的庄严承诺,我们不仅不把解决贫穷、发展经济同生态环境保护对立起来,更不会以牺牲生态环境来换取经济的发展。而且作为世界上最大的发展中国家,我们还要为全球生态问题的解决作出中国特有的贡献。

制度文明是最有效的调整规范人类行为的方法,制度的可预期性、稳定性、强制性能确保中药共享资源的保护和科学利用,政府通过大力宣传《濒危野生动植物种国际贸易公约》《生物多样性公约》《野生药材资源保护管理条例》《中华人民共和国野生动物保护法》《国家重点保护野生动物名录》《中国珍稀濒危保护植物名录》等法律法规。与此同时,政府成立专门机构加强监管,依法对严重违反法规者给予严惩,做到有法必依、违法必究,以警世人。这样才能确保中药共享资源的合理开发和优化利用。

(三) 完善野生中药资源保护立法制度,建立科学的管理制度体系

为适应中医药事业快速发展需要、中医药走出去与国际化需要,政府和社会组织今后应加强对中药共享资源保护的制度供给,根据社会发展需要和健康事业发展需要,进行顶层设计,建立立法、政策和监管的制度生成体系应对中药共享资源管理的复杂局面。

根据国际经验,运用"科斯定理""庇古税"理论将外部性问题内部化,建立"排污权或生态权交易和配置市场"进行市场化运作。这需要国家和地方政府制定中药野生资源权属法规和有偿使用法规,明确资源所有权、经营管理权与开发利用权,在总存储量保证的基础上推行"谁保护谁享有、谁开发谁投资、谁受益谁补偿"的产权制度。目前,我国中药资源仍处于无价和无偿开发阶段。为此,必须按照市场经济规律,运用社会机制,遵循有偿使用原则,制定中药共享资源开发利用补偿、税收等相关法规,形成外部性问题内部化的制度生成体系。在制度设计中把开发利用与保护野生中药共享资源相平衡,将开发利用野生中药共享资源与保护生态环境相联系,对开发利用造成的生态环境、土地和空气、水资源污染进行补偿。建立监管的组织体系、公众参与的监管制度体系及信息透明公开的媒介传播体系。依靠国家和地方的法律、法规和政策制度,进行科学管理,使中药共享资源的保护与可持续利用建立在一套制度体系之上。

为了确保制度的有效性,还需要建立一套制度实施方案。主管部门和地方政府应切实制定中

药野生共享资源发展规划对中药野生共享资源实施计划管理。根据国民经济发展需要和社会医疗保障及健康需求,对中药野生资源开发、利用、保护、恢复和管理作出近期和远期规划,解决中药资源开发利用与生态保护、当前利益与长期持续发展矛盾问题,从而以最佳结构和形式开发利用野生中药资源。同时监督采购或采集中药的企业或个人,制订年度采收计划和采集规程,并提供"资源利用报告书",报告书包括该种中药在采收地区的资源情况(蕴藏量、经济量和年允收量)、计划年采收量、采集教程、是否采取了资源恢复技术措施等。

(四) 制定中药资源产业发展政策,促进产业链和循环经济发展

保护野生濒危中药资源是为了发展这些资源,做到可持续发展和利用,保护中药野生共享资源的目的是为了发展中医药产业和中医药事业。政府运用政策机制促进中医药产业结构转型升级,促进中医药事业公益性的实现。党中央、国务院十分重视这一工作,先后制定一系列政策和措施,如《中药现代化发展纲要》把"资源可持续利用和产业可持续发展"作为中药现代化发展的基本原则之一,把"标准化建设"、大力推行和实施《中药生产质量管理规范》等 5 个国家规范,提高中药行业的标准化水平和"优势产业培育",以及"加强中药野生变家种家养,加强中药栽培、驯养技术研究,实现中药规范化生产和产业发展,发展绿色药材"作为中药现代化的重点任务之一。科技部从 1999 年起批准建设了 22 个中药现代化科技产业基地(省)。中药现代化科技产业基地是我国中药产业迈进规范化、现代化的重要标志。

随着我国经济发展进入新常态,国家在拉动需求的同时更加着力于供给侧改革,各级政府需要根据社会发展新形势、新要求加快制订供给,促进中药资源产业向产业链方向发展,创造协作合作、互利共赢、共生发展的局面。同时鼓励企业发展循环经济模式,将中药资源产业化过程中的废弃物资源化,提高资源开发利用的效率和效益。中药资源企业要充分利用国家出台的一系列政策,抓住当前天时、地利、人和的时机,强化科技创新,运用互联网技术加快中药资源产业化进程,做好做强企业集团,形成供应链管理。当前可以对历代中医常用的临床有效的,目前又属于珍稀濒危野生动植物种为基源的中药,如虎骨、犀角、穿山甲、麝香、熊胆、蕲蛇、金钱白花蛇等进行人工规范化和规模化养殖,并组织科技力量开展提取物仿制、化学修饰研究及代用品研究。企业要适应国家"一带一路"倡议,让中医药走出去,切实按照国际化需要和国内需求统筹两个市场、两个仿制大局,切实保护好野生资源,又充分发挥其特有疗效满足国内外健康需求,创造新工艺、新产品并形成国际品牌的中药资源产业,从供应链管理和循环经济发展的需要,因势利导开发出以中药资源为原料的各类药品、保健药品、保健食品、化妆品、食品添加剂、中药旅游产品、中药农药、中药兽药等经济价值高的产品,把各种动植物资源变为财富,造福民生,贡献人类健康事业。

[本章小结]

本章介绍了互联网经济及共享经济的产生与发展;重点阐述了互联网经济、共享经济的相关理论,中药资源共享的特征;介绍了野生中药共享资源最优利用的经济学分析。

1. 简述互联网经济的基本特征。

2. 简述中药资源互联网经济发展的影响因素。

3. 中国共享经济的发展有什么特点?

4. 共享经济是如何全面参与中药资源产业链的?

第十一章同步练习

第十二章　中药资源的国际贸易

[学习目的]

通过本章的学习,掌握中药资源国际贸易的理论及中药资源国际贸易的技术性贸易壁垒;熟悉制约我国中药资源贸易的因素;了解中药资源国际贸易发展的历史及重要资源国际贸易的现状。

[学习要点]

中药资源贸易的相关理论、重要资源贸易的贸易壁垒、重要资源贸易的影响和制约因素。

第一节　中药资源国际贸易的发展

中药资源国际资易是以中药资源产品以及相关服务作为交易的对象,在国家间的商品交易贸易现象,可以分为进口与出口两个主要部分,以及过境、转口、复进口、复出口等形式。从不同的角度出发,国际贸易可以分为多种类型。按国际贸易的关系来划分,国际贸易可以分为直接贸易和间接贸易。商品生产国与商品消费国不通过第三国进行买卖商品的行为称为直接贸易;商品生产国与商品消费国通过第三个国家所进行的商品买卖行为,称为间接贸易。按照贸易对象的性质划分可以划分为无形贸易和有形贸易,无形贸易分为技术资易与服务贸易,有形贸易一般都会反映在海关的进出口的统计中,而无形贸易往往不通过相关的手续进入到统计中,但两种贸易方式反映在国际收支上作用是相同的。

目前,我国海关对进出口中药资源产品的分类,将中药资源产品分为中药材及其饮片、提取物、中成药及保健品三大品种。国际贸易是国内贸易的扩展与延伸。数千年来,国内的中药资源贸易早已成熟,而开展中药资源的国际贸易,探究我国中药资源贸易的现状、问题以及影响因素,不断提升我国中药资源的国际贸易的水平与规模,推进我国中药资源国际化进程是中药资源产业发展的迫切需求,也是我国医药产业发展的重要组成部分。

一、中药资源国际贸易的历史演进

我国是世界上中药应用最广泛、药用资源最丰富的国家之一。中药资源的进出口贸易可谓源远流长,官方记载较早的可以追溯到汉朝,特别是与阿拉伯国家的交流对我国的医药发展具有举足轻重的作用。后经朝代兴衰,到改革开放后有了长足的发展,近几年来中药的国际贸易额呈现不断递增的趋势。

(一) 中国与东亚国家医药贸易史

东亚地区(包括中国、日本、韩国、朝鲜、蒙古国)是目前世界上仍在使用传统医药资源的主要区域,也是目前中药资源国家贸易频率和体量最大的地区。我国是东亚五国传统医药体系的发源中心,而日本、韩国是我国最主要的地区贸易对象,也是目前我国中药资源最主要的世界贸易市场之一。

西汉时,朝鲜半岛的北部归汉管辖,南部为马韩、弁韩、辰韩割据,接受中国文化,用汉字,中医药也随之传入。两晋南北朝时期,朝鲜医药迅速发展,有不少药材传入中国。唐代,中朝两国医药交流非常频繁,朝鲜医学也传入中国。朝鲜从边境贸易获得中国药材,朝鲜特产药材也通过朝贡和直接贸易方式进入中国。宋代,中朝医药交流达到一个新的高峰。中国向朝鲜赠送的药材品种很多,数量较大,朝鲜药材也大量输入中国。由于中朝医药交流较广泛,朝鲜所收藏的中国医书善本较多。元代两国之间的药材交流比较频繁。在元代,高丽向中国输入沉香等南国产药物。明代,中朝医药交流十分活跃,呈现出中朝医学融合景象并向更深层次发展。朝鲜医家整理 15 世纪前传入的中国医籍,编成大型医学丛书《医方类聚》和《东医宝鉴》。正统三年(公元 1438 年)和弘治二年(公元 1489 年),中国应朝鲜请求,将麻黄、甘草等药种子赠给朝鲜,使之引种栽培。此时,朝鲜输入中国的药材以人参最为著名。

早在南北朝时期,中国医学就被传到日本,成为日本传统医学的主体。唐朝,唐高僧鉴真东渡将唐文化和中医药传入日本,日本把鉴真奉为日本医药界的始祖。日本天平胜宝八年(公元 756 年),光明皇太后令将麝香、犀角、朴硝等 60 种中国药物装入漆柜 21 箱,纳藏于奈良东大寺正仓院皇家御库,这成为中国药材输入日本的见证。宋朝与日本的医药交流大为衰落,但民间医药贸易并未中断。南宋时期,输日药材以常用大宗为主。日本输入中国可为药用的货品主要是硫黄和珍珠。医事的往来记载不多。宋代印行医籍甚众,日人来华携去医籍亦不少。元朝,我国对日本的海禁不严,日本商人来华较多,输入药材以硫黄为大宗。与医药相关而影响最大者,当推茶种引入日本。值得一提的是在日本医界产生了一部极为重要的著作《医心方》,是中日医药交流的伟大结晶。明朝虽有两次长达 170 余年的海禁,但医药交流始终没有断绝。

(二) 中国与东南亚国家的医药贸易史

东南亚,指亚洲东南部地区,又称南洋,由中南半岛和马来群岛组成,包括越南、老挝、柬埔寨、泰国、缅甸、马来西亚、新加坡、印度尼西亚、文莱、菲律宾、东帝汶等 11 个国家,这里有连接太平洋与印度洋的交通咽喉——马六甲海峡,自古便是南海丝绸之路上的枢纽运道和必经之道。由于地理近缘与历代民族融合的原因,东南亚地区也是中医药传统贸易的主要对象地区之一。

汉武帝元鼎六年,中医药传入越南,并逐步形成越南医学北方派(中国派)。隋唐时期,中越之间的医药贸易频繁。两宋时期,东南亚许多国家仍保持着与中国进行医药交流的传统,交趾国(越南北部)、占城(越南南部)、渤泥国(加里曼丹岛北部文莱一带)、阇婆国(印尼苏门答腊岛和爪哇岛)、三佛齐国(印尼苏门答腊岛居港附近)等均与中国有大量药物商品交流,进出口香药品种不计,琳琅满目。

元代正史记载的与中国有医药贸易的东南亚国家有占城、罗斛国、真腊国,元世祖也曾数次赠医药于安南国(古越南)。《新元史》记载占城输入中国的药物有犀角、龙脑、沉香、乳香、豆蔻等,公元1291年罗斛国遣使入贡犀角、龙脑等。元朝周达观于元贞元年(公元1295年)随使赴真腊(今柬埔寨)访问,在其著《真腊风土记》中记载了中国的中药深受真腊人欢迎和喜爱。

明朝洪武间(公元1370—1378年),三佛齐国王先后六次遣使并送肉豆蔻、丁香、米脑以及其他许多香药。永乐七年(公元1409年)开始苏门答腊国陆续带到中国的苏木、丁香、木香、降香、沉香、速香、龙涎香等诸多药物。《大明会典》记载了爪哇输入中国的药材有犀角、肉豆蔻、白豆蔻等数十种。公元1405—1433年,明朝派郑和率船队多次下西洋,东南亚是必经之地,他们带去的中药有人参、麝香等,同时带回的有犀角、羚羊角、阿魏、没药、丁香、木香、芦荟、乳香、木鳖子等药。此外,广东、福建一带人有不少侨居印度尼西亚,民族迁徙与融合现象也带去了中国医药文化。

(三) 中国与阿拉伯地区的医药贸易史

以阿拉伯人为主要族群和主要信奉伊斯兰教的阿拉伯世界国家,主要分布于西亚、北非等区域,这个地区在继承发展古希腊、古罗马医学的基础上,进一步与中医、印度医学交流融合,诞生了灿烂的阿拉伯医学。本书将红海、地中海、黑海沿岸,且地域紧临阿拉伯地区的伊朗(古常称为波斯)和土耳其也同阿拉伯地区国家一并讲述。

中阿医药交流最早可追溯到汉朝。西汉张骞时期正式开通了连接中国与中亚各国的"丝绸之路",东汉班超曾派甘英出使大秦(即罗马帝国)、条支(约在今伊拉克境内),希望与欧洲国家建立官方联系,此时海上也渐形成"东汉-罗马"远洋航线,但中阿医药经贸还主要以西域、中亚为中介开展,两地区直接而繁荣的医药经贸联系基本始于魏晋南北朝和盛唐时期,陆上丝绸之路较以往更绵长,而南朝也开辟了广州-大秦海上新航线,唐朝船队也直达阿拉伯海与波斯湾,并航行至红海与东非水域,此时洛阳城中已经随处可见来自大秦、拂菻(即东罗马帝国)、大食(即阿拉伯帝国)的使者和商人。唐末五代时,著名医药家李珣(祖籍波斯)编著了我国第一部海药专著《海药本草》,另外还有郑虔的《胡本草》及非医药学书籍《酉阳杂俎》等也记载了许多阿拉伯药物。同时,据依宾库达特拨《省道记》记载,此时中阿医药贸易已经非常繁荣。阿拉伯与中国医药贸易方面主要是香药,以《海药本草》为例,所载124种药物大部为舶来品,与阿拉伯地区相关的有金钱矾、银屑、绿盐、胡桐泪、酱、诃黎勒、无食子、婆罗得、荔枝等出波斯国,又有无名子"波斯家呼为阿月浑",金屑出大食国,乳头香是波斯松树脂也,降真香"又云生大秦国",芜荑"生大秦国,是波斯芜荑也",安息香"生南海、波斯国也"等记录。

宋代社会文化繁荣,中国对海外香药的追捧和需求剧增,《太平惠民和剂局方》记载了诸多来自阿拉伯世界的香药,而经市舶司由大食商人外运的我国药材有人参、茯苓、川芎、附子、肉桂等 47 种植物药和朱砂、雄黄等矿物药,共计近 60 种。元代奉行各民族医药共存的方针,回药大量进入中国,据汪大渊《岛夷志略》记载,当时中国商船从波斯湾地区运回的药材有甘埋里(今伊朗竹朗岛)的丁香、豆落、苏木、察香,挞吉那(今伊朗塔黑里一带)的水银、硫黄,加里那(今伊朗西南沿岸)的水银、苏木,波斯离(今伊拉克巴士拉)的大枫子、肉桂等。明代郑和下西洋时期,中国船队频繁到达红海和波斯湾沿岸,中阿医药贸易达到鼎盛。

(四) 中国与其他地区的医药贸易史

中国与美国的医药交流最早可以追溯到 18 世纪中期。公元 1784 年,中国的肉桂、茶叶等已经通过中美贸易开始直接运抵美国。根据中国人参的药图,先后在加拿大南部、美国北部找到了与人参同科同属不同种的西洋参。19 世纪 40 年代末,中医药作为一门学科逐渐系统地传入美国,是随着大批华人的移居而出现的,尤其是随着唐人街的繁华,华人草药店也流行起来,针灸技术受到美国人关注,以医代药,天然药物资源在美国也逐渐由排斥到开始认识了解。

草药疗法曾是欧洲的医学传统。据考证,中国与欧洲的直接往来始于公元 100 年左右。从 10 世纪起,中草药就通过各种途径(主要通过丝绸之路的延伸)传入欧洲,对欧洲医学和卫生保健乃至社会发展产生了积极影响。随着 16 世纪地理大发现的开始,欧洲国家与中国的传统医药贸易更加频繁。例如,17 世纪中国樟脑传入欧洲,直到 20 世纪仍是欧美普遍使用的强心药物。被英国生物学家达尔文赞誉为中国 16 世纪的百科全书的《本草纲目》,也于 17 世纪传到欧洲,随后被选译或全译成日、朝、拉丁、法、英、俄等文字,成为国际上的重要科学文献。

印度也是世界传统医药发源地之一。中国与印度药物资源的贸易交流是从丝绸之路的南方线路开始的,且经常以东南亚的越南(交趾国、安南国等)为中介,而唐代玄奘又加强了从北方丝绸之路到达印度的贸易路线,中印医药贸易更加紧密。例如,唐时记载传到印度的药材有人参、茯苓、当归、远志、乌头、附子、麻黄、细辛等,被称为"神州上药";僧人义净在印度居住 20 年,常用中药为印度人民治病,深受欢迎。

二、近现代中药资源国际贸易

鸦片战争打破了清政府闭关锁国导致的传统医药贸易停滞的状态,我国对外医药贸易开始复苏繁荣,并且经历多个时期。第一个时期是从鸦片战争至抗日战争,这是一个中国被迫开埠通商的消极、被动发展时期,美、日、英、德、法等列强通过许多不平等条约控制着我国的医药贸易。第二个时期为中华人民共和国成立之前,由于战争原因,中国对外医药贸易处于国民党政府管控状态,中药资源贸易不但急剧萎缩,而且整个医药体系趋于瓦解。第三个时期为中华人民共和国成立以后,中国建立了对外医药贸易管理机构和对外医药贸易企业,对外医药贸易逐渐繁荣,但受到国际地位、国家垄断体制的影响,中药资源对外贸易基本处于徘徊不前的境地。改革开放以后,我国医药对外贸易取得了巨大的、突破性的发展,并已经与世界上大多数国家和地区建立了医药对外贸易关系。目前,与我国有医药贸易往来的国家和地区已达 200 多个。亚洲、欧洲、北美洲成为我国医药对外贸易的三大市场。但是,从中国在整个世界医药贸易中所占的比重来看,其规模还是相当小的,产品结构也较单一,产品附加值低,总体上与发达国家相比还存在较大差距。因此,要使我国的医药对外贸易取得较大的发展和突破,任务还很艰巨。

三、我国中药资源国际贸易的发展现状

中药在不同的国家有不同的归类和习称,在欧洲归为植物药,在美国习称为"草药",在日本习称"汉方药",在韩国称为"韩药"。中药在国内外的内涵与中药类产品的内涵相似,包括草药药品、草药原料、草药制品(调味品、草药化妆品、洗涤用品、药酒、药茶)以及营养保健品等。天然药物是指经现代医药体系证明具有一定药理活性的动物药、植物药和矿物药等。近年来,我国中药资源的进出口从规模、品种和市场几个方面,都取得了显著的增长,但同时也出现了诸多新问题。

(一) 我国中药资源进出口状况

据世界卫生组织统计,目前有 29 个会员国设立了关于中医药的法律法规,中药逐步进入国际医药体系,已在俄罗斯、古巴、越南、新加坡和阿联酋等国以药品形式注册,中医药已成为中国与东盟、欧盟、非洲、中东欧等地区和组织卫生经贸合作的重要内容。

2016 年中药产品的进出口涉及 174 个国家(地区),其中进口涉及 96 个国家(地区),出口涉及 172 个国家(地区)。按照中药进出口产品种类划分,中药材及饮片的进出口涉及 144 个国家(地区);提取物的进出口仅与 94 个国家(地区)发生国际贸易;中成药及保健品进出口范围最广,涉及 152 个国家(地区)。按照中药产品的进出口地域划分,涉及亚洲国家(地区)56 个,非洲国家(地区)41 个,欧洲国家(地区)39 个,大洋洲国家(地区)6 个,北美洲国家(地区)19 个,南美洲国家(地区)13 个。

从中药单品种上,中国海关统计 2016 年进出口范围前十的产品分别是:清凉油[100 个国家(地区)]、未磨的姜[92 个国家(地区)]、肉桂及肉桂花[75 个国家(地区)]、枸杞[73 个国家(地区)]、已磨的姜[58 个国家(地区)]、银杏汁液及浸膏[43 个国家(地区)]、甘草汁液及浸膏[30 个国家(地区)]、菊花[30 个国家(地区)]、黄芪[28 个国家(地区)]、莲子[7 个国家(地区)]。

从贸易总额上,2016 年我国中药贸易总额 46.00 亿美元,其中出口额 34.26 亿美元,进口额 11.74 亿美元。因此,中药贸易目前处于顺差地位,且贸易差额呈不断扩大趋势。2006—2016 年中药出口总额与进口总额的比值稳定在 2.7∶1~3.7∶1 之间,中成药和保健品的出口与进口比值稳定在 1 左右,中药材及饮片的进出口比值稳定在 5 以上。植物提取物进出口比值的波动幅度较大,在 3.62∶1~8.52∶1 之间波动。

从产品结构上,我国从整体上仍是药用资源输出国,而中药材是我国中药出口的传统主要出口形式,即以药用植物的统货、饮片及粉末形式出口的药材。同时,植物提取物和中成药及保健品,也呈现增长的态势。从 2016 年中药资源产品出口增幅上,提取物的增幅最大(17.35%),中药材及饮片次之(6.98%),中成药及保健品的增长幅度最小(4.24%)。

（二）我国中药资源贸易的影响因素

由于医药在卫生健康领域的特殊性、中医药理论体系的独特性、中西医体系与体制的差异性，以及国际行政实体的自我保护等原因，导致我国中药资源贸易的影响因素复杂多样。长期以来，推动中药资源国际贸易，促进中药资源国际化是我国中药发展的战略目标之一。近年来，中药国际化出现了可喜的势头，但路途也不是一帆风顺，而是阻碍重重。

1. 文化因素是影响中药资源国际贸易的根本因素。文化因素对我国中药资源贸易的影响，既有阻碍的一面，又有利好的因素。实际上文化因素是最根本的因素，对中医药心理上的认不认可才是影响中药资源需求的最底层的"源代码"，中医药理论与实践不被当代社会理解与接受。

2. 标准因素是影响中药资源国际贸易的关键。中药走向国际，关键问题是标准化。中药质量标准是制约中药国际化的关键因素，其既决定着中药能否具有作为药品的法律地位，又深刻影响着中药的竞争力，乃至于中药的生存与发展。欧美国家及日本、韩国等国家和地区从法律角度拟定了一系列的植物药类产品行业指南或管理法规，这些法律法规的宗旨是保证产品的安全、质量及疗效，并以安全为第一性，对植物药及其原料的重金属超标、农药残留、微生物及外源性毒素等指标进行了严格的规定。传统中药对重金属和农药残留等问题并不是很重视，往往出口到国际市场达不到要求，因此，标准化问题对中药的出口限制很大。

3. 信息技术与互联网的发展为中药资源贸易提供了新的契机。当今世界信息技术与互联网发展迅速，大有席卷各个行业的势头，中药资源国际贸易在此历史背景下面临着新的机遇与挑战。随着信息科学的发展，电子商务的兴起，"互联网＋"热潮的推进，这些为中药资源国际贸易的开拓提供了新路径、新思路。

4. 我国中药资源产业自身发展有待完善。近十几年来，我国中药种植业发展迅速，中药工业加工企业规模及效益不断提升，一批中药及保健产品企业脱颖而出并迅速成长，以企业为主体的创新队伍正在形成，涵盖中药种植、中药加工、中药贸易的现代中药产业链日趋完善，现代中药产业的雏形已初步形成。但是，由于我国中药资源行业起点低，目前发展水平还处于低位。打铁还需自身硬，欲在国际贸易中占据一席之地，还得有自己响当当的产品。无疑，我国中药资源产业自身的发展现状以及发展水平是我国中药资源国际贸易的最重要因素。

5. 影响我国中药资源的宏观因素。现实世界中，任何产业国际贸易的拓展与发展都与该国家与贸易伙伴的现实情况、整体发展水平、国家间关系有着密切的联系。国与国之间的贸易虽然有单纯的经济关系，但是更多的时候国际贸易都伴有不同程度的非经济关系，如制度等。更重要的是，从宏观经济角度，贸易双方的经济规模对中药资源贸易呈正相关关系，而紧密的国家关系是促进中药资源贸易的重要因素。

（三）我国中药资源贸易的问题

在看到中药资源国际贸易繁荣发展的同时，国内学者也客观认识到存在的诸多问题，并提出了合理发展建议。

1. 我国仍是中药资源输出国，且以低水平原料出口为主。我国出口中药产品的数量、种类及覆盖范围都远远大于进口,出口总额整体上呈递增趋势,但结构发展不均衡,低附加值的提取物代替中药材及饮片成为出口的主要商品,高附加值的中成药及保健品出口额增长缓慢且贸易逆差有扩大趋势,在中药产品的出口中不能发挥主导作用。在中药材及饮片的国际贸易中,民营企业的出口额持续增加,国有企业的市场的份额逐年下降。

2. 我国中药资源进口增速较快,是潜在生物资源使用国。在出口增加的同时,进口额攀升较快,甘草、鹿茸、冬虫夏草等我国传统以出口为主的药材都有不同程度的进口,随着经济实力的增强,养生保健需求的必然增加,促使我国成为潜在的生物资源使用国。

3. 提取物的进出口管理是未来监管的重点。提取物不管是进口速度还是出口速度都远超中药材及饮片和中成药及保健品的进出口速度,成为中药产业国际贸易中最主要的产品形式。提取物多为粉末或浸膏形式出口,检测困难,来源不易控制,且在海关的统计中多数植物提取物被归类为其他植物汁液及浸膏,导致提取物的监管难度较大,对提取物进出境的管理将成为监管重点。

然而,目前我国中药资源出口存在管理漏洞。首先,目前中药资源进出境涉及中华人民共和国海关总署、国家市场监督管理总局、国家林业和草原局、中华人民共和国生态环境部等多个部门的协调。由于部门分工有交叉,导致有检验能力的部门不能参与检验过程,需进行管理的部门不能获取出口信息。其次,我国出口中药的名录不清楚,出口的提取物和中药材及饮片中,有相当一部分以"未命名"的形式出口,中成药的进出口有相当一部分归类为其他中式成药,使得我国无法查明国外对中药资源的利用情况,无法对我国中药资源出口进行有针对性的保护。在个别植物编码中竟记录有动物和矿物出口,还有明令禁止出口的品种。

4. 大宗药材存在过度出口,导致资源和环境破坏。大宗药材出口和过度利用,引起资源和环境的破坏。大宗药材的出口和过度利用,已经导致我国中药资源的退化,许多药材的资源储量下降。出口和过度利用也造成环境的破坏,主要表现为采挖药材引起的直接环境破坏,采挖药材引起的间接环境破坏,以及采挖药材引起的生态链破坏。

5. 中药材出口存在过度竞争的现象。我国整体国际贸易战略是鼓励出口,因此对中药材出口几乎是零门槛,任何个人或企业都可以从事中药出口,有的企业根本没有经营中药的资质,也没有 GMP 认证,这些企业仅负担流通带来的成本,对于环境、资源并不承担任何责任,这些小企业的出口直接压低了中药的出口价格。

第二节　中药资源国际贸易理论

国际贸易活动开展已有数千年,国际贸易理论亦是源远流长,可以分为自由贸易理论和保护贸易理论。依据数百年来西方经济学贸易理论发展演进的线路,经济学界把国际贸易理论分为古典贸易理论、新古典贸易理论和当代贸易理论三个阶段。

一、古典贸易理论与中药资源贸易

1. 绝对优势理论与中药资源贸易　绝对优势理论是经济学鼻祖亚当·斯密最早提出的,其认为,社会分工可以提高劳动生产率,原因在于:①分工提高劳动的熟练程度;②分工使每个人专门从事某项作业,可以节省与生产没有直接关系的时间;③分工有利于发明创造和改进生产工具。斯密认为,如果一件物品的购买成本小于自己生产的成本,那么就不应该自己生产。裁缝不需要自己做鞋子,只需要向鞋匠购买就可以了;鞋匠也不需要自己裁剪衣服,这一工作应留给裁缝,因为裁缝更擅长裁制衣服,生产的成本更低。在斯密看来,这种不同职业之间、不同工种之间的分工原则,也适用于各国之间。由于历史条件和地理环境、土壤、气候等因素构成的自然条件差异,各国存在劳动生产率和生产成本的绝对差别,这构成了国际分工和贸易的原因或基础。一国如果在某种产品生产上具有比别国高的劳动生产率,该国在该种产品生产上就具有绝对优势;相反,如果一国在某种产品生产上具有比别国低的劳动生产率,该国在该种产品生产上就具有绝对劣势。即每一个国家都有其适宜于生产某些特定产品的绝对有利生产条件,利用这一有利条件进行专业化生产,然后彼此进行交换,这对所有国家都是有利的。

在斯密的国际分工和贸易理论中,进口和出口都是市场上的一种自由交换行为,没有好坏、优劣之分,各方自由交换的结果是都能从交换中获得利益。各国应集中生产并出口其具有劳动生产率和生产成本"绝对优势"的产品,进口其不具有"绝对优势"的产品,其结果要比没有依照"绝对优势"进行分工之前有利。

2. 比较优势理论与中药资源贸易　比较优势理论是大卫·李嘉图提出的贸易理论,他在继承亚当·斯密自由贸易理念的同时,扩展了绝对优势理论。比较优势理论具有极强的实践性,成为国际贸易理论的基础,被人们广泛接受,后来又被无数经济学者引用并发展。

李嘉图比较优势理论的核心是,贸易的原因或基础是劳动生产率的相对差别以及由此产生的相对成本不同。它认为一国在产品的生产上不需要有绝对优势,只要具有比较优势,就可以在要素投入不发生改变的条件下通过参与国际分工从贸易中获取利益,但贸易利益实现的前提必须是完全的自由贸易等。

如果一个国家在各种产品生产上都处于绝对优势,而另一个国家却在各种产品生产上都处于劣势该怎么办? 斯密的绝对优势学说无法作出回答。李嘉图则认为虽然不同国家之间的各种产品生产都处于绝对优势或劣势,但它们在不同产品生产上的优劣势程度是不相同的,具体表现为劳动生产率的差距是不同的,这其中存在着"比较优势""比较成本"的概念。他认为,国际分工与贸易的基础不限于劳动生产率的绝对差异,只要各国之间存在劳动生产率的相对差异,就会出现产品生产成本的相对差异,从而使不同国家在不同产品生产上具有"比较优势"。也就是说,一个国家不一定要生产各种产品,而应集中生产优势最大或劣势最小的产品,即比较优势产品,而后通过国际贸易,在资源要素投入不变的情况下,生产产品的总量将增加,由此形成的国际分工对贸易各国都有利。

在中药资源的国际贸易领域,我国面临着生态环境恶化,野生中药资源约束趋紧的困境,以及我国生物多样性保护不断加强的现实环境下,开采野生中药资源的生态与环境代价逐渐上升,在野生中药资源这方面我国的比较优势逐渐地消失。相反我国周边有些国家,实现经济发展,提升本国人民的生活水平是当前的主要任务,而这些国家往往野生动植物资源比较丰富。例如,2011—2013 年我国从"一带一路"沿线国家进口的中药资源产品的金额分别是 7 046 万美元、1.28亿美元、1.91 亿美元,年复合增长率约为 65.72%。而我国实施对中药资源出口配额等限制措施以及鼓励进口就是考虑到各个方面所形成的优势与劣势的相对不平衡。

3. 相互需求理论与中药资源贸易 相互需求理论是约翰·穆勒提出的,是对比较优势理论的发展与补充完善,它以相互需求理论为基础,更进一步地用两国商品交换的比例上下限解释双方获利的范围,用贸易条件说明两国在贸易利益的分配,以相互需求强度来解释贸易条件的变动。相互需求理论实质上是对比较优势理论的扩展,主要论述了贸易条件如何确定的问题。但比较优势理论贸易条件决定的前提是贸易均衡,这种情形在现实中是不常见的;理论上亦有贸易两国,经济规模相当以及双方对商品国家价格有显著影响的隐含假设。

在中药资源贸易中,由于中医药是我国的医药和文化传统,实际上在国际上的认可度远不及西医和西药。因此我国是中药资源使用的大国,相对来讲,西方的经济大国反而是需求的小国。如果小国的需求强度小于大国的需求强度,那么小国获益相对更大些。因为需求小国的议价能力会更强,同时设置贸易壁垒会更加容易,这也是我国中药资源国际贸易的现实情况。为此有些学者提出"以医带药"战略,目的是让我国的中药文化与药疗理论先行国家化,依此增强需求,这样我国的比较优势才能更好地发挥出来。

二、新古典国际贸易——资源禀赋贸易模型

赫克歇尔-俄林的要素禀赋理论确立以来,一直都处在国际贸易理论的主导地位,在西方经济学界占支配地位达 1 个世纪之久,该理论有多个别名,如赫克歇尔-俄林理论、H-O 理论以及 H-O模型。要素禀赋理论提出了两个重要的概念来阐明国际贸易的基础,一是要素密集度,二是要素丰裕度。

1. 要素密集度 要素密集度指的是产品生产中某种生产要素的投入比例大小。如果此种要素占比大,那么此种要素的密集度就高;如果占比低,那么此种要素的密集度就低。比如在甘草的生产中,劳动/资本比率大于生产甘草酸的劳动/资本比率,那么甘草就是一个劳动密集型的产品,甘草酸就是一个资本密集型产业。可以看出,要素密集度是一个相对的概念,而不是一个绝对量的概念。生产要素一般指土地、劳动、资本以及企业家才能,也有经济学家把知识技术、信息作为生产要素。

2. 要素丰裕度 要素丰裕度指的是一个国家的要素资源拥有量的相对丰富程度。这也是一个相对的概念,衡量方法有两种:一种是一个国家可利用的要素资源的总量与劳动力总量的比例来衡量。另一种是要素相对价格的衡量方法,生产要素的相对价格是一种比率关系,例如一国工资率/利息率比另一国大,那么这个国家就是劳动丰裕型的国家。此外,由于充裕是一个相对的概念,参照物的不同,可能就会从要素充裕的国家变成一个不充裕的国家。例如,在中药资源领域,我国与新加坡相比是劳动密集型的国家,与哈萨克斯坦相比,则是资本密集型的国家。

3. 要素禀赋理论与中药资源贸易　要素禀赋理论可以表述为:"不同的要素生产需要不同的生产要素比例,而不同的国家拥有不同的生产要素。因此,各国在生产那些能密集地利用其比较充裕的生产要素商品时,必然会有比较利益产生。因此,每个国家最终将出口能利用其充裕的生产要素的那些商品,以换取那些需要较密集地使用其稀缺的生产要素的商品。"在甘草酸的生产中,虽然中国劳动力丰富,但是中国与哈萨克斯坦相比,中国是资本密集型的国家,所以中国生产较多的资本密集型的甘草酸;在甘草生产中,哈萨克斯坦却是劳动密集型的国家,所以生产较多的劳动密集型的甘草。

生产要素禀赋理论最基本的假设是两国的消费偏好相同,这在一定程度上限制了中药资源国际贸易。但是生产要素理论考虑了要素禀赋的不同,中药资源产品,可以称为是特殊农业产品,这种产品生产的要素禀赋的不同是普遍的现象,对中药资源产品的生产毫无疑问具有重大的影响。

三、当代贸易理论与中药资源贸易

当代国际贸易理论可以说是百花齐放,百家争鸣,各种理论层出不穷,比较有影响力的有规模经济理论、产业内贸易理论、偏好相似理论、产品的生命周期理论、贸易保护理论、服务贸易理论等。

1. 规模经济理论与中药资源贸易　规模经济是指一国或企业产出水平的增长比例大于要素的投入比率。规模经济可以分为外部规模经济和内部规模经济。外部规模经济是指一个行业内企业的数量增加,尤其是同质性行业的规模报酬的递增。例如,在一个庞大的产业园内,形成产业集群,各个企业利用共同的基础设施以及其他的服务,能够降低成本,达到规模经济的效果。内部规模经济是指一个企业内产生的规模报酬递增的现象,由于一开始生产规模较小,生产设备等设施机制没有得到充分利用,随着生产规模的扩大,单位生产成本降低,实现规模经济。

在我国中药资源产业发展中,中药资源产业基础薄弱一直是困扰中药资源国际贸易的因素。我国中药资源企业众多,但是普遍发展水平较低,分布分散,内部之间竞争激烈,鲜有龙头企业来引领行业的发展。规模经济理论为中药资源产业规模化、产业化发展提供了理论支撑。

2. 产业内贸易理论与中药资源贸易　产业内贸易理论认为同种产品之间,由于产品生产或多或少的垄断性,产品既有相互替代的性质又有差异性。产业内贸易的产生实质上是由同行业内同类产品的竞争导致的,由于竞争的激烈,企业要不断扩大规模,实现规模经济以降低成本,同时加强专业化与差异化的产品生产,满足多样化的产品需求。如果与要素禀赋理论相比较,我们可以得出:要素禀赋形成的比较优势决定了产业间的贸易,差异性产品的规模经济决定了产业内贸易。要素禀赋差异越大的国家产业间贸易越发达,要素禀赋越相似的国家之间产业内贸易越发达。

显然,要素禀赋这种先天因素是一个国家很难改变的,但产品的差异性则是大有文章可做的。我国中药资源产品在国际贸易的市场上,大部分属于资源类的初级产品,而日、韩等国在国际上的中药类的产品,多是高端的医药产品或者附加值比较高的保健品,而且中药资源产品的原料主要是从我国进口的。当前,我国中药资源行业已经和其相关比较大的行业相比有了一定的基础,在日、韩产品的冲击下,开发新的产品实现与日、韩等国产品的差异化,推向日、韩等国,打入国际市场实现产业内贸易是可行的。这样就可以优化我国中药资源产品国际贸易的产品结构,也是我国中药资源国际化的一条出路。

3. 偏好相似理论与中药资源贸易 偏好相似理论认为国际贸易是国内贸易和要素禀赋理论的延伸,不认为要素禀赋是国际贸易产生的唯一原因,两国国内的需求决定了国际贸易的规模,而国内需求又取决于国内的实际平均收入水平。之所以认为国内的需求决定国际贸易的规模,是因为无论从原始产品的发明与创造,还是企业的产出决策,都是依据国内市场的情况而定的。而且往往是企业站稳国内市场的脚跟后,才能在进军国际市场的同时产生比较优势。此外,偏好相似理论认为在众多影响消费的因素中,收入水平是最重要的。两个国家的平均收入水平相似,需求结构往往相似,因为无论从国家还是从家庭的角度看,收入水平和消费结构都有较强的正相关关系。

偏好相似理论考虑到了需求的问题,在中药资源的国际贸易领域中,中医的文化在东亚以及东南亚地区比较有市场,虽然各个国家的经济发展水平差距比较大,但是相比于其他区域的国家,该地区的国家在中药资源需求方面是有一定的可比基础。历年,我国中药的出口主要是日本、韩国、中国香港、中国台湾以及新加坡等较为发达的国家和地区,其他国家或地区相对较少。

4. 产品的生命周期理论与中药资源贸易 产品的生命周期理论是由美国的经济学家维农于1966 年提出的,关于各国之间技术变化在国际贸易中所起作用的理论。该理论认为产品是有周期的,一个产品从产生、发展、成熟到被替代是一个完整的生命周期。

国际贸易产生的一个重要的决定因素是各国技术水平的不同。在技术上占有优势的国家往往形成垄断,但是由于技术和知识是扩散的,国际间知识与技术的交流越来越密切,技术与知识的转移流动导致国际贸易不断持续下去。随着技术的变化,产品由生到死完成一个生命周期,但是在产品的不同生命阶段,不同国家有投入上的相对优势,一个国家在产品的不同阶段是否拥有相对优势,主要取决于各种投入在产品上的相对重要性。一般情况下,完成一个生命周期大概需要三个阶段。

(1)初始期:产品的初始期是指产品的创新时期,是研发与开发的阶段。此阶段研发的费用在成本结构中占比较大,是知识密集型的产业。这个阶段需要大量的高素质的科研人员进行科研开发,亦需要大量的能够承担巨大风险的资本投入。正因为这样,往往新产品的出口都是在拥有比较优势的发达国家。中药资源的高端产品也不例外,大部分的此类产品都是在日、韩等国生产,我国中药资源国际市场的占比微不足道。目前,我国的中药领域科研队伍以及我国的资本市场都已初具规模,未来对传统医药的科研创新应该有所作为,有所突破。

(2)成长期:此时技术已经确定,而且一经扩散,厂商的进入不会受到技术上的限制,所以,此阶段厂商间的竞争会非常激烈。为了抢占市场,企业需要扩大生产,需要大量固定资产的投入,以及市场开发的资本投入(包括人力资本),这个时期属于资本密集型。

(3)成熟期:又称标准化时期,这时市场已经达到均衡点。这一阶段企业的竞争力在于降低成本,尤其是原材料和劳动力成本。这一时期的产业往往布局在发展中国家。在我国环境约束趋紧,中药资源尤其是野生中药资源面临枯竭的情境下;在我国人口红利逐渐消失,劳动力成本不断上升的背景下,中药资源行业的发展形势严峻。

总体上来讲,我国中药资源行业发展目前处于起步阶段。首先,古代先民给我们留下了丰富的医药资源有待开发,这是一个极其丰富的宝库,青蒿素的发现就是一个有力例证。其次,我国中药领域科研队伍以及资本市场都已初具规模,足以支撑中药资源高端产品的研究与开发。同时,医药领域研究和开发所需要的各个精密仪器等亦是可得的。最后,我们也要学习日、韩等国中药资源产品的国际化推广的成功经验。依据产品的生命周期理论,我国中药资源行业前景广阔。

5. 贸易保护理论与中药资源贸易　以上我们所论述的国际贸易理论都有一个共同的特征,即自由贸易主义观点。与自由贸易主义相伴而生的是"贸易保护主义"。贸易保护主义在理论上是反对自由贸易者把自由贸易作为一种信仰。自贸易保护主义产生以来,贸易保护主义的一些举措或行动就一直不断地被实施,即使在贸易自由化与经济全球化的当代社会,贸易保护主义也层出不穷,以各种新的形势出现。贸易保护主义与自由贸易主义两种理论并没有孰优孰劣之分,更没有谁对谁错之别,都是在各自国家的社会经济现实条件下实施的。但是,从长期来看世界经济全球化以及一体化是不可逆的趋势,反对贸易保护主义也是世界主要国家的一贯政策,尽管某些特殊时期并非如此。

贸易保护主义的源头可以追溯到 15 世纪的幼稚重商主义,认为货币是唯一的财富形态,追求贸易顺差。而贸易保护主义真正形成理论是在 19 世纪初,由美国第一任财政部长汉密尔顿所提出的幼稚产业理论,此理论一经提出就在发展中国家广为流行。幼稚产业理论认为,一个国家,尤其是发展中国家,产业发展初期由于缺乏资本与技术的支持,产业难以建立,即便建立也无法与国际上具有比较优势的国家竞争。如果此时还信奉自由贸易,那么这个国家的产业将处于产业链的低端,不利于长远发展。此时国家应该暂时保护幼稚产业待其羽翼丰满可以参与国际竞争时,再取消保护。此理论中,汉密尔顿提出了保护关税的主张。在以后的几十年间,德国经济学家费里德里希·李斯特发展了幼稚产业理论。李斯特的贸易保护主义主要包括生产力理论和经济发展的阶段论。

在世界范围的中药资源国际贸易中,我国是世界中药资源的出口大国,长期以来,出口大于进口,贸易顺差。但是中药资源是中药材加工成饮片之前的阶段,是以原材料出口为主的阶段,处于整个医药行业产业链的低端,尤其在我国环境与生态约束趋紧的大环境下。对我国中药资源进行恰当的保护,是必要的也是必需的。同时,应加强与国际谈判与合作,增加中药资源的进口,打破中药资源稀缺的瓶颈。再者,目前我国的中药资源行业整体来讲基础比较薄弱,还是属于幼稚产业,整个医药行业的竞争力与国外发达国家相比差距明显。保护我国医药行业,加大扶植我国中药资源行业是促进中药资源行业发展的重要基础。

6. 中医药资源的服务贸易理论　服务贸易是一国的法人或自然人在其境内或进入他国境内提供服务的贸易行为。按照 WTO 于 1994 年发布的《服务贸易总协定》,服务贸易有四种提供模式,即跨境交付、境外消费、商业存在和自然人流动。在中医药服务贸易中,有其特有的服务内容,有些内容是单一的属于某种提供模式,有些服务内容是几种提供模式的组合,但是所有中医药服务贸易内容都可以分解并归类于这四种基本服务提供模式当中。中医药服务贸易依据不同研究角度分为中医药医疗服务贸易模式、中医药教育服务贸易模式、中医药科研服务贸易模式、中医药商务服务贸易模式、中医药旅游娱乐相关服务贸易模式和中医药信息服务贸易模式等（表 12-1）。

表 12-1　中医药各种服务贸易模式与四种服务贸易提供模式之间的关系

中医药服务贸易模式	服务贸易提供模式			
	跨境交易	境外消费	商业存在	自然人流动
中医医疗服务贸易模式	远程中医医疗会诊咨询等服务	跨国就医或健康咨询养生保健服务、药膳服务（餐饮相关）、承担医疗外包任务	合资合作办医或开设分中心（门诊部）	中医师境外短期医疗工作、援外医疗（有偿或无偿）
中医药教育服务模式	远程教学服务国际考试（网络考试等服务出境）	来华留学（学历教育或短期培训）、国际考试（考试人员到现场，消费入境）、临床实习、中医传统项目（武术气功）	合资合作办校或开设分校	教师境外短期教学研究工作
中医药科研服务贸易模式	学术交流、国际学术会议（服务出境）、科技信息咨询服务（服务出境）	学术交流、国际学术会议（服务出境）、科技信息咨询服务（服务出境）、承担科研外包任务、科技信息咨询服务（消费入境）	联合建立实验室	客座教授，硕士、博士及博士后流动
中医药商务服务贸易模式	服务外包（服务出境）	服务外包（消费入境）	境外投资企业、境外营销网络、产品代理、独资合资分支机构	特聘专家、顾问、技术人员、专家输出服务
中医药旅游娱乐相关服务贸易模式		中医药文化主题旅游、中医药养生保健旅游、中医药会展旅游		相关信息专家境外服务
中医药信息服务模式	远程提供影像、图书资料数据库、软件等服务	外来人员入境购买中医相关资料		

第三节　中药资源国际贸易中的绿色贸易壁垒

一、绿色贸易壁垒的含义及形式

绿色贸易壁垒是指一种以保护资源、环境和人民生命健康为名，通过制定一系列苛求的环保标准，对来自国外的产品或服务加以限制的措施。它属于一种新的技术性贸易壁垒形式，越来越成为有些国家国际贸易政策措施的重要组成部分。

绿色贸易壁垒的表现形式主要有绿色关税、绿色市场准入、"绿色反补贴"、"绿色反倾销"、环境贸易制裁、推行国内加工和生产方式（processing and product method，PPM）标准及其他标准、消费者的消费选择（绿色消费）、强制性绿色标志、强制要求 ISO 14000 认证、烦琐的进口检验程序和检验制度,以及要求回收利用、政府采购、押金制度等。

二、绿色贸易壁垒对我国中药国际贸易的影响

1. 中药国际贸易中绿色贸易壁垒的主要形式 中药贸易方面的绿色贸易壁垒主要表现形式是绿色市场准入、强制要求 ISO 14000 认证、烦琐的程序和检验制度,以及包装的环保和回收利用等制度。

(1)绿色标准:通常是一些国家通过立法手段制定严格的强制性环保技术标准,限制他国不符合该标准的产品进口。涉及环境保护的绿色标准有很多,其中影响最大、最广的是国际标准化组织(ISO)制定的一系列标准,特别是 1987 年正式公布的 ISO 9000 系列标准和 1996 年 4 月正式公布的 ISO 14000 环境管理体系标准,还包括国别绿色贸易制度、发达国家规定的 PPM 标准等。面对西方发达国家现有一套成熟的药品管理体系和环境技术标准,中药国际贸易难以通过,因为中医药属于复杂科学体系,目前还难以运用简单、科学的方法指标来加以证明,中医药防治疾病、维护健康的机制不能用单个的成分、机制来说明,在以还原论为核心的实验科学话语权下容易形成对中医药是否科学的怀疑,往往认为中药成分难以明确,有效成分含量标准不清晰,有效成分的化学结构与对人体的不良反应没有西药化学结构式那样公式化的详细的解释说明,就认为中药无法证明自身的有效和无毒。国际上质疑中医药科学性的声音由来已久,如何让中药符合国际绿色环境标准是摆在面前的首要难题。

(2)绿色标志:又称"生态标签",是指贴在商品或其外包装上的一种图形,它是根据有关的环境标准和规定,由政府管理部门或民间团体、社会组织依照严格的程序和环境标准颁给厂商,附印于产品及包装上,向消费者表明,该产品或服务,从研制、开发到生产、使用直至回收利用的整个过程均符合环境保护的要求,对生态系统和人类无危害或危害极小。

绿色标志的目的是通过引导消费来促进对环境无害的商品的生产和流通,限制或阻止对环境有害的商品生产和流通。绿色标志通过市场机制促使广大消费者行动起来,发挥消费者主权作用,把货币选票作为一种环保手段,监督企业的生产行为,促使企业保护环境,在国际范围内形成"绿色消费"潮流。

这样在国际贸易领域,绿色标志俨然成为某一产品进入某个国家的"绿色通行证",有则过,无则堵。目前绿色标志在全球不断推广,所涉及的范围也越来越广。而药品本不属于环境标志授予的范围,但是两个重要的动向使环境标志对中药予以关注。一是美国环境标志组织专门设立了研究中药的基金,研究中药是否使用珍稀动植物原料,是否有有害成分,以及重金属含量是否危害患者健康,并对多种中药成分提出质疑。二是许多国家对中药科学性怀疑,甚至禁止出售中药。

(3)绿色包装:也称作"无公害包装",是指既对生态环境和人体健康无害,又可节约资源和能源,减少废弃物,用后易于回收,易于自然分解,不污染环境的包装。近年来,发达国家相继采取措施,以立法的形式规定禁止使用某些包装材料如含有铅、汞等成分的包装材料,鼓励使用可以再循环的包装材料。当前,我国中药出口的大多数包装材料绿色性低,多采用一次性材料,循环利用率低,与发达国家对包装的要求不符合,致使中药出口受限制。

(4)绿色卫生检验检疫:目前,国际上尚无通行的植物类中药的质量标准,这成为制约中药国际贸易的瓶颈。美国、欧盟及我国传统中药出口的东南亚地区均对中药提出了重金属和农药残留限量的指标,并有提高的趋势。目前,许多国家都已对传统药和草药保健食品增加了微生物检查、防腐检查、农药残留量和重金属含量甚至黄曲霉毒素检查,并分别制定了各自的标准。

2. 绿色贸易壁垒对我国中药国际贸易的影响　环境保护是全球共识,而发达国家利用环境标准设置的种种绿色贸易壁垒,对发展中国家的贸易发展确是不利的。尤其是对中药这种特殊商品,许多标准是不适宜的,这不仅对中国出口贸易造成影响,而且对中医药的国际化也是非常不利的。

(1)中药国际贸易出口数量受到影响。数千年来中药国际贸易一直安全发展,我国不仅出口中药材,同时也进口其他国家许多药用动植物,互通有无,不断丰富了中药资源宝库,这不仅对中华民族健康保障具有不可替代的作用,而且对各个中药贸易国家居民防治各种疾病提供了帮助。但是近代以来,在科学话语霸权下,在所谓的科学标准指标体系下,中药国际贸易反而失去了许多市场份额。据中国医药保健品进出口商会绿色中药办公室统计,我国被进口国拒之门外的中药产品中 60% 以上是倒在绿色贸易壁垒之下。技术性贸易壁垒风险分析及预警统计报告显示,2009 年,我国出口美国、日本、欧盟、韩国和加拿大的食品受阻总计达 2 298 批次。

(2)推高了中药贸易成本,提高了国际贸易价格。中药资源是一种非化学合成的来源于自然的天然动植物资源,具有天然的与人体生命系统同构性机制,这本身就蕴含着最根本的绿色性。现代绿色贸易壁垒的大部分环境技术、标准和合格评定程序等并不能完全说明中药的生态性原理,国际间应该协商一种系统性的适合中药贸易的技术标准,而不是让中药产品被动地符合进口国制定的各种不实际的技术标准,用非关税壁垒来对付中药国际贸易,这必然造成中药国际贸易成本提高。例如,要在欧美通过注册,资金成本就是大问题。在美国,新药品要通过 FDA 三期临床试验,需历时 5~8 年,花费 5 亿 ~6 亿美元。如此高的注册成本,是我国很多小规模的中药企业难以承受的。日本的汉方药至今没有进入美国市场,这不能说明日本技术不先进,而是成本太高昂,这种资本壁垒实际上形成了一种非关税壁垒。

(3)刺激"洋中药"的生产,造成"真中药"市场丢失的潜在威胁。绿色贸易壁垒导致唯技术主义盛行,以技术至上来对待一切、判断一切,把传统的、合理的、有效的经验性知识都看成是不符合科学的东西,用现在人们有限的已经发现的知识来对待无限的人类还未能发现的可能是真正科学的知识。中药本来是中国的独特资源,在国际贸易中具有很好的优势和特色,但是由于一些国家利用绿色贸易壁垒进行贸易保护,导致目前在国际上的市场形势却是"洋中药"大行其道,挤压"真中药"。由于那些"洋中药"以生产工艺先进,质量标准规范程度高,外观精美,而且化学成分简单明确,服用剂量少,以所谓的高技术形成高附加值产品,在国际贸易市场上能大行其道。例如,日本的处方用汉方药每年以 15% 的速度增长,年销售额达 15 亿美元,药厂大部分通过 GMP 认证,处方用的汉方药基本采用中国的经方和古方,但产品剂型、包装和质量控制均符合环境规则,所以能够通过绿色贸易壁垒。而发源地的"真中药"在国际市场上反而不能通过,绿色贸易壁垒成为中国中成药贸易的障碍。

当然,中药发展的方向应该是多元的,绿色贸易壁垒对中国中药现代化发展方向是有促进的,那就是会推动我国中药企业严格按照这些国际环境标准规范中药材的种植技术、中药饮片加工炮制技术和中药产品生产程序,努力提高中药生产加工技术和水平,使中药安全和质量标准达到符合绿色环境标准。

三、促进我国中药国际贸易发展的策略

改革开放以来,我国经济以前所未有的高速度发展,GDP 已经升至世界第二,形成了大国崛起的局面。2012 年以来我国经济向着新常态方向发展,需要转变经济发展方式,调整经济结构,促进产业结构转型升级,经济向着追求质量和效益发展。为此我国采取了一系列深化改革举措:国际双边和多边自由贸易谈判,形成国家自由贸易区的建设,国有企业改革、供给侧改革,"一带一路"倡议统筹国内和国际发展,坚定不移地走向国际化发展道路。在这种背景下,中药的国际贸易发展应该顺势而为,探索中医药国际化的新理论、新路径和新方法。随着全球环保意识的增强,世界人民的消费观念在转变,崇尚自然、关注环保、注重安全、追求健康的思想已深刻影响着人们的消费行为。我们首先要研究发达国家在科技领域、环境规则、绿色标准等方面的优势有哪些是值得我国学习的。他们的进口贸易技术标准,约束或限制其他国家产品进入其国内市场规则是怎么形成的?为什么这些规则标准能够产生效果?我国在国际化视野下应该如何有效应对、克服对中药产品出口的绿色贸易壁垒限制?最终构建中药贸易与环境协同发展与国际协作发展共同繁荣富强的国际化道路。

1. 利用产业政策杠杆促进绿色环保中药材产业发展。随着国际经济发展,国内外健康意识的提高,对中药需求的快速增长,采集野生资源的自然生产方法已经远远不能满足国内外市场的需求,同时随着自然资源存量的减少,采集难度和采集成本逐年增高,更重要的是过度采挖野生中药材对环境造成破坏,不仅影响中药资源可持续发展,而且会导致濒危和稀缺野生中药动植物资源枯竭消亡。例如,过度采集冬虫夏草会大量破坏青藏高原草原资源,并导致水土流失引致土地沙漠化。过度采挖甘草、肉苁蓉、锁阳等中药材已经引起内蒙古、新疆、宁夏等地的区域环境破坏、植被损害、沙漠化加剧,可见传统的采挖方式必须改变,我国中药资源产业必须发展绿色可持续发展模式。为此,政府必须采取适宜补贴政策,保证种植者合理收益。补贴种植者,多种多补,不种不补,参照相似产业平均收入设定目标价格。此外,政府需要提供公共服务,为中药材科学规范种植提供技术帮助和技术人员培训,鼓励药农和企业对中药材进行规范化和规模化种植,让中药材生产者树立绿色观念,进行科学合理的集约化种植生产方式,改良土壤,选择良好生态环境,选育优良种质资源,使用农家肥,选用生态农药或少用农药,依据国际环境标准进行种植和养护,确保在维护中药材生产中环境保护生态平衡的同时,也为产品跨越国际绿色贸易壁垒打下坚实的基础。

2. 国家支持中药材产业发展的研究项目,利用现代科技促进绿色发展。从政策上对中药产业进行扶持,能够加速中药的绿色发展进程。这就必须集中资源和力量,利用现代科技从基地建设、技术研发、中药产业链的延伸等方面全面着手,以实现产业绿色发展的目标。国家在确定项目时,需普查定位,然后指定规划,指导中药产业健康有序发展。以绿色示范基地建设为契机,以中药绿色产业培育为目标,重点建设中药良种标准化生产、规范化中药生产基地,做大做强中药生产的产业链。通过科技重大专项的实施,引导和调动科技资源向绿色中药研发

聚集,鼓励和支持高校、科研院所与中药企业联合开展中药产业绿色化的相关技术开发。营造企业创新发展氛围,构建企业创新机制。按照构建中药科技研发、规范化种养殖、中药工业开发和商贸流通四大平台总体规划的分工,整合优化现有资源,抓项目带动,推动中药产业关键技术的发展。

3. 利用绿色GDP核算体系促进中药产业生态化发展。中国经济正在走向国际化,必然要适应国际发展形势,才能实现可持续发展,中药产业必须改变过去的粗放式、耗竭式发展模式。因此,必须淘汰那些不符合环保标准的落后种植和生产企业。绿色GDP核算体系建立是政策的必然选择。绿色GDP通过把中药产业环境污染与中药产业生态恶化造成的经济损失货币化,能使我们懂得中药产业资源有价、中药产业环境有价,并从中清醒地看到经济活动开发给中药产业生态环境带来的负面效应,看到伴随GDP的增长付出的中药产业资源成本和代价,从而引导人们在追求经济增长的同时珍惜中药产业资源,保护中药产业生态环境。通过改进中药产业资源价值的核算,设计实用可行的中药产业环境核算与统计核算,建立中药产业绿色GDP核算的相关制度,从而实现中药产业的绿色GDP核算。

4. 建立中国中药材行业规范环境标准。随着经济全球化和我国经济国际化的日趋形成,中药企业正面临来自ISO的多重压力,中药企业必须实施ISO 9000质量标准,以使企业保持国际准入能力,树立质量形象;另一方面中药企业必须实施ISO 14000并通过国际认证,以此来树立自身的环保和道德形象。

更重要的是,中医药是我国传统文化和传统科技的瑰宝,凝聚着深邃的哲学智慧和有效的养生保健防治疾病方法。有些机制现代科学一时解释不清楚,不代表永远不能,我们应在复杂科学理论指导下建立自己的话语体系。

我国中医药有数千年的文化知识积淀,我们要有自信心,要有勇气去建立自己的话语体系。中国政府和社会组织、民间组织都有责任和义务去努力。例如,中国医药保健品进出口商会作为我国医药保健品进出口领域的行业组织,可与政府和中医药高校及研究机构,也包括中医药行业内的领军企业合作,为整个行业制定一套符合复杂科学理论的规范标准体系。并促成中药行业实际业务操作标准高度一致,形成中药资源行业协作联盟,以此来加大中国中药国际贸易中的谈判能力,进而影响国际中医药产业发展。

[本章小结]

本章介绍了中药资源国际贸易发展的历史及重要资源国际贸易的现状,重点介绍了中药资源国际贸易的理论及中药资源国际贸易的技术性贸易壁垒,并分析了制约我国中药资源贸易的因素。最后,基于中药世界市场的状况和可持续发展的要求和趋势,探讨性地阐述了中药资源的发展前景。

1. 什么是绝对优势理论和比较优势理论?
2. 技术性贸易壁垒包含哪些内容?
3. 在医药资源贸易上我们应该重视哪些问题?
4. 我国中药资源出口的主要特点是什么?

第十二章同步练习

第十三章　中药资源伦理经济与社会责任

[学习目的]

通过本章的学习,掌握中药资源经济中的伦理问题;熟悉中药资源伦理经济认知的模式及方法;了解中药资源经济中利益相关者的社会责任。

[学习要点]

中药资源经济中代际伦理问题、中药资源经济中的伦理认知模式、方法与实践;中药资源经济中利益相关者的社会责任。

第一节　中药资源经济中的伦理问题

一、中药资源经济中的代际伦理问题

(一) 代际伦理的概念

"可持续性"一词源于生态学,原指生态系统能自我维持的一切生态过程、功能、生物多样性和未来的活力。这个概念本身不包含任何价值判断。但是,当"发展"加入"可持续性"思想,就不能只从环境角度,还要从伦理角度和经济角度看待这一概念。

从伦理学角度看,传统伦理学即构建和谐人际关系的伦理关系和人际道德规范的人际伦理,由于论阈的限制无法解决资源浪费、生态失衡、环境污染等问题,人际衍生到种际(即各物种之间)和人与整个自然界的关系,人与自然的伦理关系也成为伦理学的重要论阈,进而构建人与自然的道德规范。因此,生态伦理概念应运而生。但是,不论人际伦理(人与人、人与群体、群体与群体),还是生态伦理(人与自然)其基本视角都是横向的,此时的可持续发展概念中的纵向性和从"此代"到"彼代"的问题并未得到很好的阐述。因此,代际伦理概念被学者提出。"代"分为自然"代"和社会"代"两种类型。自然的"代"就是人的辈份关系,而社会的"代"则被赋予了社会和文化内涵。从自然属性上看,人类一代一代的延续、父辈、子辈的形成是自然天成的,而社会的"代"则是时代和文化塑造而成的。所谓"代",就是内在于社会结构中的代与代之间的纵向的伦理关系及其结构,是社会各种伦理关系和伦理形态的重要组成部分。广义代际伦理是人类生存伦理,是关于代际之间的生存与发展的权利与多后代的生存与发展所应尽的责任和义务的理论。

从经济学角度看,尽管西方主流经济学一直强调经济学作为一门社会科学应该排除价值判断,主张经济学应该专注于实证研究,摆脱规范研究,实现"价值中立",但人类的利益目标与伦理道德目标本质上是能够和谐统一的。经济与伦理以及经济学与伦理学不可分割的紧密联系,已经表明经济学与伦理学可以联手形成合力共同研究社会经济生活和人类文明发展的重大问题。为实现可持续发展这一全人类的共同目标,正确的伦理价值目标和合理的经济手段更是不可或缺且不能彼此割裂的内容。

因此,代际伦理概念提出的背景,是当代人对自然的征服欲望膨胀,对环境和资源的过度开发,致使地球自我恢复能力严重下降,引起新型自然灾害频频发生。为了当代人与子孙后代的利益,为了人类的可持续发展,必须从资源的合理分配、环境的适当利用、利益的公平分享、社会的持续发展、文化的自觉传承、地球的自我恢复、人与自然和谐相处等角度,研究并厘清代际之间的权利与义务,规范当代人发展与消费的规划和进度。总的来说,代际伦理是既区别于人际伦理和生态伦理,又与它们有着各种各样的联系,并在人际伦理和生态伦理的结合部和交叉点上产生的一种崭新的伦理形态。

(二) 中药资源经济中代际伦理问题

从伦理学角度看,现实社会中存在的代际伦理涉及的一系列重大"问题",随着经济的市场化和全球化、社会的信息化,以及社会变革和文化变迁的速度加快,社会代际伦理关系也发生着重大变化,其产生的变化和问题主要表现在以下方面:①道德价值观的代沟与沟通问题;②现代家庭代际伦理;③可持续发展的代际伦理支持和代际公平问题;④现代科学技术与代际伦理;⑤全球化背景下的代际伦理等。

从资源经济角度看,当前资源经济突出问题表现在:①资源约束加剧,经济发展成本不断增加;②资源优势日益影响经济优势;③地缘政治及相应经济问题日益突出,区域资源对抗与合作并行;④资源利用的代际问题十分突出,资源的过度利用以及资源退化问题使得资源消耗过快,导致部分资源过早衰竭。

因此,伦理学和资源经济学两者的共同之处是中药资源经济中代际问题主要体现为代际公平。代际公平的概念是佩基最早系统提出和倡导的。按照佩基在1988年发表的《代际公平和社会贴现率》中的解释,代际公平问题可以阐述为:假定当前决策的后果将影响好几代人的利益,那么,应该按照"代际多数原则"在有关的各代人之间就上述后果进行公平的分配。代际多数原则是指:当某项决策涉及若干代人的利益时,应该由这若干代人中的多数来作出选择。由于相对于当代人来说,子孙后代永远是多数,因而可以从代际多数原则中得出结论,如果某项决策事关子孙后代的利益,那么,不管当代人对此持何种态度,都必须按子孙后代的选择去办。在资源利用问题上,佩基认为,就是要"保证资源基础完好无损"。中药资源在当代人和后代人之间实现公平分配是中药资源的代际公平原则的基本要求。可再生的中药资源具有自我调节和恢复功能,这为实现后代人以平等机会利用中药资源创造了可能性。实现中药资源代际公平的关键在于采取某种有效措施维持中药资源的再生能力。

二、社会伦理和经济发展的关系

(一) 社会伦理概念

社会伦理属于道德范畴,正确的人道的行为举止规范以及对责任感的意识被人们称之为伦理。社会伦理是在一定的物质生产条件下所产生的对一个社会的维系、生存与发展的道德规范。在19世纪资本主义的发展过程中,随着社会问题的不断暴发,也推动了西方国家各个阶层的出现。此后,"社会伦理"概念的广泛性和不确定性导致社会伦理的构思与理念极为宽泛,有主张各种不同社会目标的社会伦理。如无阶级的社会、自由主义下的资本主义的市场经济、在经济中注重生态可持续发展的社会以及社会主义市场经济等。它们代表着不同的世界观,甚至有不同的阶级立场。社会伦理的特点在于不主张立刻实现某种政治性的变革(如建立无产阶级专政)、生产关系上的变革(如消除私有制)目标,而是强调对人的普遍尊重和在既定生产关系结构基础上把社会作为共同体所要求的伦理道德。19世纪以来,在资本主义文明的发展中,社会伦理产生了许多重要的成果,并对西方国家社会的发展和进步产生了重要影响,例如,对社会公正、社会团结、社会合作价值的提倡,20世纪70年代后发展起来的反对社会排斥,提倡社会融合等。可以说,这些社会伦理都是对资本主义发展所带来的严重后果作出的反应,对资本主义社会的严重弊病进行矫正起了积极的作用,但它往往都具有超阶级性的特点。从历史过程来看,一个民族所面临的重大危机,往往提供了一种新的社会伦理被社会普遍接受的契机,使人们对整个社会的共同利益在认识上发生变化。

"社会伦理"是一个综合性概念,它是相对于"个人伦理"而言的,由多个因素组成的集合概念。这是由伦理的特殊性、层次复杂性和多元性构成的。社会伦理作为社会发展的重要尺度,其发展变化是社会矛盾运动中各种因素共同作用的结果。简而言之,"社会伦理"就是指一定历史阶段,对基于生活层面的人与人之间关系的外在的、客观的、整体性的考察,它包括社会公德、职业道德、家庭道德、个体道德以及自然道德等方面。

(二) 社会伦理和经济发展的关系

经济发展的基本动力就是以利益调节为杠杆,以市场为利益的时空载体和实现中介,促成不同的利益因素优化组合,从而达到资源的合理配置。因此,利益成为人们追逐的对象,现实的问题是在经济发展中,人们求利的经济活动要不要受伦理道德的制约,答案是毋庸置疑的。纵观我国改革开放的实践,随着社会主义市场经济的不断发展,人民物质文化生活水平得到不断提高,但社会道德却出现了明显的不平衡发展状况,经济发展中的不道德行为已经成为一大公害,出现了许多亟待解决的问题,如藐视职业道德、坑蒙拐骗、不平等竞争、污染环境等。这就要求我们必须正视经济发展中的社会伦理问题。社会伦理和经济发展是对立统一的,经济问题说到底是伦理问题,经济现象与伦理道德现象是共生共存、相辅相成的。市场经济的发展与社会伦理的进步是一体两面、无法分割的,两者互为条件,互相促进,具体体现在以下三个方面。

1. 经济发展是社会伦理发展的物质基础,它所带来的负面影响需要靠道德来加以约束,否则片面地、单一地追求经济增长,一方面会使人沦为纯粹的经济动物,造成资源的大量浪费,最终造成经济的不可持续发展,导致出现"增长的极限",破坏社会的和谐;另一方面,会不断改变人们的信念和价值观,从而进一步动摇人们的价值观基础,出现物质文明日益发达情况下的社会公德"礼崩乐坏",从而破坏了经济进一步发展的基础。

2. 社会伦理对经济发展的根本目的及经济的健康发展有重要的影响,社会伦理的提高可以为经济发展提供良好的环境。一方面,直接产生于人的经济生活和经济行为中的道德观念要求经济主体在实现自身利益的过程中,不断地调节和制约自己的行为方式,自觉适应经济规律并用不断促进人的全面发展的伦理观去指导经济行为和规范经济生活,寻求实现经济合理性的目标,比如兼顾公平与效率的观念、经济效益与社会效益相统一的观念等。另一方面,通过树立正确的家庭道德观念、个人利益观念、财富观念、金钱观念,培养人们追求卓越、创造经济业绩的成就感、荣誉感和社会使命感,可以使人们树立强烈而持久的进取精神和创造精神,也使人们的生产、生活行为具有更积极、更高尚的动机。再者,借助于伦理关系力量调节个体与社会的非对抗性利益矛盾,通过多种传播形式把社会的目标、规范和准则转化为具体行业、具体岗位的道德认识、情感、信念和意志,从而经由个体的道德实践,达到对社会整体利益的维护。例如,选择何种经济行为既造福于社会,又利于个人的发展,确定哪种经济谋略更有利于推进社会全面进步等。

3. 一个国家或地区的经济发展需要与之相适应的社会伦理。一个国家或地区在推进自身经济发展的过程中,不但要加强社会法治建设,也要高度关注社会伦理的建设。建立起与经济发展相适应的社会伦理道德,使人们确立社会主义市场经济所要求的伦理观念,能为经济的快速、稳定发展提供伦理价值观念的支撑和助力;建立起与经济发展相适应的社会伦理规范,能形成强大的社会力量,规约人们的经济行为,从而为经济的健康、有序发展提供伦理的保障。

三、中药资源伦理观的培养

(一) 中药资源伦理观的概念

资源伦理,是指在社会发展中人类和资源的伦理关系,是处理人类与资源关系的价值判断和理性选择,也可以说是人类应如何认识、对待和处置自然资源,它反映出的是人与自然、人与人的关系。它与生态伦理、环境伦理一致之处是它们都是谋求人与自然的对话,是原始自然伦理的细化和发展,所以三者有着密切联系和共同渊源。但它们又不完全相同,正像生态、环境和自然资源的不同一样,具体对象各有所指,其内涵和外延、研究的侧重均有差异。生态环境恶化带来资源危机,资源流失也必然造成生态环境失衡,三者互为因果。

资源伦理既不同于传统的仅限于人与人的关系的伦理道德观,也不同于人与自然关系的"人类中心主义"伦理观。它扩大了人类的道德责任,改变人类利己主义的世界观。在不同的时空条件下,人们的生存意识呈现出差异是正常的,我们这里所说的资源伦理观是现代性的、普遍性的。300多万年前,人猿揖别,人类便开始了自己的历史,其间经历了依赖自然、崇拜自然、掠夺自然、改造自然、直至"回归自然"的坎坷崎岖的道路。资源伦理也经历了"土地中心论""生物中心论"及"人类中心论"等的演变,而发展至今的人与自然的"和谐论",是人类遭到"征服大自然"等挫折之后的觉醒,是伦理观的一场变革。人类的角色开始由大自然的"主宰者"向大自然的"伙伴"转换,真正实现人与自然、人与人的协调发展。

(二) 中药资源伦理观的培养

中药资源是中医药事业生存发展的物质基础,也是国家重要的战略性资源,当前中药资源产业的发展取得了很多成绩,也面临一些问题,特别是在资源开发和保护方面,仅仅依靠政府是不够的,它需要全人类为之共同努力。在维系中药产业可持续发展的同时,兼顾处理经济发展与保持生态平衡、环境保护以及生物多样性保护,处理当代人与后代人之间的利益关系。人们是否能够战胜自私,放弃对生态环境的破坏,放弃追求眼前的急功近利,来选择一种科学的发展方式,这取决于人们的素质,是一项复杂广泛的系统工程。尤其是全体公民意识的提高是可持续发展得以实现的重要保证。

价值观决定着人们怎样追求政治上、法律上、经济上及技术上的目标,从某种意义上说,人类错误的价值观是造成人与自然之间矛盾如此尖锐的主要原因。要解决伦理观的问题,首先必须从改变人类的价值观开始。要使可持续发展道德深入人心,并转化为人们的行动与道德准则相伴随的价值观必须普及到全民的行动中去。因此,大力传播和倡导可持续发展伦理观是提高全民基本素质的关键,而普及代际伦理教育则是主要途径。

在具体实施过程中,资源伦理观培养的过程是由伦理认识、陶冶伦理情感、锻炼伦理意志、确立伦理信念和养成伦理习惯等五个环节构成。培养伦理观应以培养国民的伦理意识为重点,克服急功近利的实用主义和狭隘的功利主义,树立正确的资源危机意识,深入宣传和普及可持续发展思想和战略。伦理行为的选择是指同时存在几种生态经济行为方案时,人们根据自己的伦理观念和伦理标准,经过比较分析和综合平衡,独立自主地选择某一行动方案,以实现自己的伦理目的。人们的伦理选择是一种特殊的选择,它主要将经济行为限制在一定的生态环境之内,使经济行为合乎伦理的要求,伦理又能促进社会的经济发展。伦理行为的评价常常借助于善恶、正邪、荣辱等范畴和标准来进行。判断伦理行为的善恶标准是一定时代和社会通行的道德原则和规范,而这种道德原则和规范在当代是以人类整体利益和国家民族的根本利益及其结合为基础的。在当代,凡是基于人与自然环境的协调采取可持续发展战略、维护和爱护地球乃至宇宙中一切同人相关的自然环境或生态系统的行为和现象即是善的,反之则是恶的。正邪、荣辱的判断也是这样。因此,在实施伦理教育时,充分认识中药资源与生态系统的相互影响,正确处理人与自然之间的关系,遵循自然的规律,尊重自然的价值,明确人类对自然界负有的道德责任,在以不牺牲环境的前提下谋求人类自身的发展。

第二节 中药资源经济中的伦理认知与实践

一、中药资源伦理经济认知的模式

(一) 伦理经济内涵

所谓伦理经济,就是人们以一定的伦理道德观念评判、制约和指导人们的现实的社会经济活动。一般而论,经济属于社会存在范畴,因而研究社会经济现象的经济学是一门实证科学;伦理道德则属于社会意识形态范畴,因而研究社会伦理道德现象的伦理学是一门价值学科。当我们把经济学和伦理学的相交领域作为研究范围的时候,实际上就必定会涉及作为社会存在的经济与作为社会意识形态的伦理之间的交互作用关系。从理论抽象意义上分析,这种交互作用关系包括两个方面:一是经济对伦理的决定作用,二是伦理对经济的反作用。总结起来,伦理经济包括三个内容:第一,指直接产生于人们的经济生活和经济行为中的道德观念;第二,是指人们对这种指导经济行为的道德观念的认识和评价系统(即伦理经济观);第三,是指人们如何应用这种符合经济行为规律、不断促进人的全面发展的伦理,去指导经济行为,指导经济生活。伦理经济本质上是一种讲究伦理道德并通过伦理道德牵引而和谐发展的经济。它通过一定的伦理道德规范配合经济、法律、政策等多种形式,以促成各市场主体的资本意志充分地实现。

(二) 中药资源伦理经济认知的模式

1. 从伦理学角度,通过中药资源的生态价值,明确其作为伦理经济认知中的蕴含的伦理理念和伦理价值。具体体现如下:中药资源的质、量、时、空特性。中药资源的质是指其作为有效资源的外在表征及内在的物质基础。同样,中药资源的量不仅包括自然资源所指资源重量、产量、蕴藏量等外在的数量,也包含内在成分含量,量的变化也直接体现其质的高低,两者是密切相关的。同时,时间变化与地域差异又构成药材资源的时空特征;中药资源具有绝对无限性与相对有限性,中药资源的绝对无限性在于人类、社会发展的无限性。随着人类的繁衍、社会的发展和科技的进步,中药资源的认识与品种、数量都在不断增加和更新,从某种时间尺度上看,所有的资源都是可更新的。但中药资源在一定的时期、一定的地域的种类与数量是有限的,人类本身认识与利用的能力是有限的;中药资源的层次性来源于中药资源的多样性与时空区划的多重性。中药资源不仅是作为中医药用的部分植物、动物、矿物的物种来源,更主要的是与土壤、环境、生态、气候等紧密联系的自然资源组成部分。对于整个自然系统而言,任何一个资源的改变都会影响到其他资源,也必然影响到整个系统。中药资源作为生态系统的组成部分,在与人类的生存条件、生活环境和生产活动的相互作用,根本上反映的人是与自然的关系。因此,中药资源经济学的伦理基础具有特殊性:人的存在与自然界的存在不可分离,自然观与伦理观相互统一。

2. 从经济学角度,通过中药资源的经济属性,明确其作为伦理经济认知中的蕴含的经济活动和经济行为。与自然资源一样,中药资源具有价值和使用价值,中药资源的主要价值就在于提供药材或药品等具有直接经济效益的产品,即产生的经济效益。但生态效益和经济效益并不是对立的,生态效益从长期和全局影响来看也必然会转化为经济效益,生态效益大受损害,药材资源枯竭,直接经济效益也难以为继。当然如果缺乏应有的直接经济效益,资源利用内在动力、开发规模均受限制,社会效益和生态效益也难以体现。

3. 伦理和经济协同作用下认知,中药资源伦理经济涉及人与自然之间对立统一,社会效益、经济效益、生态效益等多方面动态平衡,更主要表现在于资源保护与利用的辩证关系。保护与利用,两者既对立又统一,保护是利用的基础,是为了保护资源的再生能力和生态环境,是从长远的观点出发,以谋求稳定和长期的社会效益、生态效益和经济效益。

二、中药资源伦理经济认知的方法

生态经济研究的主要方法有:①价值方法,在价值之间建立联系,在效用和功能之间建立联系(环境和资源经济学常用的一些外部效用的内部化手段,如排污权交易、意愿调查法、影子价格等)。②系统方法,应用生态模型、空间模型和经济模型,把生态系统的效用和功能的评价联系到各个子系统(如系统动力学、熵值理论分析、系统能量评价、地理信息系统模型)。③情景分析,管理政策替代、内生参数、系统外部事件和过程的综合考虑。期望的情景模拟是基于系统未来满意的状态。映射或预测的情景模拟是基于对目前状态的自由延伸。④社会评价方法,既能评价经济价值,也能评价多维系统(建立绿色国民账户、投入产出分析、可持续发展指标体系、生态系统的服务评价、能值评价方法、生态占用等)。对中药资源可持续利用的研究也要借鉴这些方法,不能局限于使用一种方法或工具来研究。这是由于中药资源的多样性。无论是分别研究每一个问题,或者同时研究多个问题,最终目的是要制定和执行政策来解决和平衡中药资源的经济效益、环境质量、生态系统性能和可持续性之间的矛盾和问题。单一的任何手段都无法解决这样综合的目标。

中药资源伦理经济认知的方法论是一个有机完整的体系,它包括四个方面的内容。

1. 马克思主义的唯物辩证法　唯物辩证法主张从联系的、发展的、矛盾的、运动的、变化的观点去分析研究问题和解决问题,它是研究伦理学的根本指导思想和最基本的方法。生态经济伦理学所论及和研究的许多问题,只有用唯物辩证法去分析、去论证才能真正透过现象看到本质,透过形式见到内容,透过个体见到全体。

2. 系统分析方法　资源具有整体系统性,因此分析资源经济问题时,不能用孤立观点看待资源利用与配置问题,特别是与伦理学结合时,应当用全局和系统观点来分析各项中药资源开发利用问题。

3. 定性分析与定量分析相结合的方法　在社会科学的研究中,定量化运用越来越广泛,对资源经济问题的分析同样也需要通过定性手段加以测量。但由于定性分析方法与手段适应性还具有一定的局限性,定性分析应与定量分析结合起来更好地认识资源经济问题。

4. 宏观经济和微观经济相结合的方法　资源经济问题,不仅涉及微观经济主体,而且和宏观经济发展有密切的联系。在对供给、需求、市场均衡分析的理论与方法中必然会运用微观经济学。而福利经济学、产权经济学等都在其中运用。在分析资源利用与配置对经济发展的影响时,则要用到宏观经济的一些理论与分析方法、宏观分析模型等。因此,必须两者结合来作为认知方法。

三、中药资源伦理经济的发展模式

人类社会在经济发展过程中经历了三种模式:粗放型经济发展模式、资源依赖的耗竭发展模式、循环经济发展模式。

粗放型经济增长方式是一种在生产要素质量、结构、使用效率和技术水平不变的情况下,依靠生产要素的大量投入和扩张实现的经济增长的经济增长模式。这种方式实现经济增长,消耗较高,成本较高,产品质量难以提高,经济效益较低。

资源依赖的耗竭发展模式也称作"生产过程末端治理"方式。在经历了传统的经济发展模式后,进入工业化中后期阶段,环境污染成了阻碍经济发展的一个主要因素。20世纪60年代以来,发达国家开始采取末端治理模式发展经济。具体做法为"先污染,后治理",在生产末端开始采取措施治理污染,但治理难度大、成本高等问题突出,而且生态环境恶化难以遏制,经济效益、社会效益、生态效益都难以达到预期效果。

中药资源伦理经济的发展模式即为循环经济发展模式。循环经济(circular economy)从本质上说是一种生态经济,其运用生态学原理及基本规律来指导人们的社会经济活动,将人类社会的各项经济活动与自然环境的各种资源要素视为一个整体,以实现经济数量的增长和环境质量的变化协调发展。循环经济倡导的是与环境相协调并互为依存的社会经济发展模式,它要求把经济活动组成一个"资源 - 产品 - 再生资源"的反馈式非线性经济,所有的物质和能源在这个不断进行的经济循环过程中得到最大限度的、合理的和持久的利用,使经济活动对自然资源的破坏和对环境的污染降到最低程度。倡导循环经济伦理,即循环经济伦理既要服务于经济的发展,也要有利于环境的保护,同时还要有利于推进社会的和谐以及人类自身的发展。因此,循环经济伦理观的基本内容应该来源于生态伦理、经济伦理和社会伦理,但它又不同于既有的生态伦理、经济伦理和社会伦理。不论是对生产者,还是对消费者来说,提倡循环经济伦理都要求其树立新的实践观,以服务于生态的保护、经济的发展、社会的和谐以及人类自身的发展。生态经济要求有循环经济观。

生态环境恶化与中药资源危机

第三节　中药资源经济中利益相关者的社会责任

一、政府、企业、消费者的社会责任

(一) 社会责任的内涵

近几十年来,社会责任理念进入中国并得到广泛认同。越来越多的学者开始研究社会责任,相关专著和论述层出不穷。2015年6月2日,国家质量监督检验检疫总局和国家标准化管理委员会联合发布了社会责任系列国家标准。系列标准包括《社会责任指南》《社会责任报告编写指南》《社会责任绩效分类指引》等。

在《社会责任指南》中明确指出,社会责任是指一个组织对社会应负的责任。一个组织应以一种有利于社会的方式进行经营和管理。其中,社会责任有三个特征:①责任主体是组织,不只是企业。②责任客体。组织应对"影响"负责任。对自己的决策和活动对社会和环境产生的影响负责,包括实际影响和潜在影响,也可以分为正面影响和负面影响。组织要处理实际影响,管理潜在影响,强化积极影响,避免、减轻、消除负面影响。③责任方式。组织怎么对影响负责呢? 就是通过透明且道德的行为,对影响负责。这种行为体现着组织主动担责的意愿,符合可持续发展理念,充分考虑利益相关方的利益,且要符合法律法规和国际行为规范。

（二）政府社会责任

根据社会责任涵义,社会责任不是某类特定组织的专属范畴。政府也属于组织,其社会责任可以是政治责任、法律责任和道德责任等,与企业和个人社会责任不同的是,政府实施所有的行为以及相关不作为对全体社会产生的直接利益与非直接利益影响均可称为政府的社会责任。

在中药资源经济中,政府应承担的社会责任是指政府在开发中药资源经济采取的所有行为、遵循的伦理原则和道德规范的总和。政府除了要承担与政府特定职责与机构相联系的义务与责任外,在处理人与自然的关系中,还应该承担对自然的道德行为以及对自然所承担的道德义务,以维持中药资源的保护和可持续利用,促进中药资源产业和环境协调发展。

（三）企业的社会责任

企业社会责任是指企业在创造利润、对股东和员工承担法律责任的同时,还要承担对消费者、社区和环境的责任。企业的社会责任要求企业必须超越把利润作为唯一目标的传统理念,强调要在生产过程中对人的价值的关注,强调对环境、消费者、社会的贡献。可由以下八个方面确立:明礼诚信、科学发展、可持续发展、保护环境、文化建设、发展慈善事业、保护职工健康、发展科技。

在中药资源经济中,企业的生产经营活动都是以生态环境系统运行与发展作为基础和前提条件的,而且企业的生产经营所需要的物质和能量,无一不直接或间接来源于生态环境系统。生态环境不仅为企业生产过程提供必需的原料和能源,而且具有吸收、容纳、降解企业生产过程中所排放废物的功能,还向企业生产系统提供自然服务。企业生产经营与环境资源之间具有高度的相互依存性,因此在企业社会责任的科学发展、可持续发展、保护环境等方面均有所体现。

（四）消费者的社会责任

消费者社会责任,也会被称为消费者责任。从责任的具体内容方面直观界定消费者社会责任,是许多国家、地区和组织采用的方法。例如,1979年消费者运动的NGO国际协调机构就认为,消费者责任包括:①批判性意识,即对商品、服务的用途、价格、质量产生敏感意识,持有怀疑态度的责任;②自我主张与行动,即自作主张进行公平交易的责任;③社会责任,即时刻意识到自己的消费行为对他人的影响,特别是对弱者的影响;④环境意识,即认识到自己的消费行为对环境的影响;⑤团结合作,即为拥护、促进消费者的利益,作为消费者要团结一心、互相合作。这五项具体内容清晰表明,所谓消费者社会责任实际是指消费者应当对自己、对社会以及对自然负有的审慎、理性消费的义务。无疑,这些责任内容让我们看到,传统社会将消费者仅看作是生产链条的终端的观点已经出现重大转折,消费者正在被放置在一个系统循环的现代社会中,在这个社会中消费者应当为维持一个可持续运转的社会承担不可推卸的责任。

的确,从我国当前经济发展情势看,消费者的角色随着经济形式变化也发生着深刻的变化:由一个单纯的消费者角色变成兼具消费者与生产者的双重角色,消费者不但通过自己的"生产者"角色,而且也通过自己的"消费者"角色,与他人、社会、环境结成一定的分工、合作、交换和互动的社会关系。这样,以保护"消费者角色"的消费者为目标的消费者主权理论,就需要向以规制"生产者角色"的消费者为目标的消费者责任理论适时过渡与转型。消费者责任应兼有伦理与法律、义务与责任的双重属性,因此,消费者社会责任的目标是消费者对自身、社会以及生态环境的利益负相应责任。

二、中药资源的伦理目标、规范、原则

(一) 中药资源的伦理目标

1. 实现伦理在中药资源领域的导向功能　所谓伦理的导向功能,是指伦理具有引导人们进行价值判断、价值评价和价值选择的效力和作用。中药资源伦理确立的正确价值目标就是追求产业发展和环境保护的有机统一、协调和平衡,就是全面实现经济、社会和环境的可持续发展。

2. 实现伦理在中药资源领域的调节功能　所谓伦理的调节功能,是指伦理具有引导人们调节和调整他们在生产活动中产生的经济利益矛盾的效力和作用。具体地说,个人、企业、政府、国家等主体之间所存在的广泛利益关系都处在伦理调节功能发挥作用的范围之内。必须指出的是,伦理调节和调整的经济利益矛盾主要是指人们在开发利用中药资源中产生的环境利益矛盾。根据生态经济伦理的要求,任何个人、企业、政府或国家都不应该把自己开发利用自然的经济活动变成一个侵害其他人、企业、政府和国家的利益的过程。伦理的调节功能是从协调个人利益、局部利益和社会整体利益关系的角度以及人类眼前利益、长远利益和根本利益关系的角度来发挥作用的。

3. 实现伦理在中药资源领域的效率功能　所谓伦理的效率功能,是指伦理具有引导人们创造经济效率的效力和作用。传统的效率往往是物质利益的代名词,而伦理带来的效率是一种集合经济效益、社会效益和环境效益于一体的综合效益,即生态经济效率。传统意义上的效率是以忽略和破坏环境以及损害人类本身为代价获得的,而资源伦理带来的效率是在尊重自然规律和维护人类切身利益的基础上产生的。最有说服力的例子莫过于目前正在世界各地被推广的循环经济模式。这种经济模式是人类发展生态经济的一种成功尝试,其基本特征在于它有效地将经济、技术、环境和社会集于一体,并因此创造出集经济效益、社会效益和环境效益于一体的综合效益。循环经济的基本趋势是按照生态规律,利用自然资源和环境容量,实现经济活动的生态化和绿色化。

(二) 中药资源的伦理规范及原则

1. 中药资源的高效持续利用　组成中药资源的大量药用植物和动物都有自我繁衍特性,属于再生性自然资源;而药用矿物资源,在中药资源中仅占很小的比例,属于非再生性的自然资源。由此可见,中药资源的主体是可再生资源,只有合理保护、开发和科学利用,才能保障其持续发展。同时,必须明确,资源是自然赠与人类社会的遗产,生活在地球上的每个人都拥有平等的资源享有权,必须实现资源代内、代际均等配置和可持续利用。资源代际均等配置指资源配置带来的社会福利应随着时间推移不断增长,至少不降低,主要强调对后代的义务。代内均等

体现在区域或国家的资源开发利用不能降低其他地区或国家的福利水平。限制资源开发伦理要求,当出现资源的占有和消费不均等时,社会需要注重改善资源最为匮乏的那部分弱势群体的利益。通过伦理规范,适当抑制资源低效消耗国家或地区的资源占用行为,实现全球范围内经济与自然的和谐发展。

2. 维持生态系统健康 中药资源作为自然资源的有机组成部分,药用生物通常是森林、草原、农田、水域等生态系统中的组成部分,与其他多种生物种类相互依存,协同发展,中药资源的开发利用,对其他生物资源也会产生影响,进而影响整个生态系统健康。因此,中药资源开发利用必须是:①生态系统处于良性循环,不存在失衡症状;②系统的利用过程中,具有良好的自我恢复能力或维持能力,能缓冲外界的干扰,保持系统结构和功能的相对稳定;③对邻近的生态环境系统没有危害,局部效益与整体效益相互一致;④对社会经济的发展和人类的健康具有支持和推动作用。

3. 人与自然和谐 在开发利用和保护过程中遵循自然规律,保持中药资源完整性和多样性,维持生态系统自身正常自我调节和更新功能,是资源伦理的最高规范,这一标准要求人类要认识自然界的整体性和系统性,以及人与自然的联系,并根据自然的规律来审视自己的行为,达到与自然的和谐。

三、中药资源核心价值与社会道德价值

资源价值是自然价值和劳动价值共同作用形成的并凝结于事物本身的内在规定性,存在于物对人的作用和影响之中,是物对人产生效用,满足人们欲望的能力和满足程度,虽然这个价值是客观的,但是否承认它则是随着时空条件的不同而不同的。对于自然资源是否具有价值,长期以来一直存在争议,基本分为两个派别:①自然资源无价值论。基于马克思的劳动价值论,学者认为自然资源是天然存在的,由于它并没有凝结人类的劳动,因此是没有价值的,这为自然资源无价值论提供了可靠的依据。另外,根据西方经济学的利润论,有学者分析了资源价值问题,在自然资源中,只有部分直接参与经济活动的资源能够带来经济收益,而剩余的资源不会给人们带来直接的经济收益,因此自然资源是无价值的。可见,这里经济学者们更多的是关注了自然资源的经济价值,而忽视了自然资源本身存在给人类带来的其他无法计量的舒适性。②自然资源有价值论。这个派别的学者认为由于自然资源是由人类的长期劳动凝结而成,因此,从整体上来说自然资源都是具有价值的,生态价值和环境价值以及资源经济价值这三者之间能够相互制约和补充,如果时间较长,通过经济价值,这些价值会得以展现。根据实践经验,自然资源无价值的观念是由于人们没有正确地认识到自然资源是有限的,进而导致人们采用一系列不合理的方式来利用自然资源,破坏了生态环境,引发了资源短缺等各种社会经济问题。

中药资源价值分析主要包括以下方面:

1. 成本与价值 马克思的劳动价值论指出,价值与使用价值共处于同一商品体内。具体劳动创造的使用价值构成商品的自然属性,抽象劳动创造的价值构成商品的社会属性。价值"只是无差别的人类劳动的单纯凝结",价值是"抽象人类劳动的体现或物化"。中药资源是自然力和人类劳动的共同凝结,中药资源转化为中药资源产品可以更好地为人类提供服务,中药资源在采摘

和加工、保护和培育、开发和利用过程中凝聚着大量人工劳动,这些劳动投入和中药资源本身的使用价值使得中药资源不再是纯粹的自然资源,因此中药资源具有价值。

2. 效用与价值　西方经济学认为,效用是价值的源泉,效用决定价值的内容,价值的大小取决于资源的稀缺性。资源环境价值建立在效用价值理论和资源稀缺理论基础上。效用价值论认为,自然赋予的属性和人的主观感受是效用的主要来源,当人们的某种欲望或需要得到满足,就获得了某种效用。资源的有效用性引致人们对资源产品的需求,而目前资源短缺的问题日益加剧,对资源的使用应当支付相应价格,成为价值的源泉。

中药资源包括再生性资源(药用植物资源、药用动物资源)和非再生性资源(矿物资源)。中药资源的价值除了给健康制造业提供资源外,还对生态环境产生效用。中药资源天然性、药用性对人类的健康保障、防治疾病提供物质资源,中药资源的生态性环境效应给人类提供良好的生存环境,提高生命质量,对人们的精神愉悦和生存质量提供效用。

3. 代际公平利用价值　塔尔博特·佩奇首次提出代际公平的概念,这一概念涉及福利和资源的代际分配问题。佩奇提出这样的代际观点:在社会选择和分配公平两个基础上,下代人所获得的财富遗产至少应等于上一代人所继承的。代际公平是对后代权利与利益的满足,是对人类共同利益的代际考量,追求人类整体性共同利益。中药资源在当代人和后代人之间实现公平分配是中药资源的代际公平原则的基本要求。可再生的中药资源具有自我调节和恢复功能,这为实现后代人以平等机会利用中药资源创造了可能性,实现中药资源代际公平的关键在于采取某种有效措施维持中药资源的再生能力,保证当代人和下代人得到满足其需要的不减少的可充分利用。

4. 可持续发展价值　中药资源可持续发展具有三个明显特征:①满足现代和未来的需要,维护中药资源的继承价值(代际公平);②注重生态环境管理,全面协调中药经济、中药资源和中药生态环境发展;③中药资源产业政策的制定要顺应可再生中药资源具有自我修复能力差、再生周期长的特点。根据可持续发展理论,中药资源的经济发展应以不损害环境为前提,以保持中药资源永久性的可持续利用为关键,以满足中医"治未病"、临床医疗、康复保健和其他社会需求为目的,只有在兼顾保护中药资源生物多样性和维持生态平衡的前提下,方可实现中药资源高效的、可再生的、有保护性的永久性利用。

[本章小结]

本章介绍了代际伦理、社会伦理的概念,中药资源经济中的伦理问题及中药资源经济中的伦理认知和实践。重点在中药资源经济中代际伦理问题概念、伦理观的培养,难点在中药资源经济中伦理认知模式、方法与实践的学习,介绍了中药资源经济中利益相关者的社会责任,中药资源的伦理目标、规范、原则及中药资源核心价值与社会道德价值。

1. 简述中药资源经济中代际伦理问题。

2. 论述中药资源伦理经济认知的模式。

3. 举例说明中药资源利益相关者的社会责任。

第十三章同步练习

第十四章 中药资源与环境经济的政策及法律

[学习目的]

通过本章的学习,掌握中药企业排污权交易的法律形式;熟悉政府补贴的困境,中药资源与生态环境保护及促进经济发展的经济政策与法律的体系。

[学习要点]

中药资源与生态环境保护及促进经济发展的经济政策,中药企业排污权交易的法律形式。

第一节   中药资源产业化的废弃物与可交易排污许可制度

一、排污权交易制度

排污权是指相关排污企业经过主管部门核定和许可,允许排污单位在一定范围内排放污染物的种类与数量,它是一种无形财产权。

目前,全球正面临严重的环境污染问题。因此,通过有效手段治理污染还人类一个洁净的生存空间迫在眉睫。实践证明,应急性行政管理的手段,特别是一些具有强制性的行政命令的确是一种非常直接且快速有效的措施,可以短时间内迅速减少污染,一定程度上可以改善环境。但行政手段往往也有着一些缺陷和弊端,例如,执行手段的缺陷,经济成本和收益的错误计算导致采取环保措施的成本难以被人们接受。不仅如此,一些行政手段甚至违背了经济规律,阻碍了经济的发展。正是因为行政手段的高额成本和经济上的低效率,人们需要寻求一种既不妨碍经济发展又能实现环保目标的手段,即试图追求一种成本更低、效率更高的污染防治的经济手段。在这种背景下,加拿大多伦多大学经济学教授约翰·戴尔斯(John Dales)于 1968 年在其著作中提出排污权交易的理论。其基本思想是传统的环境管理除政府的行政干预外,并没有给予企业任何激励措施去保护环境,如果能建立一个交易市场,排污企业就会发现,只要有效地减少了污染,他们就能同那些污染排放较多的企业进行交易从而获得经济利益。这种市场理念的广泛应用比传统的政府行政干预模式更能有效地激励排污企业减少污染物排放。排污权交易制度就应运而生了。

排污权交易是指在特定区域内,根据该区域环境质量的要求,确定一定时期内污染物的排放总量,基于该污染物排放总量,通过颁发许可证的方式分配市场主体排污指标,并允许指标在市场上交易的行为。

排污权交易制度是指国家或地区针对排污企业之间或地区之间所建立的一种有偿交易调控排污物的排放制度。

二、中药资源产业化实施排污权交易制度的可行性

(一)中药废弃物具备实施排污权交易制度的基础条件

1. 我国已经具备了排污权交易制度的建立的基础。近年来,国内学者大量研究了关于排污权交易理论和实践,在构建排污权交易制度及体系方面的理论研究已经取得了丰硕的成果。如外部效应理论、科斯产权理论、庇古税等为排污权交易提供了充分的理论依据。我国早在1988年就开始了排污许可证制度的试点,2001年南通天生港发电公司与南通另一家大型化工公司进行我国首例二氧化硫排放交易。当前国内排污权交易制度的研究,在借鉴国际的相关成熟经验基础上,正在构建和完善我国排污权交易制度。

2. 对排污权交易制度的思想认识已经显著提高。党的十九大报告指出要大力推进生态文明建设,建设生态文明是关系人民福祉、关乎民族未来的长远大计。保护生态环境必须依靠制度,要把资源消耗、环境损害、生态效益纳入经济社会发展评价体系,建立体现生态文明要求的目标体系、考核办法、奖惩机制。建立国土空间开发保护制度,完善最严格的耕地保护制度、水资源管理制度、环境保护制度。深化资源性产品价格和税费改革,建立反映市场供求和资源稀缺程度、体现生态价值和代际补偿的资源有偿使用制度和生态补偿制度。积极开展节约能源、碳排放权、排污权、水权交易试点。加强环境监管,健全生态环境保护责任追究制度和环境损害赔偿制度。加强生态文明宣传教育,增强全民节约意识、环保意识、生态意识,形成合理消费的社会风尚,营造爱护生态环境的良好风气。

3. 社会主义市场经济体制为排污权交易提供了制度空间。我国正在不断完善的社会主义市场经济体制,明确环境资源产权和运用市场经济体制对资源进行优化配置提供了制度空间,排污权交易制度是典型的环境经济手段,是建立在市场经济体制基础上的,通过市场调节手段,将污染治理向治理成本低的企业转移,以实现资源的优化配置。其能否发挥应有的作用依赖于市场机制的作用。因此,只有市场经济体制才能构建真正的排污权交易制度。

(二)其他地区和行业的排污权交易实践提供了经验支持

上海是排污权交易试点城市,上海市黄浦区环保部门把江淮水源地区作为实行排污权交易制度和总量控制的试点并制定了交易的程序。其交易程序首先是确定排污产权,然后由企业提出申请、环保部门审核、平台竞价、双方成交等完成交易过程。实践证明,通过排污权交易,废水排放量不断下降,保护了人民的水资源和生态环境。

(三) 中药废弃物具备排污权交易所需的技术及监测条件

拥有成熟的技术和监测条件是进行排污权交易的前提,我国关于排污权交易所必需的技术条件已经基本具备,如环境容量的计算、排污指标的分配、排污许可证监督和管理、环境技术资料的采集(地方环境本底数据、污染情况数据、污染物排放监测数据等)。

由于排污权交易已取得一定的成就和经验,使得中药废弃物交易的技术越来越受到关注。在全国范围内规模各异的环境检测网站已陆续建立,已经形成了按行政区域划分,由多级网络构成的严密环境监测系统;国家和各省的环境监测站和监测中心组成了排污权监测的高级网络,各地市的环境监测站和监测中心构成了二级网络,县级市的环境监测站和监测中心构成了三级网络。这个多级网络为实施中药废弃物排污权交易制度提供了现实的可能性。

三、中药废弃物排污权交易制度的建立与创新

(一) 以法律形式确立中药企业的排污权

根据科斯定理,市场的真谛不在价格,而在产权。只要有了产权,市场主体自然会给出合理的价格,市场交易的必然前提就是产权的界定。因此,要构建中药废弃物排污权交易市场,必须以法律的形式确立排污权。只有在排污权以法律形式确认的前提下,才能进行排污权交易;如果没有在法律上确认排污权,排污权交易是不可能实现的。

但是,我国现行立法中并没有一部法律确立排污权。以法律形式确立的排污权是企业或个人在生产生活过程中有向环境适量排放污染物的权利。这种权利应是中药企业或个人出于维护自身正常的生产生活需要,向自然环境排放适量的污染物如废气、废水等的权利,但这种权利不能简单地理解为无限制地向环境排放污染物。因为环境本身的自净能力可以容纳和自净适量的污染物,并不对环境造成破坏。但环境自净能力是有限的,中药企业或个人如果在环境容量以内适量排放污染物,不仅不会造成环境污染,甚至是对环境容量资源的合理利用;反之,如果中药企业或个人污染物的排放超过了环境容量,则会对环境造成污染和破坏。企业或个人向自然排放的污染物是生产、生活过程中产生的副产品。因此,为了人们能够正常进行生产和生活,中药企业或个人有权向环境排放适量的污染物。根据现行的法律,政府通过对排污者颁发排污许可证的方式允许其合理利用环境容量资源,向自然环境排放适量的污染物,这就意味着政府许可下的排污是企业和个人的权利。因此,为了更加明确这种权利,排污权应该以法律的形式加以确认。

因此,在法律上确认排污权具有以下几个方面的意义:一是为中药企业和个人合理利用环境容量资源提供了法律依据;二是为实施排污权交易明确了交易的标的,为治理污染提供了法律依据。

(二) 完善总量控制制度

目前,我国对污染物总量控制制度并没有统一的法规,只是以概念的形式出现在法律条文中,如《环境保护法》第四十四条、《水污染防治法》第十八条,都仅仅是规定"国家对重点污染物实行总量控制制度",但对具体的适用对象、分配标准、污染物总量测量等没有具体规定。尽管各省(区、

市)也相继出台了一些地方污染物控制总量管理办法,对污染物总量控制的实施细则等内容作出具体规定,但仍有待进一步完善,形成科学有效的总量控制制度,使排污权交易更加合理有效。

中药企业排污权交易的目的在于控制环境质量,因此,进行交易的必须是对同一个控制区域的环境产生影响的污染源,这个控制区域可以是行政区、河流、湖泊等。由环保部门确定一定时期内该区域的污染物排放总量,并分配给各污染源的中药企业。对于环保部门而言,为了保证本区域达到环境目标,就要将制定的环境目标转化为排污企业的约束目标,这是排污权交易制度成立的前提条件。因此,我国应在排污总量控制原则和有偿使用原则下完善总量控制制度,依据环境目标,确定科学的总量控制目标值,在总量控制目标值内,合理分配区域内排污指标,使治理环境的成本达到最小。

(三) 建立中药企业排污权初始分配制度

排污权的初始分配制度是指环保部门通过确定某一区域的环境质量目标,再根据环境的自净能力及环境资源的稀缺性等因素量化该区域内的环境容量,并通过科学手段计算该区域最大允许排放污染物的总量,将最大允许排放总量按一定原则进行分配的制度。

目前,排污权初始分配方式有两种:无偿取得和有偿取得。在实践中,绝大多数排污权的初始取得是免费的,这就导致有的中药企业可能会通过不正当手段取得大量的排污权,对其他企业造成不公平。而且,由于实行污染物总量控制制度,必然存在一部分中药企业因排污总量的制约而得不到排污权,从而使无法获得排污权的中药企业生产成本提高,导致这部分中药企业与免费获得排污权的企业之间在市场竞争上的不公平性,不利于中药资源产业市场的稳定。2014年,国务院出台的关于《进一步推进排污权有偿使用和交易试点工作的指导意见》中规定:在排污权交易试点城市实行排污权有偿使用,排污主体交纳使用费后获得排污权。但此规定排污权的有偿使用仅在排污权交易试点城市进行,而不是全国范围内实行排污权有偿使用。因此,建议立法上应规定排污权有偿使用。这是因为排污权有偿使用可以刺激排污企业进行技术革新,减少污染物排放量,并且降低政府环保部门监督环境的成本,从而达到治理污染和保护环境的目的。

(四) 建立全国性的排污交易市场

现阶段,我国已形成了以生态环境部为核心的,由各级生态环境厅、环保监测部门组成的行政执法体系,且已形成了相对完整的立法、执法、司法体系,对我国建立全国性排污权交易市场提供了条件。目前,我国已建立的排污权交易市场有上海环境交易所、重庆资源与环境交易所、浙江嘉兴排污权交易市场、江苏太湖流域水排污权交易市场等,这些区域性交易市场的建立为全国性水排污权交易市场提供了经验。但这些排污权交易市场的发展进程远不如预期,由于政策、制度的不成熟,以及市场机制的不完善,排污权交易市场面临有场无市的情况。因此,需要建立全国性的排污交易市场。

(五) 建立中药废弃物排放权交易监督管理机制

排污权交易是利用经济手段实现环境目标的一种环境管理政策,但这并不表示政府对排污交易的作用不大;相反,由于市场具有盲目性和自发性特点,中药制造业废弃物排污权交易市场健康有序发展,离不开政府的有效监管,政府必须加强对排污权交易的监督和管理。政府对排污权交易实行监督管理是排污权交易正常进行的保障,没有政府监管的排污权交易是难以实现环境保护目标的。

第二节　中药资源环境经济的税收政策

一、庇古税的理论依据

环境管制是环境保护政策,是一种"命令控制"型的政策措施,行政管理部门首先制定环境标准,通过行政命令强制要求排污单位执行,是各国使用最广泛的环境污染治理手段。后来随着国外学者进一步研究发现,利用市场对排污权进行交易比传统的环境管制制度更为优越。

庇古税属于直接环境税,它按照污染物的排放量来确定纳税义务,因而是一种从量税,单位税额的确定按照一项经济活动的边际社会成本与边际收益的均衡点来决定。其实质是,通过政府的作用,来矫正私人成本以使其等于社会成本。政府应采用对污染者征收排污税或者排污费的方法处理外部性问题,促成企业成本等于社会成本,从而让企业生产的产量与社会需要的产量相等,促使整个环境污染水平降到最低。庇古外部性理论经过逐步发展,为排污收费提供了理论依据,也为排污权交易提供了可能性。

二、庇古税的困境

庇古税方式的生态补偿期望通过两种方式实现:一是对造成正外部性的环境行为人提供福利和补贴,激励更多的正外部性的环境行为;二是通过对造成负外部性的环境行为人征收费用和税收,补救已造成的负外部性后果并阻止更多负外部性环境行为的产生。为解决负外部性问题而采用的经济生态补偿在我国已经有广泛的实践,如"污染者付费,受益者补偿"原则、自然资源费制度等。这种生态补偿方式在补救负外部性后果方面存在如下困境。

(一) 庇古税的实行要求成本必须可以准确计算

庇古税的困境之一即实施难度。庇古税有效实施的前提条件在于如何准确计量污染的排放。外部性理论的讨论目前只是集中于消费的外部性,而很少涉及生产的外部性。产生负外部性的环境行为往往具有持续隐蔽的特点,造成的负外部性效应难以计算。就我国乃至世界目前的科技水平,对某一环境损害造成的社会成本或预测可能构成损害的社会成本进行精确评估是很难做到的,这就导致在实践中庇古税实施的困境,无法实现外部成本内部化的内外成本平衡问题。

(二) 庇古税实行的前提条件是行为主体可承受

相较于传统的公共成本,具有负外部性的环境行为造成的生态成本有时是无比巨大的。例如,日本的水俣病受害人数多达1万人,死亡人数超过1000人,企业赔偿400亿日元后濒临破产,日本政府和企业可统计的治理与赔偿费用至少花费了800亿日元,仅仅在可知的技术水平内恢复水俣湾的生态环境,日本政府就花费了14年的时间,而且不一定能保证已经完全走出了水俣病公害的影响。由此可见,若以负外部性的环境行为造成的实际生态成本来进行成本转移,往往是行为主体无法承受的。如果仅是象征性地征收税费转移部分成本,无异于杯水车薪,难以按照绿色发展的要求实现环境保护的目标。

(三) 庇古税的执行效果往往难以达到预期效果

庇古税补偿方式的另一预期是通过征收税费的方式增加行为主体的内部成本,遏制企业利益驱使的冲动,以减少负外部性环境行为,但往往达不到预期效果。原因是在一件产品中包含的由环境和资源消费形成的价格成本,其消化机制不同于由社会劳动形成的价格成本的消化机制。企业利润主要是由企业生产某产品需要的劳动时间与该产品的社会必要劳动时间的差异形成的。而环境容量与资源的有限性和难以替代性造成了生产成本,在全社会同一产业中被国家以统一定价等方式均等化,基本转嫁到消费者身上。即使国家定价再高,对企业利润也并不构成直接影响。

在生产领域,中药企业通过技术改造提高中药资源利用率,或通过排污处理减少环境损害的成本,往往高于国家确定的生态资源补偿支出,行为人缺乏投资改造技术和排污处理的积极性。试图以转嫁成本的方式解决环境行为的负外部性,期望与现实之间是有较大差距的,惩罚性资本难以真正遏制生态破坏。

但是,庇古首次将环境污染作为外部性问题进行理论分析,针对经济活动中可能产生的外部不经济性,并提出外部不经济性内部化的思路给经济学家启发。1960年科斯在《社会成本问题》中指出,只要财产权是明晰的,并且交易成本为零或者很小,那么无论在开始时将财产权赋予谁,市场均衡的最终结果都是有效率的,实现资源配置最优。科斯的这一观点被称为"科斯定理",该定理为后来排污权交易概念的提出提供了最有力的理论基础。

第三节　中药产业生态管理中的政府补贴与押金制度

一、政府补贴及其困境

补贴是政府实施政策干预的一种常见形式,即通过补贴政策使消费者面对的商品价格低于市场水平,或使生产者价格低于市场水平。换言之,政府以直接或间接的方式支援消费者或生产者,让消费者或生产者降低成本,增加所得,从而实现不同的政策目的。补贴是由监管者为生产者所提供的财政援助形式。补贴能够通过帮助生产者应付税务执行费用而被用作一种鼓励污染控制或减轻监管的经济冲击的激励。补贴相当于"负税收",因此它和排污收费有着相同的激励机制,它是对不污染行为给予奖励,而不是对污染行为给予惩罚。

外部成本内部化是中药资源产业化补贴存在的唯一理由。由于中药资源产业的特殊性和复杂性,需要对资源和环境政策进行互补协同,才能形成有效的政策体系。中药资源环境补贴主要有两种类型,即中药资源种植的公共服务提供污染防治设备补贴和种植产生的生态效应补贴或污染减排补贴,所采取的形式有拨款、贷款和税收贴息等。从形式看,政府对药农或种植业的补贴通过对种植业的生态服务者直接补偿的方式激励其正外部性行为,这对促进生态保护无疑具有积极的意义。但在我国当前的现实中,无论是政府对中药资源规范化种植基地的补贴,或是受益者补偿带来的经济收益,相较于正外部性环境行为的成本来说都显得太为单薄。例如,中药材规范化种植对气候、土壤、水资源配套条件要求较高,尤其对化学肥料和农药的限制较严格,使种植企业的种植成本大幅提高,而国家给予的补贴远远达不到补偿要求。

我国目前尚未形成地区间生态补偿制度,基于生态保护需要而放弃经济发展机会的地区大多是迫于政策与中央规划的要求,地区与地区之间签订补偿协议往往也需要上级政府或者中央政府牵头,真正主动的生态补偿者少之又少。在这种背景下实现的中药材规范化种植的补偿与其服务成本大多是不成比例的。另一方面,在中药资源废弃物资源化技术的研究领域,虽然需求潜力巨大,但由于政府补偿力度不足,环保市场所反馈的经济效益又不高,企业和科研单位不愿意从事这些废弃物资源化技术研发。没有多样的中药废弃物资源化技术、废弃物处理的环保技术及排污权交易市场竞争,又影响了环保市场本身的繁荣与发展,形成恶性循环。

二、中药资源采收加工押金返还制度

押金返还制度适用于奖励那些有利于环境的行为,当购买潜在污染物品时要支付押金,当产品或它的残留物被处置并循环利用从而避免污染时,押金就会被退还。Palmer 等在 1997 年在对预收处理费用、回收补贴及押金返还三种制度进行比较研究后认为,对于固体废弃物来说,押金返还制度是一种成本最低、最有效率的政策。中药资源采收加工押金返还制度的影响虽然不及税费等政策那样大,但对于那些中药资源采收和加工处置过程中易产生环境问题的产品,如药用植物加工多余的枝、叶、花蕾、果实、外种皮、果核等,采用押金制度十分必要。

中药资源采收加工押金返还制度是一种用于鼓励中药资源循环利用或者使购买者承担废物治理成本的激励性规制政策。该制度可用于激励药农和中药材种植企业防止污染并对其有利于生态环境的良好行为进行奖励。押金返还制度还可用于中药饮片企业等广泛使用中药资源的产品中,目的在于防止中药饮片企业在中药材加工处理和炮制过程中成为潜在污染者,敦促饮片企业在处置炮制废物时,要考虑不当处置的边际私人成本(private marginal cost,MPC)和边际外部成本(marginal external cost,MEC)。与污染收费类似,中药材采收、加工、炮制押金返还制度中的押金旨在补偿废物处置不当的边际外部成本。通过预先收取押金,促使污染者将所有损害产生的成本内部化。还款是押金返还制度独有的特点,它激励潜在污染者正确处置废弃物,从而阻止环境损害的发生。

总之,中药资源采收、加工、炮制的押金返还制度以潜在污染者为目标而不是处罚现实污染者,运用还款奖励正确处置行为。该制度鼓励中药种植者和中药资源企业对产品的管理采用一种循环经济模式,促进龙头企业实施供应链管理,经过合适的设计,将外部问题内部化。

排污权交易给我国企业带来的好处举例

　　本章介绍了中药资源产业化的废弃物与可交易排污许可制度,包括排污权交易制度、中药资源产业化实施排污权交易制度的可行性、中药废弃物排污权交易制度需要创新;同时,还介绍了中药资源生态环境税收政策,包括庇古税的理论依据和困境,以及中药产业生态管理中的政府补贴与押金制度。

1. 简述中药废弃物具备排污权交易所需的技术及监测条件。
2. 庇古税的困境有哪些?
3. 国外的环境信息公开的管理经验有哪些?
4. 我国中药资源生态环境管理的公众参与意义有哪些?

第十四章同步练习

参 考 文 献

［1］ HOTELLING H. The economics of exhaustible resources. Journal of political economy, 1931, (39): 137-175.

［2］ 阿兰·V·尼斯，詹姆斯·L·斯威尼．自然资源与能源经济学手册：第 2 卷．北京：经济科学出版社，2009.

［3］ 白洋．外部性理论与促进低碳经济发展的财税政策．经济师，2014 (1)：82-83.

［4］ 曹兴，柴张琦．技术扩散的过程与模型：一个文献综述．中南大学学报 (社会科学版)，2013, 19 (4): 14-22.

［5］ 曾海静，古丽娜·沙比尔．天然药物资源生态危机与可持续发展．中医药导报，2005, 11 (8): 54-56.

［6］ 曾克峰．环境与资源经济学教程．2 版．武汉：中国地质大学出版社，2013.

［7］ 曾渝．生态药业——中国海南医药产业发展的创新模式．北京：中国医药科技出版社，2007.

［8］ 陈丹，王鑫彦．中药资源保护的重要性及其策略．时针国医国药，2003, 14 (11): 705-706.

［9］ 陈凡，邢怀滨．21 世纪——一个以知识为基础的经济社会．经济与法，2000, (6): 4-5.

［10］ 陈弘．现代中药产业集群模式与发展研究．长沙：中南大学，2009.

［11］ 陈建宏．矿产资源经济学．长沙：中南大学出版社，2009.

［12］ 陈士林，苏钢强，邹健强，等．中国中药资源可持续发展体系构建．中国中药杂志，2005, 30 (15): 1141-1146.

［13］ 陈士林，肖培根．中药资源可持续利用导论．北京：中国医药科技出版社，2006.

［14］ 程蒙，辛敏通，郭兰萍，等．我国中药产品国际贸易现状及结构特征．中国现代中药，2017, 19 (7): 1030-1033, 1044.

［15］ 储诚明，孙家珏．基于大学特点的学习方法和路径．中国校外教育 (中旬刊)，2016, (3): 78-79.

［16］ 邓宏兵，张毅．人口、资源与环境经济学．北京：科学出版社，2017.

［17］ 董林辉．环境价值的经济评估：理论、方法及政策意义．天津：南开大学，2008.

［18］ 段金廒，宿树兰，郭盛，等．中药资源产业化过程废弃物的产生及其利用策略与资源化模式．中草药，2013, 44 (20): 2787-2797.

［19］ 段金廒．中药废弃物的资源化利用．北京：化学工业出版社，2013.

［20］ 丰志培．中药材产业组织模式与企业组织绩效关系研究——基于安徽中药材初加工企业的实证分析．南京：南京农业大学，2010.

［21］ 付宣翔，邓智颖．我国互联网经济的发展困境与对策分析．中国商论，2017, (11): 17-18.

［22］ 高鸿业．西方经济学：微观部分．5 版．北京：中国人民大学出版社，2011.

［23］ 高鸿业．西方经济学．4 版．北京：中国人民大学出版社，2007.

［24］ 高静波．网络经济时代企业运营管理体系研究．北京：中国人民大学，2006.

［25］ 高敏雪．《环境经济核算体系 (2012)》发布对实施环境经济核算的意义．中国人民大学学报，2015, 29 (6): 47-55.

［26］ 龚天平，李海英．经济伦理内涵的反思——意识、规范与实践的统一．中南财经政法大学学报，2013, (1): 24-30.

［27］ 龚天平．论伦理经济．广东社会科学，2015 (1): 76-84.

［28］ 关涛．房地产经济周期的微观解释：行为经济学方法与实证研究．上海：复旦大学，2005.

［29］ 郭兰萍，黄璐琦．中药资源的生态研究．中国中药杂志，2004, 29 (7): 615-618.

［30］韩洪云 . 资源与环境经济学 . 杭州 : 浙江大学出版社 , 2012.

［31］洪银兴 . 可持续发展经济学 . 北京 : 商务印书馆 , 2000.

［32］胡雪萍 , 梁玉磊 . 治理雾霾的政策选择——基于庇古税和污染权的启示 . 科技管理研究 , 2015, (8): 220-226.

［33］黄晖 . 运用循环经济改造中药产业发展模式的设想 . 中国中药杂志 , 2005, 30 (17): 1321-1323.

［34］黄璐琦 . 中药区划专题编者按 . 中国中药杂志 , 2016, 41 (17): 3113-3114.

［35］江曙 , 刘培 , 段金廒 , 等 . 基于微生物转化的中药废弃物利用价值提升策略探讨 . 世界科学技术—中医药现代化 , 2014, 16 (6): 1210-1216.

［36］姜杰 . 论西方发达国家企业组织形式的演变 . 当代世界社会主义问题 , 1999, (3): 69-75.

［37］蒋大椿 , 陈启能 . 史学理论大辞典 . 合肥 : 安徽教育出版社 , 2000.

［38］赖世茜 . 我国互联网产业的溢出效应分析 . 北京 : 北京邮电大学 , 2015.

［39］李建平 , 林喆 , 邓明鲁 . 中国动物药概况 . 中药研究与信息 , 2003, 5 (8): 24-27.

［40］李洁 , 申俊龙 , QIAN D. 中药资源产业化过程废弃物资源化的理论与模式分析 . 中草药 , 2017, 48 (10): 2153-2158.

［41］李军 . 基于"互联网＋"的河北省中药材种植业发展研究 . 保定 : 河北农业大学 , 2016.

［42］李振吉 . 中医药国际服务贸易实务 . 北京 : 人民卫生出版社 , 2014.

［43］林兰 . 技术扩散理论的研究与进展 . 经济地理 , 2010, 30 (8): 1233-1239, 1271.

［44］刘吉弟 , 张玉玲 . 浅谈野果资源经营利用的原则与方法 . 黑龙江生态工程职业学院学报 , 2009, 22 (4): 41-42.

［45］刘静暖 , 董正信 . 不可再生资源跨期优化配置中的环境保护理论与机制 . 河北大学学报 (哲学社会科学版), 2012, 37 (5): 114-117.

［46］刘玲利 . 科技资源配置理论与配置效率研究 . 北京 : 企业管理出版社 , 2008.

［47］刘娜 , 周红波 , 赵慧祎 . 产业集群与区域经济发展研究——基于江西中药产业集群分析 . 商场现代化 , 2014, (30): 129.

［48］刘萍 , 马宏玮 , 王掌军 . 我国药用植物种质资源遗传多样性及其研究进展 . 农业科学研究 , 2008, 29 (3): 66-70.

［49］刘世伦 , 杨宏伟 , 倪明仿 , 等 . 不可再生资源稀缺性的度量方法 . 资源与产业 , 2014, 16 (5): 65-69.

［50］刘振权 , 冀萌新 , 和晋予 , 等 . 中药资源约束条件下中药经济增长方式的探讨 . 中国中医药信息杂志 , 2007, 14 (3): 3-4.

［51］卢泽华 . 百年老字号海外新征程 (中国品牌在海外). 人民日报海外版 , 2016-05-03:(8).

［52］牛江涛 , 曹瑞 , 杨韬 , 等 . 基于中药资源普查经历对中药资源保护与可持续利用的几点思考 . 时珍国医国药 , 2017, 28 (3): 700-701.

［53］裴瑾 . 中药资源学 . 北京 : 人民卫生出版社 , 2017.

［54］平狄克 , 鲁宾费尔德 . 微观经济学 . 4 版 . 北京 : 中国人民大学出版社 , 2005.

［55］曲福田 . 资源经济学 . 北京 : 中国农业出版社 , 2000.

［56］冉懋雄 , 周厚琼 . 中药区划与中药材 GAP 和区域经济发展 . 中药材 , 2015, 38 (4): 655-658.

［57］张伯礼 , 陈传宏 . 中药现代化二十年 . 上海 : 上海科学出版社 , 2016.

［58］申俊龙 , 熊季霞 . 中药资源与环境经济学 . 北京 : 科学出版社 , 2016.

［59］申俊龙 , 徐爱军 . 医药国际贸易 . 2 版 . 北京 : 科学出版社 , 2009.

［60］石岭 , 洪皓 , 张雁 , 等 . 丹参药渣中丹参酮 II$_A$ 的分离纯化 . 大连工业大学学报 , 2010, 29 (2): 106-108.

［61］宋鑫 . 基于绿色核算的中药资源价值研究 . 南京 : 南京中医药大学 , 2016.

［62］孙树华 , 宋利民 , 邹峰 . 中药药渣资源化综合利用及产业化开发 . 杭州研究 , 2014, (3): 176-182.

［63］田虹 . 基于循环经济理论的中药资源质量管理研究 . 南京 : 南京中医药大学 , 2015.

［64］王兵 , 王向东 , 秦岭 , 等 . 中药渣固态发酵生产蛋白饲料 . 食品与生物技术学报 , 2007, 26 (4): 77-82.

［65］王国强.中国中药资源发展报告(2017).北京:中国医药科技出版社,2017.

［66］王国强.中国中药资源发展报告(2016).北京:经济科学出版社,2016.

［67］黄璐琦.中国中药资源发展报告(2015).北京:经济科学出版社,2015.

［68］王乐宇.企业组织形式的划型与选择.经济论坛,2012,(3):145-150.

［69］王孟本.关于"生态环境"一词的几点商榷.科技术语研究,2006,8(4):33-34.

［70］王诺,杨光.中药资源经济学研究.北京:经济科学出版社,2017.

［71］王小马.可耗竭资源最优消耗问题研究.北京:中国地质大学,2007.

［72］韦森.经济学与伦理学.上海:上海人民出版社,2002.

［73］魏胜利,王文全,刘勇,等.简论中药资源专业人才培养与中药资源产业发展趋势的对接.中国现代中药,2014,16(11):877-880.

［74］吴敬琏.供给侧改革.北京:中国文史出版社,2016

［75］熊新忠.中医药产业集群式技术创新研究.武汉:武汉理工大学,2011.

［76］徐斌.规模经济、范围经济与企业一体化选择——基于新古典经济学的解释.云南财经大学学报,2010,26(2):73-79.

［77］杨陈.效用理论视角的产学研协同创新机制有效性的影响因素研究.重庆:重庆理工大学,2015.

［78］杨世海.中药资源学.北京:中国农业出版社,2008.

［79］杨云彦.人口、资源与环境经济学.北京:中国经济出版社,1999.

［80］袁昌齐,张惠源,魏宝玉,等.中国的中药资源分布.中国中药杂志,1995,20(8):451-454.

［81］袁盼,申俊龙,申远.基于生态效应的中药废弃物资源化的模式与技术选择.中草药,2015,46(19):2829-2833.

［82］张占军,张文生,王永炎,等.生态经济发展与中药资源可持续利用的关系研究.2006海峡两岸暨CSNR全国第七届天然药物资源学术研讨会论文集,2006.

［83］张志强,徐中民,程国栋.条件价值评估法的发展与应用.地球科学进展,2003,18(3):454-463.

［84］郑万里.中国自然资源的配置效率问题研究.天津:天津财经大学,2016.

［85］周月秋.资源配置与金融深化.北京:中国经济出版社,1995.

［86］朱晨,汪晓凡,孔军辉,等.中医药服务贸易的复杂性研究.世界中医药,2017,12(3):650-654.

［87］朱迪·丽丝.自然资源:分配、经济学与政策.蔡运龙译.北京:商务印书馆,2002.